Robert L. Woolfolk
Lesley A. Allen

Wirksame Behandlung von somatoformen Störungen und von Somatisierungsstörungen

Ein Praxisbuch

www.cip-medien.com

Robert L. Woolfolk | Lesley A. Allen
Wirksame Behandlung von somatoformen Störungen und Somatisierungsstörungen
Ein Praxisbuch

Übersetzung: Christian Algermissen, Johanna Mühe, Sandra Mann, Nina Rösser

ISBN: 978-3-86294-023-3
CIP-Medien München | 1. Auflage 2013
Cover, Layout und Gesamtherstellung: S. Pohl
Coverabbildung: ©Fotolia, www.fotolia.com

Bezugsquelle
Herold Verlagsauslieferung | Raiffeisenallee 10 | 82041 Oberhaching
p.zerzawetzky@herold-va.de | Tel. 0 89-61 38 71 24 | Fax 0 89-61 38 71 55 24

Bibliografische Information der Deutschen Nationalbibliothek
Die Deutsche Nationalbibliothek verzeichnet diese Publikation in der Deutschen
Nationalbibliografie; detaillierte bibliografische Daten sind im Internet über
http://dnb.d-nb.de abrufbar.

Über die Autoren

Dr. Robert L. Woolfolk ist Professor für Psychologie und Philosophie an der Rutgers Universität sowie Gastprofessor für Psychologie an der Princeton Universität.
Er veröffentlichte viele Artikel und Bücher über Psychotherapie und Psychopathologie, darunter *Stress, Vernunft und Überleben* und *Die Heilung der Seelen: Wissenschaft, Werte, und Psychotherapie.*
Dr. Woolfolk, praktizierender Kliniker seit über 30 Jahren, trachtete sowohl in seiner Arbeit mit Patienten als auch in seinen Forschungsbestrebungen danach, die wissenschaftlichen und humanistischen Traditionen der Psychotherapie zu integrieren.

Dr. Lesley A. Allen ist eine klinische Psychologin und außerordentliche Professorin für Psychiatrie an der Robert Wood Johnson Medical School der Universität für Medizin und Zahnmedizin in New Jersey. Sie ist Verfasserin und Co-Autorin zahlreicher Zeitschriftenartikel und Buchkapitel zu somatoformen Störungen. Dr. Allen ist aktiv an klinischer Arbeit, Lehre und Supervision beteiligt und leitet ein klinisches Forschungsprogramm des National Institute of Mental Health.

Einige Worte der Schriftleitung

Herr Dr. med. Christian Algermissen, leitender Oberarzt der Klinik für Psychiatrie und Psychotherapie am Klinikum Braunschweig, hat diese Ausgabe initiiert.
Er hat nicht nur übersetzt, sondern das Buchprojekt betreut, bis es jetzt nach umfangreichen Arbeiten veröffentlicht werden kann.
Ihm verdanken wir, dass wir nun in Deutschland dieses wichtige und einmalige Behandlungskonzept von somatoformen Störungen und Somatisierungssstörungen verfügbar haben.

Prof. Dr. Dr. Serge Sulz

Vorwort zur deutschen Übersetzung

Die Gruppe der somatoformen Störungen befindet sich an einer Schnittstelle zwischen Organmedizin einerseits und Psychiatrie und Psychologie andererseits und stellt für die Medizin eine besondere Herausforderung dar. In unserem überwiegend somatisch orientierten Versorgungssystem fehlen oftmals die zeitlichen und personellen Ressourcen, aber auch die Behandlungskonzepte, um Patienten mit somatoformen Störungen eine adäquate Hilfestellung anzubieten. Viele Betroffene beginnen eine Odyssee bei zahlreichen Ärzten und erfahren doch keine Klärung ihrer körperlichen Symptome und keine Hoffnung auf Besserung ihres individuellen Leidens. Durch eine gleichzeitig immer weitergeführte Diagnostik wird die Diskrepanz zwischen subjektivem Befinden und objektivem Befund nicht verringert, sondern das Risiko einer Chronifizierung erhöht. Auch die Erfahrung, dass die Beurteilung als „nicht organisch bedingt" unmittelbar mit „psychisch beeinträchtigt" gleichgesetzt wird, ist häufig für die Betroffenen nicht akzeptabel, die sich seelisch nicht kränker fühlen als die Durchschnittsbevölkerung. Darum ist die validierende therapeutische Haltung und die Vermittlung eines nachvollziehbaren Behandlungsprinzips, wie im Kapitel 5 dieses Buches dargestellt, eine unbedingte Voraussetzung für die erfolgreiche Therapie der Somatisierung. Wird kein geeigneter Einstieg in die Behandlung gefunden, wenden sich nicht wenige Betroffene mit der Zeit demoralisiert von der Schulmedizin ab.

Obwohl es sich um eine große und kostenintensive Gruppe von Patienten mit Relevanz für die verschiedensten medizinischen Fachgebiete und Bereiche des Gesundheits- und Sozialsystems handelt, haben die bisherigen Behandlungsmöglichkeiten der Somatisierung nicht die Qualität erreicht, wie sie vergleichsweise bei der Behandlung von Angststörungen und Depressionen festzustellen ist. Daher ist der hier erstmals deutschsprachig ausgeführte Behandlungsansatz für Somatisierung der beiden amerikanischen Autoren Robert L. Woolfolk und Lesley A. Allen von besonderer Bedeutung. Dieser Behandlungsansatz, die Affektive Kognitiv-Behaviorale Therapie (ACBT), wird in den Kapiteln 6 bis

9 in vielen Beispielen umfassend konkretisiert, gleichzeitig liegt eine manualisierte Kurzversion (Anhang A) vor, welche die Bearbeitung zentraler Therapieinhalte in reduzierter Form ermöglicht. Das Störungsmodell der Affektiven Kognitiv-Behavioralen Therapie (ACBT) für Somatisierung betont die Interaktion von Physiologie, Kognition, Emotion, Verhalten und Umwelt und steht damit für einen ausgeprägt integrativen Diagnostik- und Behandlungsansatz, der weitgehend unabhängig von den konzeptuellen Änderungen dieser Störungsgruppe im DSM-5 ist. Die erfahrungs- und akzeptanzorientierten Therapiemethoden bilden einen wesentlichen Bestandteil dieses modernen Behandlungsverfahrens. Dabei ist die Arbeit mit Emotionen, deren Exploration, Differenzierung und Ausdruck überwiegend in einem erweiterten Behandlungskonzept enthalten. Nach unserer Kenntnis ist es derzeit der am besten untersuchte verhaltenstherapeutische Behandlungsansatz für Somatisierung. In der bisher einzigen randomisierten, kontrollierten klinischen Studie (Anhang B) an Patienten mit einer Somatisierungsstörung nach DSM-IV wurden klinisch relevante Therapieeffekte auf die Symptomausprägung und das körperliche Funktionsniveau nachgewiesen.

Insbesondere die gut verständliche und umfassende Darstellung des Themas und die hohe Praxisrelevanz haben den Ausschlag gegeben, dass sich in der Klinik für Psychiatrie und Psychotherapie am Klinikum Braunschweig eine Übersetzergruppe (Christian Algermissen, Johanna Mühe, Sandra Mann und Nina Rösser) mit dem Ziel zusammengefunden hat, dieses Buch einem breiteren Fachkreis zugänglich zu machen.

Im CIP-Medien-Verlag und insbesondere in der Person von Herrn Professor Serge K. D. Sulz erhielten wir die Unterstützung und Geduld, die ein solches Projekt benötigt. Insbesondere ist Frau Maja Hackemann zu danken, die manche eckige Übersetzung aus dem amerikanischen Englisch glättete und in „richtiges und gutes Deutsch“ überführte. Diesem Buch ist zweifellos viel Erfolg zu wünschen, der letztlich den Patienten unmittelbar zugutekommen soll.

Hermann Ebel, Christian Algermissen
Ludwigsburg und Braunschweig im November 2013

Inhalt

Verzeichnis der Anhänge

Kapitel 1

Einleitung

Somatisierung ist für das Gesundheitssystem und die darin tätigen Menschen ein höchst rätselhaftes Phänomen. Hierbei treten körperliche Symptome auf, ohne dass dafür eine zugrunde liegende Ursache auszumachen ist. Die Gründe für Somatisierung haben weder einen direkten noch einen somatischen Ursprung, sondern scheinen stattdessen indirekter Natur zu sein und dem Geist oder der Kultur des Patienten zu entstammen. Somatisierung scheint allgegenwärtig zu sein. Sie tritt in allen derzeitigen und allen vergangenen Gesellschaften auf, für die Aufzeichnungen vorliegen. Somatisierung war bereits ägyptischen Ärzten vor vierzehn Jahrhunderten bekannt; einige Zeit später auch den alten Griechen.

Für die heutigen Kliniker stellen somatisierende Patienten ein dringliches Problem für die Praxis dar. Leiden, Funktionsstörung und Behinderung liegen in hohem Maß und Hartnäckigkeit vor. Für Patienten mit einer Diagnose der schwersten Form von Somatisierung, der Somatisierungsstörung, sind Kosten für das Gesundheitssystem nachgewiesen worden, die das Neunfache des U. S.-Mittelwertes betragen und unverhältnismäßig viel Zeit und Kraft bei der Gesundheitsversorgung in Anspruch nehmen (Smith, Monson & Ray, 1986a). Zusätzlich zu den immensen direkten Kosten verursacht Somatisierung enorme indirekte wirtschaftliche Kosten durch Arbeitsausfälle. Menschen mit Somatisierungsstörung berichten, für 2–7 Tage pro Monat bettlägerig zu sein (Katon et al., 1991; Smith et al., 1986a). Die Somatisierungsstörung ist jedoch nicht nur kostspielig, sondern es ist auch schwierig, sie efolgreich zu behandeln. In einer Langzeitstudie, die Patienten untersuchte, die eine medizinische Standardbehandlung erhielten, waren nach 15 Jahren nur 31 % wieder gesund (Coryell & Norten, 1981). Patienten mit Somatisierungsstörung sind typischerweise unzufrieden mit der medizinischen Versorgung und nehmen wiederholt Arztwechsel vor (Lin et al., 1991). Derartige „behandlungsresistente" Patienten frustrieren Gesundheitsversorger durch die häufige Vorstellung und Unzufriedenheit mit der Behandlung (Lin et al., 1991). Bislang wurde keine kontrollierte Untersuchung zur Medikation bei Somatisierungsstörung publiziert. Anekdotische Evidenzen deuten darauf hin, dass viele Patienten mit Somatisierungsstörung ablehnen, Medikamente einzunehmen, und dass diejenigen, die Medikamente regelmäßig einnehmen, über unangenehme Nebenwirkungen berichten (Murphy, 1982). Dies gilt ebenfalls für andere polysymptomatische somatoforme Störungen (Fallon, 2004). Bis zur Entstehung dieses Textes hatte eine pharmakologische Behandlung wenig Erfolg bei Somatisierung. In diesem Buch beschreiben wir unser Bemühen, das Leid von Patienten mit Somatisierung zu lindern. Im letzten Jahrzehnt haben wir eine spezifische psychosoziale Therapie für Somatisierung entwickelt, die wir als Affektive Kognitiv-Behaviorale Therapie (ACBT) bezeichnen und die verschiedene Traditionen der Psychotherapie einbezieht, insbesondere Kognitive Verhaltenstherapie und emotionsfokussierte experimentelle Therapien. Das zentrale Anliegen dieses Buches besteht in der Beschreibung dieser Behandlung und darin, Arbeitsmaterial zur Verfügung zu stellen, das für die effektive Umsetzung der Behandlung nötig ist. Um sich der Problematik einleitend anzunähern, werden wir einen kurzen Überblick über die Geschichte der Somatisierung und der psychosomatischen Medizin geben. Anschließend diskutieren wir die philosophischen und soziokulturellen Grundlagen der Somatisierung und geben abschließend einen Überblick über Theorien für Somatisierung.

HINTERGRUND: HISTORISCH UND THEORETISCH

Die Geschichte der Somatisierung beginnt mit dem Krankheitsbild der Hysterie. Hysterie wurde erstmals vor 4.000 Jahren von den Ägyptern beschrieben. Typische Fälle waren von Schmerzen betroffen, ohne eine Verletzung oder Pathologie der betroffenen Schmerzregion. Die Theorie im antiken Ägypten ging davon aus, dass sich ein wandernder Uterus durch den Körper bewegt und die Schmerzen in verschiedenen Körperregionen produziert. Die Ärzte der Griechen beschrieben eine Reihe ähnlicher psychosomatischer Symptome und bestätigten die ägyptische Theorie im Wesentlichen. Von den Griechen stammt das Wort Hysterie, vom Griechischen *Hystera*, was Gebärmutter bedeutet. Die griechisch-ägyptische Krankheitsbeschreibung weist auf zwei bemerkenswerte Eigenschaften hin: dass die Störung hauptsächlich bei Frauen beobachtet wurde und dass die Erkrankung mit etwas grundsätzlich Weiblichem zusammenhängt. Obwohl die diagnostische Kategorie mehr als die Somatisierung beinhaltete, wurde der Begriff Hysterie bis vor 30 Jahren weitverbreitet benutzt, um somatisierende Patienten zu beschreiben.

Mediziner des Mittelalters und der Renaissance hielten an der antiken Darstellung von Hysterie, wie sie von den höchsten Autoritäten Hippokrates und Galen beschrieben wurde, bis ins 17. und 18. Jahrhundert fest, bis erstmals ein Zusammenhang der Hysterie mit dem Nervensystem und den Gefühlen hergestellt wurde. Zu Beginn des 17. Jahrhunderts setzte der französische Arzt Charles Le Pois der Uterus-Theorie über Hysterie etwas entgegen (er glaubte, der Zorn sei die Wurzel allen Übels) und gab an, dass Hysterie auch bei Männern vorzufinden ist; ein paar Jahre später erklärte Thomas Sydenham psychologische und emotionale Gründe als ursächlich für die Hysterie, die sich bei Männern in Hypochondrie äußeren würde (Boss, 1979). Foucault (1961/1965) gibt an, dass Hysterie und Hypochondrie etwa zum Ende des 18. Jahrhunderts langsam als Erkrankungen der Nerven angesehen wurden, ähnlich wie bei bekannten psychischen Störungen, wie etwa der Melancholie. Um das 18. Jahrhundert herum begannen einige bedeutungsvolle Forscher wie Joseph Raulin, die organische Grundlage für Hysterie zu hinterfragen. Raulin beschreibt Hysterie als eine „Erkrankung, bei der Frauen alle verschiedenen Unsinnigkeiten erfinden, aufbauschen oder wiederholen, zu denen eine gestörte Vorstellung fähig ist" (Übersetzung der Zitierung nach Foucault, 1961/1065, S. 137–138). Vor dem 19. Jahrhundert begannen Ärzte aufgrund der heterogenen Natur hysterischer Symptome und der vermuteten Verbindung mit Gefühlen zu beweisen, dass diese Symptome vorgetäuscht oder eingebildet seien. Die wenig mitfühlende Haltung heutiger Klinikmitarbeiter gegenüber Somatisierenden und die Tendenz, diese als Simulanten zu sehen, kann auf diese Periode der Medizingeschichte zurückgeführt werden.

Paul Briquets (1859) bedeutende Monographie *Traité Clinique et Thérapeutique de L'hystérie* war ein Meilenstein in der deskriptiven Psychopathologie der Somatisierung. Unsere derzeitige Auffassung der Somatisierungsstörung geht direkt auf diese Schrift zurück. Briquets akribische und gründliche Auflistung der Somatologie bei Hysterie bleibt unübertroffen. Eigentlich beschreibt er drei verwandte Syndrome: Konversionsphänomene, hysterische Persönlichkeit und multiple chronische, unerklärbare somatische Symptome (Dongier, 1983; Mai & Merskey, 1980), alle sind teilweise überlappend in ihrer Symptomatik und treten oft zusammen auf. Briquets bedeutsame Arbeit wurde von Purtell, Robins und Cohen (1951) aufgegriffen und von Mitgliedern des berühmten Washington University Department für Psychiatrie weiterentwickelt. Perley und Guze (1962) publizierten eine Liste mit 57 Symptomen, die üblicherweise von Frauen mit der Diagnose Hysterie berichtet werden, Symptome, die in 10 verschiedene Bereiche aufteilbar waren. Diese Forscher waren die Ersten, die spezifische Diagnosekriterien für Hysterie vorschlugen: das Vorhandensein von 25 Symptomen aus mindestens 9 der 10 Symptombereiche (Gruze, 1967). Später wurde diese Liste der 57 Symptome auf 59 Symptome erweitert und als Bezeichnung *Briquets syndromes* gewählt (Guze, Woodruff & Clayton, 1972). Die Kriterien des Briquet-Syndroms wurden in die Feighner Kriterien mit aufgenommen (Feighner et al., 1972), dem Vorläufer der Zusammenstellung von Symptomen, die in der dritten Auflage des *Diagnostic and Statistical Manual of Mental Disorders* (DSM-III; American Psychiatric Association, 1980) erschien. In dem Band wurde bevorzugt der theoretisch neutrale Terminus „Somatisierung" statt der herkömmlichen Terminologie verwendet. Obgleich einige herkömmliche Begriffe in der vierten Auflage des DSM (DSM-IV; American Psychiatric Association, 1994) weiter bestehen, erscheint das Wort „Hysterie" nicht länger. Die neunte Ausgabe der Weltgesundheitsorganisation (1979), die *International Classification of Diseases* (ICD-9), eine internationalere Nosologie somatischer und psychischer Störungen, die ein Jahr vor dem DSM-III veröffentlicht wurde, behielt viel der vorbestehenden Terminologie bei, nicht nur einschließlich des Begriffs Hysterie, sondern auch des Terminus „Neurasthenie"[1]. Die ICD-10 (World Health Organization, 1993), hat sich in die Richtung des DSM verändert und verzichtet völlig auf das klassische Vokabular.

Die Geschichte der Somatisierung steht auch mit zwei bedeutsamen und historisch zusammenhängenden Entwicklungen in der Geschichte der Psychiatrie in Zusammenhang: (1) Psychosomatische Medizin und (2) Psychoanalyse. Obwohl die psychosomatische Medizin schließlich von der Psychoanalyse absorbiert und zusammengefasst wurde in einer psychoanalytisch theoretischen Struktur, hatte die psychosomatische Medizin bereits eine Geschichte vor Freud. Von der Antike an wurde die Interaktion zwischen Geist und Körper und seine Effekte auf die Gesundheit von vielen Autoren erwähnt. Ein früher systematischer Bericht ist William Falconers (1788) *A Dissertation on the Influence of the Passions upon the Disorders of the Body*. Der Begriff „psychosomatisch" wurde erstmals von Heinroth 1818 benutzt, als „Beschreibung des Zusammenspiels zwischen Geist und Körper bei Gesundheit und Krankheit" (West, 1982, S. xvi). Zum Ende des 19. Jahrhunderts hatten sich die „nervösen Zustände", einschließlich der psychosomatischen Leiden wie Neurasthenie und die „Nervenärzte", die dies behandelten, so stark vermehrt,

[1] Neurasthenie ist nach ICD-10 definiert als persistierendes und belastendes Gefühl von Erschöpfung nach kleineren geistigen oder körperlichen Anstrengungen, einhergehend mit einem oder mehreren der folgenden Symptome: muskuläres Ziehen oder Schmerzen, Schwindel, Spannungskopfschmerz, Schlafstörungen, Entspannungsunfähigkeit und Irritierbarkeit. Der Begriff wurde 1856 von Robert Mayne geprägt und durch den amerikanischen Neurologen George Beard während der zweiten Hälfte des 19. Jahrhunderts bekannt gemacht (Gijswijt-Hofstra & Porter, 2001).

dass man im Viktorianischen Zeitalter bei „kranken Nerven" an eine Art Epidemie dachte (Shorter, 1997).
In dieser Zeit betrat Sigmund Freud die Bühne. Als junger Mann verbrachte Freud den Winter 1885-1886 als Student bei Jean-Martin Charcot im Hôpital de la Salpêtrière in Paris. Dort konnte er die weltweit führende Autorität, Charcot, bei der Anwendung der Hypnose beobachten, um hysterische Symptome zum Verschwinden zu bringen. Nach seiner Rückkehr begann Freud in Wien eine enge Zusammenarbeit mit Joseph Breuer. Das Ergebnis dieser Zusammenarbeit war das Buch *Studien über Hysterie* (1895/1974), in dem Breuer und Freud das Konzept der Konversion entwickelten, einen Prozess, bei dem angenommen wurde, dass eine intrapsychische Aktivität die somatische Symptome verursacht. Obwohl Freud später mit Breuer brach und mit der Errichtung des Theoriegebäudes der Psychoanalyse fortfuhr, war seine Arbeit zur Hysterie der Entwurf für und Vorläufer von späteren störungstheoretischen Leistungen. Hier kam erstmals die Idee auf, dass frühere emotionale Traumata oder intrapsychische Konflikte ursächlich für körperliche Symptome sein könnten. Aus dieser Arbeit ging auch die Vorstellung eines körperlichen Symptoms als unbewusste Form der Kommunikation hervor, eine Möglichkeit, um ein sekundäres Ziel zu erreichen, oder ein Mittel, um emotionalen Schmerz zu vermeiden. Die Vorstellung über die Umwandlung eines psychischen Konfliktes in körperliche Symptome war weitverbreitet, als die Psychoanalyse begann, die Psychiatrie zu dominieren. Stekel (1924) prägte in den frühen 1920ern den Begriff „Somatisierung" (somatisieren) und definierte dies als „die Konversion von Gemütszuständen in physische Symptome" (S. 341). Insofern betrachtete Stekel Somatisierung als gleichbedeutend mit dem Mechanismus der Konversion, welcher bei Breuer und Freud als Erklärung für die Entstehung sensorischer oder willentlicher motorischer Symptome der Hysterie diente. Ein schriller und exzentrischer Vertreter der Seele-Körper-Interaktion war Georg Groddeck (1977), der glaubte, dass psychische Prozesse die ursächlichen Faktoren für alle Krankheiten sind (Avila & Winston, 2003). Groddeck kämpfte dafür, dass die Symptome jeglicher somatischer Erkrankung als symbolischer Ausdruck unbewusster Motive interpretiert werden könnten und durch denselben Mechanismus verursacht seien, den man als grundlegend für die Hysterie ansah.
Der Vater der modernen amerikanischen Psychosomatischen Medizin, Franz Alexander, versuchte, die Exzesse der unterschiedslosen psychoanalytischen Betrachtungsweisen wie die von Goddeck einzugrenzen. Alexander (1950) war es wichtig, zwischen zwei Typen psychosomatischer Symptome zu unterscheiden: (1) in die Fälle, in denen psychische Konflikte „konvertiert" wurden und sich symbolisch in körperlichen Symptomen aus-

drückten, und (2) in solche Fälle, bei denen somatische Symptome als direkte oder indirekte physiologische Auswirkung aus der emotionalen Erregung resultierten. Diese zweite Form eines psychosomatischen Mechanismus benötigte wenige, wenn überhaupt irgendwelche psychoanalytische Annahmen und war durchaus kompatibel mit der Hauptströmung der wissenschaftlichen Forschung, insbesondere mit Arbeiten von Cannon, Seyle und anderen über psychosozialen Stress. Als die Psychoanalyse an Einfluss verlor, trat auch die psychosomatische Medizin in den Hintergrund. Heutzutage ist der Begriff „psychosomatisch", der in den 1950ern modern war, nicht mehr en vogue (Anmerk.: angloamerikanisches Gesundheitswesen). Viele Probleme, die einst im Kontext psychosomatischer Medizin behandelt wurden, fallen nun in den Bereich, der in gewisser Weise eine Nachfolgedisziplin darstellt: die Verhaltensmedizin.

SOZIOKULTURELLE UND PHILOSOPHISCHE ASPEKTE

Das biopsychosoziale Konzept von Krankheit, das George Engel (1977) vorschlug und dem wir beipflichten, geht davon aus, dass Krankheit ein komplexes Gebilde ist, welches auch die Wechselwirkung von körperlichen, psychischen und kulturellen Faktoren umfasst. Viele Erkrankungen können insbesondere dann nicht ausreichend verstanden werden, wenn der soziale Kontext keine Berücksichtigung findet, in dem sie entstanden sind, sich manifestiert haben, in dem sie diagnostiziert und behandelt werden. Welche Phänomene die Gesellschaft als Erkrankung bezeichnet oder wie sich menschliches Leiden ausdrückt und vor Behandlern präsentiert wird, sind komplizierte Angelegenheiten, die auf mehreren verschiedenen Ebenen konzeptualisiert werden können, Ebenen, die Variablen beinhalten, die in einem kausalen Zusammenhang miteinander interagieren. Die Entstehung solcher Disziplinen wie Psychoneuroimmunologie oder Verhaltensmedizin hat uns in vielen Bereichen der Medizin eine Evidenz für die enge Verbindung und gleichzeitig komplexe Interaktion zwischen seelischen, verhaltensbezogenen und körperlichen Variablen geliefert. Viele somatische Erkrankungen (z. B. Bluthochdruck), wenn wir sie nach verschiedenen Gesichtspunkten zur Ätiologie, Symptomatologie und Behandlung untersuchen, erscheinen als komplexe Gebilde mit multifaktoriell interagierenden Komponenten mit biologischen, psychologischen und sozialen Ursachen (Baum & Posuszny, 1999; Cohn & Herbert, 1996). Im Fall der psychischen Störungen oder psychiatrischen Syndromen ist die Situation noch wesentlich komplexer, und die Erklärungsebenen sind tiefergreifen miteinander verflochten.

Die Geschichtsschreibung zeigt, dass westliche psychopathologische Kategorien stark von soziokulturellen Faktoren beeinflusst sind und dass das, was als seelische Störung bezeichnet wird, zu einem gewissen Anteil eine Widerspiegelung der kulturellen Werte darstellt. „Drapetomania", das Verlangen von Sklaven, aus der Gefangenschaft zu entkommen, wurde im frühen 19. Jahrhundert als seelische Erkrankung betrachtet (Cartwright, 1851/1981; Szasz, 1987). Viktorianische Ärzte führten regelmäßig „therapeutische" Beschneidungen bei häufigem Masturbieren durch, da die Betroffenen als seelisch krank galten. Noch 1938 wurden in einem führenden Lehrbuch (Rosanoff, 1938) unter den 40 psychiatrischen Störungen auch moralische Schwäche, Masturbation, Misanthropie und Landstreicherei aufgelistet. Homosexualität, die in der westlichen Psychiatrie als seelische Erkrankung galt, wurde nach heftigen politischen Auseinandersetzungen bei einer Abstimmung der Mitglieder der *American Psychiatric Association* 1974 „offiziell" depathologisiert (Kutchins & Kirk, 1997). Vor nicht so langer Zeit führten Psychiater in der ehemaligen Sowjetunion gleich einem „Orwellschen Manöver" die medikamentöse Behandlung bei oppositionellem Verhalten gegen den Staat durch, indem sie die Diagnose einer „blanden Schizophrenie" nutzten, um die Inhaftierung vieler politisch Andersdenkender durchzuführen (Bloch & Reddaway, 1977). Symptome, die in einer Gesellschaft als pathologisch gelten (z. B. regelmäßiges Hören der Stimmen toter Verwandter), sind normal und üblich in einer anderen.

Kulturelle Abweichungen in der Psychopathologie resultieren nicht nur aus den Unterschieden, wie psychiatrische Bezeichnungen angewandt werden, sondern es scheint der Fall zu sein, dass unterschiedliche Gesellschaften verschiedene Formen von Psychopathologie erzeugen. Viele spezifische Syndrome betreffen nur spezielle kulturelle Kontexte, wie *ataque de nervios*, *koro* oder *taijin kyofusho*.[2] Die Epidemien von Anorexia nervosa und Bulimia in der westliche Bevölkerung sind beispiellos, verbreiten sich allerdings in den Mittel- und Oberschichten auf der ganzen Welt parallel zur Verwestlichung und deren derzeitigem ästhetischen Ideal eines schlanken weiblichen Körpers (Ung & Lee, 1999). Autoren wie Ian Hacking (1995, 1999) haben überzeugend argumentiert, dass einige psychische Störungen (z. B. multiple Persönlichkeitsstörung) aus Rollen bestehen, die durch Theorien und Praktiken der psychischen Gesundheitsberufe neu geschaffen und in der Folge von Patienten inszeniert werden. Die Artikulierung und Verbreitung von Informationen über die Psychopathologie durch Aktivitäten sachkundiger Experten und über die Medien liefert eine Zusammenstellung von Symptomen und Patientenprofi-

[2] Jedes dieser „kulturspezifischen Syndrome" umfasst somatische und psychische Symptome.

len, die von verhaltensgestörten Patienten, die genügend psychische Wandlungsfähigkeit besitzen, übernommen werden kann (Woolfolk, 1998).
Historisch wurde in der westlichen Psychiatrie in einem von zwei Fällen eine psychische Störung postuliert. Der erste Fall trat ein, wenn eine Theorie zur Psychogenese existierte, wie bei der Psychoanalyse, die als Hypothese aufstellt, dass die Symptome einer Störung auf mentalen Prozessen basieren. Der zweite Fall bedingte das Vorhandensein von Symptomen ohne eine Möglichkeit der körperlichen Erklärung. Bei diesem zweiten Fall könnte allein aus dem Fehlen eines bekannten zugrunde liegenden körperlichen Mechanismus auf die psychogene Ätiologie geschlossen werden, wodurch ein stillschweigender Dualismus aufgedeckt wird, der sich noch vor Paracelsus herausbildete und welcher der westlichen Medizin weiterhin als Grundlage dient: Krankheitsentitäten, ob sie Ursachen oder Symptome sind, gehören zu einer von zwei Kategorien, entweder der körperlichen oder der seelischen, wobei beide Kategorien sich gegenseitig ausschließen (Robinson, 1996). Symptome bald jeder Art, die nicht mit einer wissenschaftlich erklärbareren physischen Pathologie in Zusammenhang gebracht werden können, werden als psychogen angesehen. Menschen, die von Multipler Sklerose, Morbus Wilson, Temporallappen-Epilepsie und einer Reihe anderer Krankheiten betroffen sind, die nach heutiger Ansicht in den Bereich der somatischen Medizin fallen, wurden einst für psychisch krank gehalten. Durchgehend dienten seelische Erkrankungen im Verlauf des medizinischen Fortschritts als Restkategorie, in die kaum verstandene oder nicht behandelbare (refraktäre) Erkrankungen einsortiert wurden, häufig vorübergehend, um sie dann wieder zu entfernen, wenn die medizinische Forschung einen physischen Mechanismus beweisen konnte, welcher der Störung zugrunde liegt (Grob, 1991).
Dualistische Annahmen wirken sich innerhalb des DSM-IV nicht nur subtil aus. Im DSM-IV werden zwei Hauptklassen von Krankheitsentitäten postuliert: (1) Störungen aufgrund eines allgemeinen medizinischen Krankheitsfaktors und (2) primäre psychische Störungen. Psychische Symptome, die aus einem „allgemeinen medizinischen Krankheitsfaktor" resultieren (d.h. einer körperlichen Erkrankung), stehen im Gegensatz zu den meisten Modellen psychischer Erkrankungen, die im DSM-IV enthalten sind. Tatsächlich implizieren Symptome, die auf solche Ursachen zurückzuführen sind, das Fehlen einer psychischen Störung. Natürlich haben die DSM-IV-Autoren behauptet, dass die Unterscheidung zwischen primär psychischen Störungen und solchen, die ihre Ursache in einem allgemeinen medizinischen Krankheitsfaktor haben, nicht implizieren soll, dass es einen fundamentalen Unterschied zwischen psychischen Störungen und Störungen aufgrund eines allgemeinen medizinischen Krankheitsfaktors gibt (American Psychiatric Association, 1994, S. 165). Aber die Auflage unterscheidet sorgfältig Symptome, die

sich von einem allgemeinen medizinischen Krankheitsfaktor ableiten lassen, von solchen, die in primär psychischen Störungen begründet liegen. Die Unterscheidung ist so scharf gezogen, dass Symptome organischen Ursprungs die Diagnose von solch paradigmatischen Störungen wie der Schizophrenie ausschließen. Die Ausdrucksweise dieser Auflage wiederholt nicht nur den Dualismus, sondern auch den Zirkelschluss (als Beweisfehler) dadurch, dass ein allgemeiner medizinischer Krankheitsfaktor (nach DSM-IV) als ein medizinischer Krankheitsfaktor definiert wird, welcher anders ist als eine primäre psychische Störung, und eine primäre psychische Störung definiert wird als etwas anderes als das Ergebnis eines allgemeinen medizinischen Krankheitsfaktors. Die Unterscheidung, die hier aufgezeigt wird, ob nur dem Namen nach oder substantiell, ist alter Wein in neuen Flaschen; die althergebrachte Unterscheidung zwischen funktional und organisch. Durch ihre Sprache legt das DSM-IV die Psychiatrie auch in gleicher Weise wie ein Axiom auf ihre geschichtliche Rolle als ein Vermittlungssystem für diesen Irrtum innerhalb der Krankheitskategorie fest. Psychische Krankheiten sind anormale, schwer verständliche Erkrankungen, die normale Ärzte nicht behandeln.

Von einigen wurde argumentiert, dass das Konzept der Somatisierung in einer medizinischen Tradition ohne dualistische Ontologie unverständlich ist. In vielen Gesellschaften hat das Konzept der Somatisierung keine Bedeutung, da keine Unterscheidung zwischen psychischer und körperlicher Erkrankung besteht (Fabrega, 1991). In den medizinischen Traditionen Chinas und Indiens wird Krankheit beispielsweise ganzheitlich im Sinne verschiedener Unausgewogenheiten aufgefasst. Die Unterscheidung in Körper und Geist ist weder grundlegend noch scharf umrissen.

Studien über psychische Erkrankungen in nichtwestlichen Gesellschaften haben gezeigt, dass der erste Hinweis auf eine psychiatrische Störung eher in somatischen als in psychischen Symptomen zu finden ist. Beispielsweise haben Untersuchungen in China ergeben, dass Symptome psychiatrischer Patienten hauptsächlich somatisch waren. In China war die über Jahre am häufigsten diagnostizierte psychische Störung *shenjing shuairuo*, eine einheimische Diagnosekategorie, die „Nervenschwäche" bedeutet (Parker, Gladstone & Chee, 2001). Diese Störung ist im chinesischen Klassifikationssystem beschrieben (*Chinese Classification of Mental Diseases, 2nd Edition, Revised* CCMD-2-R; Chinese Medical Association & Nanjing Medical University, 1995) und wird von praktizierenden Medizinern und der Öffentlichkeit als eine weitverbreitete und legitime Erkrankung anerkannt. Die Störung wird sonderbarerweise größtenteils durch somatische Symptome charakterisiert, oft dieselben Symptome, die von euroamerikanischen „Nervenärzten" im 19. Jahrhundert behandelt worden waren, z. B. als Erschöpfung (Fatigue) (Shorter, 1997). Daher wird die Störung in der westlichen Kultur meistens als Neurasthenie übersetzt. Der medizinische Anthropologe Arthur Kleinman (1982) evaluierte eine Stichprobe von chinesischen Neurasthenien und stellte fest, dass diese mehrheitlich durch eine signifikante depressive Symptomatik erklärt werden konnten, wenn auch weder hinreichend noch in der nötigen Konstellation, um die DSM-IV-Kriterien für die Diagnose einer schweren Depression zu erfüllen. Er zog daraus die Schlussfolgerung, dass viele Chinesen mit der Diagnose einer Neurasthenie an einer Depression leiden könnten, jedoch nicht an der euroamerikanischen Form der Depression, die durch Niedergeschlagenheit und dysfunktionale Denkmuster charakterisiert ist, wie sie von den kognitiven Theoretikern wie Aron Beck beschrieben wurden (Beck, 2976; Beck, Rush, Shaw & Emery, 1979). Tatsächlich haben Studien über Depression in China gezeigt, dass relativ wenig Chinesen das DSM-IV-Syndrom mit deprimierter Stimmung, Selbstkritik, Schuld und Pessimismus aufweisen. Die chinesische epidemiologische Forschung deutet auch darauf hin, dass Patienten mit Angststörungen, so wie Patienten mit Depression, verhältnismäßig mehr somatische als psychische Symptome im Vergleich zu Ergebnissen aus westlichen Kulturen aufweisen (Parker, Cheah & Roy, 2001; Tsoi, 1985; Zhang, Shen & Li, 1998).

Die Forschung zur Psychopathologie in China wurde häufig genutzt, um die Auffassung zu vertreten, dass kulturelle Faktoren für die Art und Weise entscheidend sind, in der menschliches Leiden erlebt wird, und andererseits noch spezieller den Standpunkt zu belegen, dass nichtwestliche Gesellschaften dazu neigen, einen somatischen Ausdruck von Leiden zu entwickeln. Eine Unterscheidung, die in der interkulturellen Theorie gemacht wird, ist die zwischen Somatisierung und „Psychologisierung“. Das Erstere bezieht sich auf das Erleben der körperlichen Erscheinungen von Leid, wohingegen sich das Letztere auf das Erleben von psychischen, sozialen und mentalen Aspekten von Leid bezieht (Kirmayer, 1984; White, 1982). Entsprechend dieser Formulierung könnten beide Varianten, Somatisierung oder Psychologisierung, als alternative Modalitäten dienen, in denen eine negative emotionale Reaktion erlebt wird, und als alternative „Sprachen des Leids“, in denen emotionaler Schmerz zum Ausdruck gebracht wird. Es wurde nahegelegt, dass Psychologisierung eher mit westlichen, euroamerikanischen Konzepten zur Persönlichkeit und einer individualistischen, psychologisch ausgerichteten Weltanschauung vereinbar ist, die ursächliche Erklärungen hervorhebt und impliziert, dass Individuen und ihre Eigenschaften die Ausgangspunkte für Ereignisse sind (Kihlstrom & Canter Kihlstrom, 1999; Kirmayer, Young & Robbins, 1994). Im Gegensatz dazu wird Somatisierung mit soziozentrierten kulturellen Weltanschauungen über Persönlichkeit in Verbindung gebracht, wo Selbstreflexion und Selbstwahrnehmung wenig Bedeutung oder Wert beigemessen wird; hier wird Verhalten häufiger als von äußeren Lebensumständen verursacht angesehen, eher als durch Eigenschaften der Person, wie zum Beispiel durch Charakterzüge oder Willenskraft. Andere Faktoren, die das Verhältnis von Psychologisierung und Somatisierung beeinflussen könnten, bestehen in der Stigmatisierung, die von psychischen Symptomen ausgeht, und der Wahrscheinlichkeit, mit der eine erwünschte Behandlung erreicht werden kann, entweder durch eine psychologische oder somatische Präsentation von Symptomen (Kirmayer, 2001).

Der doppelte, reziproke Prozess von Somatisierung und Psychologisierung ist auf den ersten Blick etwas unklar und schwer verständlich. Die Mechanismen werden meist durch Beispiele verdeutlicht, wie emotionale Belastung in einem Zusammenhang mit Somatisierung gestanden haben könnte. Dennoch sollten wir zunächst als Beispiel darlegen, wie eine körperliche Erkrankung psychologisiert werden kann. Angenommen, Sie haben einen kleinen viralen Infekt bekommen und Sie beginnen, Symptome zu entwickeln. Wenn Sie eine Untersuchung Ihrer ersten Symptome durchführen, werden Sie typischerweise die erhöhte Körpertemperatur oder gastrointestinale Motilität als bedeutsam einschätzen, die Sie oder Ihr Gesundheitsdienstleister schnell mit dem Bestehen eines viralen Infektes in Verbindung bringen können. Die geläufigsten körperlichen Beschwerden einer Infektion stellen jedoch nur ein unvollständiges Inventar aller möglichen Begleiterscheinungen dar. Es könnten auch Gefühle von Lethargie und Dysphorie und Konzentrationsschwierigkeiten auftreten. Warum deutet eher die erstere somatische Symptomatik und nicht die spätere „psychologische" auf das Bestehen eines Infektes hin? Man könnte argumentieren, dass diese übliche Praxis von dem Bezugssystem des Patienten abhängt. Wir berichten deshalb von unseren körperlichen Symptomen, weil wir denken, dass wir eine Krankheit haben, die wir als eine Störung aufgrund von körperlichen Ursachen verstehen und deren wesentlichste Auswirkungen und Behandlungsmöglichkeiten im Somatischen sehen. Doch angenommen, Sie haben die zuvor erwähnten Symptome, ohne zu wissen, dass Sie einen Infekt haben, und Sie bevorzugen und übernehmen deshalb auch kein körperliches Bezugssystem. Nehmen wir auch an, Sie sind gerade inmitten einer psychischen Krise, wie bei einem Jobverlust oder einer Scheidung. Vielleicht haben Sie kürzlich tagsüber eine Fernseh-Talkshow gesehen, in der Menschen über die verschiedenen negativen emotionalen Auswirkungen von psychischem Stress berichteten. Unter solchen Umständen, mit einer Tendenz zur Attribution vor dem Hintergrund besonderer psychosozialer Belastungen, werden Sie weniger dazu neigen, Ihre Körpertemperatur zu messen, und könnten stattdessen eher bereit sein, die Aufmerksamkeit auf Ihre seelische Verfassung zu richten und zu dem Schluss kommen, dass Sie deprimiert oder gestresst sind.

Die von uns dargestellte Theorie geht davon aus, dass grundlegende Annahmen oder die „eigene Ausdrucksweise der Beschwerden“ (Idiom) entscheidend für die Festlegung sind, ob der Verlust an Homöostase als physisch oder psychisch wahrgenommen wird. Der Einzelne kann lernen, eher auf körperliche Beschwerden zu achten und diese auszudrücken als auf psychische Beschwerden, insbesondere wenn eine eigene Ausdrucksweise des Affektes nicht möglich ist. Dieser Theorie zufolge können sich also die Bedingungen für eine Somatisierung aus selektiven Aufmerksamkeitsprozessen für die Körpersymptome entwickeln sowie durch das Lernen eines Vokabulars von somatischen Symptomatologien.

Die interkulturelle Forschung an Somatisierungssymptomen hat insofern ihren Reiz, als die Möglichkeit besteht, dass die kulturellen Unterschiede im Erleben von Krankheit einen Schlüssel zum Verständnis enthalten könnten, welche Mechanismen der Somatisierung zugrunde liegen. Zu diesem Zeitpunkt aber muss die interkulturelle Forschung zu medizinisch nicht erklärbaren physischen Symptomen als ergebnislos und voll von methodischen Problemen betrachtet werden, insbesondere durch Irritierungen, die sozioökonomische Faktoren und interkulturelle Unterschiede in den Gesundheitssystemen mit sich bringen.

Ob es Kulturen gibt, die Somatisierung begünstigen, bleibt eine komplexe und kontroverse Frage. Die internationale gemeinschaftliche Studie der WHO zu psychischen Problemen in der allgemeinmedizinischen Erstversorgung (Gureje, Simon, Ustun & Goldberg, 1997) konnte für Somatisierungsstörungen den vermuteten Unterschied zwischen östlicher und westlicher Kultur, den man aufgrund der früheren Aussagen von medizinischen Anthropologen hätte erwarten können, nicht nachweisen. Auch das Verhältnis von somatischen zu psychischen Symptomen bei Depression variierte zwischen den Kulturen nicht in einer systematischen oder erwarteten Weise. Dennoch waren die Daten in einem gewissen Maß vereinbar mit der kulturellen Hypothese. Beispielsweise waren die Häufigkeiten für Somatisierung in Lateinamerika signifikant höher als im Rest der Welt und das Auftreten von Somatisierung in China höher als in den USA (Simon, Von Korff, Piccinelli, Fullerton & Ormel, 1999). Diese Studie versäumte es jedoch, die einheimischen, kulturspezifischen Syndrome einzuschließen oder das Vorhandensein von Einzelsymptomen zu analysieren, ebenso wurde das Verhältnis von Somatisierung und Psychologisierung für die häufigeren Formen der Psychopathologie, wie die Depression, nicht adäquat beurteilt. Eine Studie, die eine beweiskräftige Evidenz für relative Somatisierungs- und Psychologisierungstendenzen in den Kulturen liefert, muss erst noch durchgeführt werden.

MODELLE FÜR SOMATISIERUNG

Seit der Ära der Psychoanalyse ist Somatisierung nicht als ein gut verstandenes Phänomen angesehen worden. In gewisser Hinsicht haben wir uns nicht sehr viel weiter über Breuer und Freuds psychodynamische Theorie der Konversionshysterie hinaus entwickelt. Derzeit gibt es unter den Autoritäten ein weitverbreitetes Eingeständnis, dass keine adäquate Theorie für Somatisierung existiert. Tatsächlich könnte man behaupten, dass es mit Ausnahme der oft zitierten und wissenschaftlich angezweifelten psychoanalytischen Theorie keine gut entwickelten Theorien zur Somatisierung gibt, lediglich einige fragmentarische Modelle oder Spekulationen. In Kapitel 3 beschreiben und analysieren wir einige Modelle für Somatisierung und prüfen die relevante empirische Evidenz, die jedes einzelne Modell unterstützt.

Bei der Evaluierung von Somatisierungsmodellen muss man sich der logischen Fallstricke bewusst sein, die im Bereich der Körper-Seele-Beziehung reichlich vorhanden sind. Wie wir bei der Vermutung über Ursachen von Somatisierung gesehen haben, werden solcherlei Phrasen wie „emotionale Belastung mit Ausdruck in körperlichen Symptomen" oder eine „somatische Ausdrucksweise von Belastung" oder eine Tendenz, „eher zu somatisieren als zu psychologisieren", verwendet. Solche Redewendungen sind problematisch und lassen die Dürftigkeit unserer Theorien erkennen, in denen ausnahmslos das Risiko eingegangen wird, dass sich die Theorien entweder als Pseudoerklärungen oder Tautologien herausstellen. Solche Theoriebildungen können häufig keine Erklärung liefern, da sie Schlüsselbegriffe undefiniert und unerläutert lassen. Wir haben diese Art einer irreführenden Logik zuvor in dem psychiatrischen Diskurs gesehen, in dem sich die Vorstellung eines „chemischen Ungleichgewichts" bei der Behandlung von Depression zunutze gemacht wird – nur deshalb, weil angenommen wird, dass Antidepressiva die Neurochemie „ausbalancieren", wird auf ein bestehendes chemisches Ungleichgewicht rückgeschlossen. Aus zentralen Konzepten, die unerklärt bleiben, können Zirkelschlüsse resultieren, wie sie der Arzt von Molière („Der eingebildete Kranke") verwendet, indem er den Effekt eines Schlafmittels seiner „einschläfernden Wirkung" zuschreibt. Eine überzeugende Erklärung für Somatisierung muss exakt verdeutlichen, wodurch eine „emotionale Belastung" gekennzeichnet ist, die sich angeblich somatisch „äußert", und auch valide und reliable Methoden beinhalten, um diese zu messen. Kann die emotionale Belastung, von der man annimmt, dass sie der Somatisierung zugrunde liegt, unabhängig von dem somatischen Ausdruck erkannt werden? Wenn nicht, was ist der erkenntnistheoretische Rang unseres Modells oder unserer Theorie? Nehmen wir schlicht a priori an, dass es irgendeine emotionale Grundlage für jedes unerklärbare physische Symptom gibt? Wenn das der Fall ist, sind wir verpflichtet, viel mehr Fragen aufzuwerfen als Erklärungen zu geben.

Zum Glück der Wissenschaftler, Gesundheitsdienstleister und Patienten sind die verschiedenen Diagnosen und die angewandten Formen der Psychotherapie und Pharmakotherapie zum überwiegenden Teil durch empirische Daten abgesichert, die eher die klinische Praxis validieren, als dass sie die zugrunde liegenden Theorien bestätigen. Es gibt nur wenige Fälle in der Psychiatrie, in denen für die Behandlung gezeigt werden konnte, dass sie deshalb zu einer klinischen Verbesserung führte, weil sie über einen gut verstandenen Mechanismus wirksam wurde, welcher eindeutig für die Pathogenese bedeutsam war. Wir haben einfach keine Theorien oder Modelle für psychische Störungen, die in vergleichbarer Weise validiert wurden, wie z. B. unsere Theorien zu Infektionskrankheiten. Unsere Behandlungstechniken werden nicht durch die Verifizierung zugrunde liegender Theorien legitimiert, sondern durch die Wirksamkeit dieser Techniken. Die Forschung zur Behandlung psychischer Störungen ist industriellen Verfahren zur Produkttestung wesentlich ähnlicher als die theoriebasierte angewandte Wissenschaft. Glücklicherweise müssen effektive klinische Interventionen nicht auf validierte wissenschaftliche Theorien der psychiatrischen Störungen warten. Wir und unsere Kollegen, genauso wie die Empiriker von einst, setzen auf pragmatische, beobachtbare Ergebnisse von Interventionen, entgegengesetzt zu den eleganten, abstrakten Theorien über „die wahre Natur der Sache".

Das heißt nicht, dass wir trockenen Empirismus betreiben oder ohne Führung oder undiszipliniert durch Grundannahmen, Modelle oder Theorien sind. Unser Therapieansatz für Somatisierung bezieht sich stark auf verschiedene Quellen: (1) Stressforschung und die Literatur zum Stressmanagement und zur Selbstregulation; (2) die heutige Emotionspsychologie und solche experimentellen Psychotherapieansätze, die eine Arbeit mit Emotionen betonen; (3) die soziale Lerntheorie und die kognitiv-behavioralen Interventionen, die auf kognitiven Bewertungen und Modellen zur Konditionierung von Verhalten basieren; (4) Rollentheorien, wie sie sich aus soziokulturellen Analysen von Krankheitsverhalten durch Soziologen und medizinische Anthropologen ableiten lassen. In Kapitel 3 haben wir das Rational für unsere Behandlung ausgearbeitet, aber zuerst, in Kapitel 2, definieren wir das Problem, das wir behandeln möchten, noch präziser.

Kapitel 2

SOMATISIERUNG

Epidemiologie, klinische Charakteristika und Behandlung

Maria hatte gerade die letzte Tüte mit Lebensmitteln aus ihrem Einkaufswagen genommen. Als sie sich zur offenen Tür ihres Geländewagens umdrehte, ließ sie ein scharfer, stechender Schmerz aufschreien. Als sie ihren Unterleib umklammerte, landete ihre Tasche auf dem Gehweg, und der Inhalt verteilte sich auf dem Parkplatz. Aus dem Augenwinkel sah Maria, wie eine Orange schnell von ihr wegrollte. Sie fluchte leise, als sie bemerkte, dass sie sich vor brennendem Schmerz, der sich zwischen den Hüften und auf Körpervorderseite entlangzog, krümmte. Langsam ließ sich Maria auf den Gehsteig sinken und legte sich auf die Seite. Sie hatte diesen Schmerz schon früher erlebt und wusste, dass er eventuell abklingen würde, wenn sie liegen blieb. Der Schmerz hatte in ihren späten 20ern begonnen, und Ärzte waren nicht sehr hilfreich gewesen. Reizdarmsyndrom war die Diagnose, die ihr der Gastroenterologe gegeben hatte. Maria hatte verschiedene Behandlungen ausprobiert, ohne irgendeinen wirklichen Erfolg. Ihr Hausarzt hatte behauptet, dass Stress eine wahrscheinliche Ursache sein könnte, aber diese Vermutung war nicht nützlich gewesen. Maria hatte versucht, ihren Stress zu reduzieren, aber die Schmerzen schienen unberechenbar und ohne Zusammenhang mit anderen Lebensereignissen zu sein. Sie kämen aus heiterem Himmel, auch wenn sie sich ruhig fühlte.

Unsere Behandlung ist für Patienten mit multiplen unerklärbaren körperlichen Symptomen konzipiert, einschließlich Patienten, die die vollständigen Kriterien einer Somatisierungsstörung erfüllen, und solchen, deren Symptome nicht zahlreich oder vielfältig genug sind, um die Diagnose einer Somatisierungsstörung zu rechtfertigen. Wir haben diese breite Definition von Somatisierung eingeführt, weil es sich bei der Somatisierung um ein Kontinuum zu handeln scheint, das durch ein kategoriales Schema nicht adäquat abgebildet werden kann (Katon et al., 1991). Wir gehen davon aus, dass die Somatisierungsstörung ein Extrem auf dem Kontinuum der Somatisierung darstellt und dass unterschwellige Somatisierung (einschließlich der undifferenzierten Somatisierungsstörung, der Multisomatoformen Störung, des Somatischen Symptom-Indexes 4/6 [SSI 4/6, abridged somatization disorder], des Reizdarmsyndroms, des chronischen Erschöpfungssyndroms und der Fibromyalgie) dichter am Mittelpunkt desselben Kontinuums liegt. Dieses Kapitel bespricht die diagnostischen Kriterien für die zuvor erwähnten Somatisierungsspektrum-Störungen sowie die Epidemiologie, die klinischen Charakteristika und die mit den verschiedenen Störungen verbundenen Behandlungen.

DEFINITIONEN UND EPIDEMIOLOGIE

Somatisierungsstörung

Obwohl die Medizin schon lange erkannt hat, dass es eine Gruppe von Patienten mit multiplen medizinisch unerklärten Symptomen und anormalem Krankheitsverhalten gibt, bestanden und bestehen weiterhin Unstimmigkeiten bezüglich der genauen diagnostischen Kriterien für die Somatisierungsstörung. Der Begriff *Somatisierungsstörung* wurde in der dritten Version des Klassifikationssystems der American Psychiatric Association eingeführt, des *Diagnostic and Statistical Manual of Mental Disorders* (DSM-III; American Psychiatric Association, 1980). Die Kriterien, die für die Diagnose notwendig sind, wurden in jeder folgenden Version des Manuals überarbeitet. Dem DSM-III zufolge ist die Somatisierungsstörung bei Männern durch mindestens 12 medizinisch unerklärte körperliche Symptome in der Lebensgeschichte charakterisiert; für Frauen erfordert eine Diagnose mindestens 14 medizinisch unerklärte körperliche Symptome in der Lebensgeschichte (American Psychiatric Association, 1980). Nach Aufgabe der Geschlechtsunterscheidung im DSM-III definiert das DSM-III-R die Somatisierungsstörung sowohl für Männer als auch für Frauen als Lebensgeschichte von mindestens 13 medizinisch unerklärten körperlichen Symptomen (American Psychiatric Association, 1987). In den 90er Jahren haben die Autoren des DSM-IV die Anzahl der Symptome, die für die Diagnose einer Somatisierungsstörung nötig sind, auf acht reduziert und als Voraussetzung eingeführt, dass diese Symptome verschiedene körperliche Systeme involvieren. Dem DSM-IV (American Psychiatric Association, 1994) zufolge ist die Somatisierungsstörung durch mindestens vier unerklärte Schmerzsymptome, zwei unerklärte schmerzlose gastrointestinale Symptome, ein unerklärtes sexuelles oder menstruelles Symptom und ein pseudoneurologisches Symptom (siehe Tabelle 2.1) charakterisiert.

Tabelle 2.1: DSM-IV Diagnosekriterien für die Somatisierungsstörung

A. Eine Vorgeschichte mit vielen körperlichen Beschwerden, die vor dem 30. Lebensjahr begannen, über mehrere Jahre auftraten und zum Aufsuchen einer Behandlung oder zu deutlichen Beeinträchtigungen in sozialen, beruflichen oder anderen wichtigen Funktionsbereichen führten
B. Jedes der folgenden Kriterien muss erfüllt gewesen sein, wobei die einzelnen Symptome irgendwann im Verlauf der Störung aufgetreten sein müssen: (1) *vier Schmerzsymptome:* eine Vorgeschichte von Schmerzsymptomen, die mindestens vier verschiedene Körperbereiche oder Funktionen betreffen (z. B. Kopf, Abdomen, Rücken, Gelenke, Extremitäten, Brust, Rektum, während der Menstruation, während des Geschlechtsverkehrs oder während des Wasserlassens) (2) *zwei gastrointestinale Symptome:* eine Vorgeschichte von mindestens zwei gastrointestinalen Symptomen außer Schmerzen (z. B. Übelkeit, Völlegefühl, Erbrechen außer während einer Schwangerschaft, Durchfall oder Unverträglichkeit von verschiedenen Speisen) (3) *ein sexuelles Symptom:* eine Vorgeschichte von mindestens einem Symptom im Bereich Sexualität oder Fortpflanzung außer Schmerzen (z. B. sexuelle Gleichgültigkeit, Erektions- und Ejakulationsstörungen, unregelmäßige Menstruationen, sehr starke Menstruationsblutungen, Erbrechen während der gesamten Schwangerschaft) (4) *ein pseudoneurologisches Symptom:* eine Vorgeschichte von mindestens einem Symptom oder Defizit (nicht begrenzt auf Schmerz), das einen neurologischen Krankheitsfaktor nahelegt (Konversionssymptome, wie z. B. Koordinations- oder Gleichgewichtsstörungen, Lähmungen oder lokalisierte Muskelschwäche, Schluckschwierigkeiten oder Kloßgefühl im Hals, Aphonie, Harnverhaltung, Halluzinationen, Verlust der Berührungs- und Schmerzempfindung, Sehen von Doppelbildern, Blindheit, Taubheit, (Krampf-)Anfälle; dissoziative Symptome, wie z. B. Amnesie oder Bewusstseinsverluste, jedoch nicht einfache Ohnmacht)
C. Entweder (1) oder (2): (1) Nach adäquater Untersuchung kann keines der Symptome von Kriterium B vollständig durch einen bekannten medizinischen Krankheitsfaktor oder durch die direkte Wirkung einer Substanz (z. B. Droge, Medikament) erklärt werden (2) Beim Vorliegen eines medizinischen Krankheitsfaktors gehen die körperlichen Beschwerden oder resultierenden sozialen oder beruflichen Beeinträchtigungen über das hinaus, was laut Vorgeschichte, körperlicher Untersuchung oder Laborergebnissen zu erwarten wäre
D. Die Symptome sind nicht absichtlich erzeugt oder vorgespielt (wie bei artifiziellen Störungen oder Simulation).

Anmerkung. American Psychiatric Association (1994). Nachdruck der deutschen Ausgabe

Anmerkung der Übersetzer: *In der aktuellen 5. Ausgabe des Diagnostischen und Statistischen Manuals Psychischer Störungen (DSM-5; American Psychiatric Association, 2013) wird die bisherige Grundordnung der diagnostischen Kategorie „Somatoforme Störungen" (DSM-IV) fast vollständig aufgelöst und als neue Bezeichnung für diese Störungsgruppe der Begriff „Somatic Symptom and Related Disorders" (SSD) eingeführt (Siehe ‚Anmerkungen zum DSM-5', S. 38). Nach Ansicht der Übersetzer ist die Akzeptanz für die weitreichenden Veränderungen im DSM-5 ungewiss, so dass der folgende Originaltext der Autoren Woolfolk & Allen mit Bezug auf das DSM-IV für ein Verständnis und eine diagnostische Beurteilung dieser Störungsgruppe unverändert relevant bleibt.*

Die Weltgesundheitsorganisation (WHO) hat divergente Diagnosekriterien für die Somatisierungsstörung entwickelt. In der International Statistical Classification of Diseases and Related Health Problems (ICD-10) benötigt die Störung eine Vorgeschichte von mindestens sechs unerklärten Symptomen aus mindestens zwei der folgenden Symptomgruppen: gastrointestinal, kardiovaskulär, urogenital und Haut/Schmerz (Weltgesundheitsorganisation, 1993). In allen drei früheren Versionen des DSM (-III, -III-R, -IV) und in der ICD-10 müssen die Symptome, die zur Diagnose der Somatisierungsstörung gezählt werden, entweder medizinisch unerklärt sein oder stärker wahrgenommen werden, als es körperlichen Untersuchungen oder Laborergebnissen nach zu erwarten wäre. Die ICD-10 erfordert außerdem, dass jedes Symptom so leidvoll ist, dass es dazu veranlasst, wiederholt medizinische Behandlung aufzusuchen. Im DSM-III und seinen späteren Revisionen müssen unerklärte körperliche Symptome, die zur Diagnose der Somatisierungsstörung gezählt werden, entweder das Aufsuchen medizinischer Behandlung verursacht oder die individuelle Funktionsfähigkeit eingeschränkt haben.

Die unterschiedlichen Versionen des DSM und der ICD stellen nicht nur unterschiedliche Symptomgrenzen zur Diagnose einer Somatisierungsstörung auf, sondern nutzen auch verschieden standardisierte Symptomlisten. Die Symptomlisten der Somatisierung nach DSM-III, DSM-III-R, DSM-IV und ICD-10, ebenso wie die Listen, die für Hysterie genutzt werden (Feighner et al., 1972; Guze, 1967; Perley & Guze, 1962) sind in Tabelle 2.2 abgebildet. Die 59 Items umfassende Perley-Guze/Feighner-Liste wurde für das DSM-III stark gekürzt, indem ihre psychologischen Symptome ausgeschlossen (z. B. Nervosität, depressive Gefühle) wurden. Zudem wurden, wenngleich minimal, Kürzungen der Originalliste für das DSM-III-R vorgenommen und für das DSM-IV weiterhin komprimiert. DSM-III und DSM-III-R bilden eine rein somatische Art von Hysterie ab, während das DSM-IV auch Halluzinationen, eins der ursprünglichen psychologischen Symptome in der Liste von Perley und Guze, beinhaltet. Dieses Symptom wird weder im DSM-III noch DSM-III-R mit der Somatisierungsstörung in Zusammenhang gebracht. Die Somatisierungsstörung nach ICD-10 ähnelt ein wenig der Hysterie nach Perley und Guze. Symptomlisten in der ICD-10 sind deutlich weniger umfangreich, beinhalten keines der menstruellen oder pseudoneurologischen Symptome, die als Kardinalsymptome des Ursprungssyndroms angesehen wurden (Guze & Perley, 1963). In der ICD-10 wird eine Unterscheidung zwischen Somatisierungs-/somatoformen Störungen und dissoziativen/Konversionsstörungen getroffen. Pseudoneurologische Symptome fallen laut WHO in die letztere Kategorie.

Ein Jahrzehnt nach Erscheinung der Klassifikationssysteme ICD-10 und DSM-IV bestand weiterhin Uneinigkeit über passende Symptomlisten und Symptomgrenzen zur Diagnose der Somatisierungsstörung. Alle vier Versionen von Somatisierungsstörungen sind prädiktiv für wesentliche klinische Verlaufsmerkmale wie übermäßige Inanspruchnahme medizinischer Versorgung und eingeschränkte Funktionalität (Bass & Murphy, 1991; Gureje, Simon et al., 1997; Smith et al. 1986a; Swartz, Blazer, George & Landerman, 1986). Es gibt jedoch wenig Evidenz zur Unterstützung der in DSM-IV und ICD-10 vorgenommenen Subgruppierung von Symptomen (Liu, Clark & Eaton, 1997). Einige Forscher haben außerdem die Beibehaltung verschiedener Symptomgrenzen für Männer und Frauen, wie im DSM-III, unterstützt (Liu et al., 1997), da bei Frauen im Vergleich zu Männern eine größere Wahrscheinlichkeit vorliegt, Somatisierungssymptome wahrzunehmen und davon zu berichten. Und obwohl die meisten Forschungsergebnisse dafür sprechen, dass die Kriterien der verschiedenen Versionen von Somatisierungsstörung im DSM (und von Perley & Guze's Hysterie) im Großen und Ganzen dieselbe Patientengruppe identifizieren, könnten die ICD-10-Kriterien für die Somatisierungsstörung tatsächlich eine andere Patientengruppe kennzeichnen (Rief et al., 1996; Yutzy et al., 1995).

Tabelle 2.2: Symptomlisten für Klassifikationssysteme der Somatisierungsstörung/Hysterie

PSEUDONEUROLOGISCHE SYMPTOME				
Perley-Guze/ Feighner	DSM-III	DSM-III-R	DSM-IV	ICD-10
Lähmung	Lähmung oder Muskelschwäche	Lähmung oder Muskelschwäche	Lähmung oder lokalisierte Muskelschwäche[b]	
Gangstörung (Ataxie)[a]	Gangstörung	Gangstörung	Koordinations- oder Gleichgewichtsstörung[b]	
Kloßgefühl im Hals	Schluckschwierigkeiten	Schluckschwierigkeiten	Schluckschwierigkeiten oder Kloßgefühl im Hals	
Aphonie	Stimmverlust	Stimmverlust	Aphonie[b]	
Taubheit	Taubheit	Taubheit	Taubheit[b]	
	Doppelbilder	Doppelbilder	Doppelbilder[b]	
Blindheit	Blindheit	Blindheit	Blindheit[b]	
Anfälle oder Krämpfe	Anfälle oder Krämpfe	Anfalle oder Krampf	(Krampf-) Anfälle[b]	
Harnverhaltung	Harnverhaltung oder Probleme beim Wasserlassen	Harnverhaltung oder Probleme beim Wasserlassen	Harnverhaltung[b]	
Ohnmachtsanfälle	Ohnmacht oder Bewusstseinsverlust	Ohnmacht oder Bewusstseinsverlust	Bewusstseinsverlust (jedoch nicht einfache Ohnmacht)[b]	
Amnesie	Gedächtnisverlust	Amnesie	Amnesie[b]	
Verschwommene Sicht	Verschwommensehen	Verschwommensehen		
Schmerzunempfindlichkeit (Anästhesie)			Verlust der Berührungs- oder Schmerzempfindung[b]	Unangenehme Taubheit oder Kribbelgefühl[c]

Halluzinationen			Halluzinationen[b]	
Bewusstseinsstörung				
Schwäche				
Andere Konversionssymptome[a]				
GASTROINTESTINALE SYMPTOME				
Perley-Guze/ Feighner	DSM-III	DSM-III-R	DSM-IV	ICD-10
				Schlechter Geschmack im Mund oder belegte Zunge[d]
Übelkeit	Übelkeit	Übelkeit (außer Reisekrankheit)	Übelkeit[c]	Übelkeit[d]
Erbrechen	Erbrechen (außer in der Schwangerschaft)	Erbrechen (außer in der Schwangerschaft)	Erbrechen (außer während einer Schwangerschaft)[c]	Erbrechen oder Regurgitation[d]
Abdominale Blähungen	Blähungen (gasförmig)	Blähungen (gasförmig)	Blähungen[c]	Gefühl von Überblähung
Durchfall	Durchfall	Durchfall	Durchfall	Häufiger Durchfall oder analer Ausfluss[d]
Lebensmittelunverträglichkeit	Lebensmittelunverträglichkeit	Lebensmittelunverträglichkeit	Lebensmittelunverträglichkeit[c]	
Obstipation				
Anorexie				
Gewichtsverlust				
Deutliche Gewichtsschwankungen				

SEXUELLE/MENSTRUELLE SYMPTOME				
Perley-Guze/ Feighner	DSM-III	DSM-III-R	DSM-IV	ICD-10
Unregelmäßige Menstruation	Unregelmäßige Menstruation	Unregelmäßige men. Perioden	Unregelmäßige Menstruationen[f]	
Sehr starke Menstruations-blutungen	Sehr starke Menstruations-blutungen	Sehr starke Menstruations-blutungen	Sehr starke Mens-truationsblutun-gen[f]	
Amenorrhö				
Erbrechen während der gesamten Schwangerschaft	Heftiges Erbre-chen während der gesamten Schwangerschaft	Erbrechen während der ge-samten Schwan-gerschaft	Erbrechen wäh-rend der gesam-ten Schwanger-schaft[f]	
Sexuelle Gleichgültigkeit	Sexuelle Gleichgültigkeit	Sexuelle Gleichgültigkeit	Sexuelle Gleichgültigkeit[f]	
Sexuelle Frigidität		Impotenz	Erektions- oder Ejakulationsstö-rungen[f]	
Andere sexuelle Störungen	Libidoverlust während des Geschlechts-verkehrs			ungewöhn-licher oder verstärkter vaginaler Ausfluss[f]
SCHMERZSYMPTOME				
Perley-Guze/ Feighner	DSM-III	DSM-III-R	DSM-IV	ICD-10
Bauch-schmerzen	Bauch-schmerzen	Bauchschmer-zen (außer Menstruations-schmerzen)	Schmerz im Abdomen[g]	Bauch-schmerzen
Rücken-schmerzen	Schmerz im Rücken	Rücken-schmerzen	Schmerz im Rückeng	
Gelenk-schmerzen Glieder-schmerzen	Schmerz in den Gelenken Schmerz in den Gliedern	Gelenk-schmerzen Schmerzen in den Gliedern	Schmerzen in den Gliederng	Schmer-zen in den Gliedern, Extremi-täten oder Gelenken[e]

Brennen in den Sexualorganen, Mund oder Rektum	Schmerzen im Genitalbereich (außer während des Geschlechtsverkehrs)	Brennen in Sexualorganen oder Rektum (außer während des Geschlechtsverkehrs)	Schmerzen im Rektum[g]	Unangenehme genitale Empfindungen
Schmerzen während des Wasserlassens	Schmerzen während des Wasserlassens	Schmerzen während des Wasserlassens	Schmerzen während des Wasserlassens	Dysurie oder häufige Miktion
Dysmenorrhö	Schmerzhafte Menstruation	Schmerzhafte Menstruation	Schmerzen während der Menstruation[g]	
Dyspareunie	Schmerzen während des Geschlechtsverkehrs	Schmerzen während des Geschlechtsverkehrs[g]	Schmerzen während des Geschlechtsverkehrs[g]	
Andere körperliche Schmerzen	Andere körperliche Schmerzen (außer Kopfschmerzen)	Andere körperliche Schmerzen (außer Kopfschmerzen)		
Kopfschmerzen			Schmerzen im Kopf[g]	
KARDIOVASKULÄRE SYMPTOME				
Perley-Guze/ Feighner	DSM-III	DSM-III-R	DSM-IV	ICD-10
Brustschmerzen	Brustschmerzen	Brustschmerzen	Schmerzen in der Brust[g]	Brustschmerzen[h]
Atembeschwerden	Kurzatmigkeit	Kurzatmigkeit ohne eigene Anstrengung		Atemlosigkeit ohne Anstrengung[h]
Palpitation	Palpitationen	Palpitationen		
Schwindel	Schwindel	Schwindel		

ANDERE SYMPTOME				
Perley-Guze/ Feighner	DSM-III	DSM-III-R	DSM-IV	ICD-10
Sich die meiste Zeit des Lebens schlecht fühlen, Müdigkeit, Angstattacken, Nervosität, Ängste, Depressive Stimmung, die Arbeit aufgeben oder Einschränkungen der Funktionalität aufgrund schlechten Befindens, schnelles Weinen, Hoffnungslosigkeit, Gedanken an den Tod, Wunsch zu sterben, Suizidgedanken, Suizidabsichten	Sich den Großteil des Lebens schlecht fühlen			Fleckigkeit oder Farbveränderungen der Haut[d]

[a] nur in den Feighner Kriterien beinhaltet (d.h. nicht in Perley & Guze's [1962] Originalsymptomliste)
[b] Kategorisiert im pseudoneurologischen Cluster von Symptomen im DSM-IV
[c] Kategorisiert im Haut/Schmerz-Cluster von Symptomen in der ICD-10
[d] Kategorisiert im gastrointestinalen Cluster von Symptomen in der ICD-10
[e] Kategorisiert im gastrointestinalen Cluster von Symptomen im DSM-IV
[f] Kategorisiert im sexuellen/menstruellen Cluster von Symptomen im DSM-IV
[g] Kategorisiert im Schmerz-Cluster von Symptomen im DSM-IV
[h] Kategorisiert im kardiovaskulären Cluster von Symptomen in der ICD-10
[i] Kategorisiert im urogenitalen Cluster von Symptomen in der ICD-10

Trotz der Unterschiede bei den spezifischen Kriterien besteht die Somatisierungsstörung nach jedem Klassifikationssystem im Wesentlichen aus chronischen, unerklärten körperlichen Symptomen. Gemäß den Diagnosekriterien, die im DSM-III, DSM-III-R und DSM-IV beschrieben werden, müssen wenigstens einige der Somatisierungssymptome bereits vor dem 30. Lebensjahr des Patienten aufgetreten sein (American Psychiatric Association, 1980, 1987, 1994). Die ICD-10-Kriterien verlangen, dass die Patienten von mindestens über zwei Jahre wahrgenommenen Somatisierungssymptomen berichten, spezifizieren jedoch nicht, ab welchem Alter die Symptome das erste Mal aufgetreten sein müssen (Weltgesundheitsorganisation, 1993). Der Verlauf der Somatisierungsstörung scheint durch Symptome charakterisiert zu sein, die zu- und abnehmen, sich nur verbessern, um später erneut aufzutreten und/oder um durch neue unerklärte körperliche Symptome ersetzt zu werden (Lieb et al., 2002). Ein bedeutsames Merkmal der Somatisierungsstörung ist somit, dass sie eine polysymptomatische Störung ist, deren erforderliche Symptome nicht gleichzeitig fortzubestehen brauchen.

Diese hartnäckige polysymptomatische Störung ist in der klinischen Praxis schwierig zu identifizieren. Sie zu erkennen verlangt vom Kliniker, die frühere und derzeitige Symptomatologie der Patienten zu betrachten und zu bestimmen, ob die einzelnen körperlichen Beschwerden medizinisch unerklärbar sind oder ob sie Leid verursachen, das über das Maß hinausgeht, das aufgrund der beobachteten organischen Pathologie zu erwarten wäre. Weiterhin müssen die Kliniker feststellen, ob das Symptom zu einer Einschränkung der Funktionalität geführt hat, zur Einnahme von Medikamenten und/oder zum Aufsuchen medizinischer Behandlung. Zeitliche Einschränkungen mögen Kliniker davon abhalten, derart viele Symptome zu untersuchen, die über einen so langen Zeitraum aufgetreten sein können. Zum Beispiel würde ein Patient, der eine Krankheitsgeschichte mit verschiedenen unerklärten körperlichen Symptomen hat, aber derzeit nur unerklärbare und lähmende Rückenschmerzen beklagt, nicht die Diagnose der Somatisierungsstörung erhalten, wenn der Kliniker den Patienten lediglich zu seiner aktuellen Symptomatologie befragt. Ebenso mag ein Kliniker aufgrund von Unsicherheit bezüglich einer möglicherweise zugrunde liegenden organischen Pathologie zögern, die Diagnose einer Somatisierungsstörung zu stellen. Aufgrund dieser komplexen Voraussetzungen für die Diagnose einer Somatisierungsstörung wird sie in medizinischen und psychiatrischen Kliniken eher zu selten diagnostiziert (Fabrega, Mezzich, Jacob & Ulrich, 1998; Fink, Sorensen, Engberg, Holm & Munk-Jorgensen, 1999; Peveler, Kilkenny & Kinmonth, 1997).

Die Unterschiede in den Diagnosekriterien des DSM-III, DSM-III-R, DSM-IV und der ICD-10, obgleich in manchen Fällen sehr subtil, könnten für einige Unstimmigkeiten in den epidemiologischen Befunden verantwortlich sein, die im Folgenden beschrieben werden. Einige epidemiologische Untersuchungen deuteten darauf hin, dass die Somatisierungsstörung relativ selten ist. In der Epidemiologic Catchment Area (ECA) Studie, der größten Untersuchung der Somatisierungsstörung (durchgeführt in einer *Bevölkerungsstichprobe* von 20.000 Menschen aus fünf Orten in den USA), lag die Lebenszeitprävalenz der Somatisierungsstörung nach DSM-III bei 0,13 % (Robins & Reiger, 1991). Frühere Untersuchungen ergaben höhere Schätzungen für die Hysterie nach Perley und Guze, die von 0,4 bis 2 % der Bevölkerung reichten (Weissmann, Myers & Harding, 1978; Woodruff, Clayton & Guze, 1971). Nicht verwunderlich ist, dass die Somatisierungsstörung häufiger im Rahmen der medizinischen Erstversorgung als in der Allgemeinbevölkerung vorzukommen scheint. In der WHO Cross-National Study of Mental Disorders in Primary Care, in der 5.438 Patienten aus 15 Einrichtungen in 14 Ländern in der Erstversorgung untersucht wurden, betrug die Prävalenz der Somatisierungsstörung, definiert nach DSM-III-R 0,9 % und nach ICD-10 2,8 % (Gureje, Simon et al., 1997). Kleinere Studien, die im Rahmen der Erstversorgung durchgeführt wurden, schätzten die Prävalenz der Somatisierungsstörung nach DSM-III-R im Bereich von 1 % bei einer Stichprobe von 685 Patienten (Kirmayer & Robbins, 1991) bis zu 5% bei einer Stichprobe von 222 Patienten (Peveler et al., 1997) ein.

Aus vielerlei Gründen gehen verschiedene Experten davon aus, dass die tatsächliche Prävalenz der Somatisierungsstörung erheblich höher sein dürfte, als in der Literatur vorgeschlagen. Erstens ist das autobiografische Gedächtnis für frühere psychiatrische Symptome einschließlich der Somatisierungssymptome unzuverlässig. Menschen scheinen zuvor berichtete Symptome, die nicht länger störend sind, zu vergessen (oder letztlich nicht zu berichten) (Simon & Gureje, 1999; Simon & Von Korff, 1995). Da es die Diagnose der Somatisierungsstörung notwendig macht, dass Patienten sowohl derzeitige als auch remittierte Symptome beschreiben, letztere jedoch oft nicht erinnert werden, wird das tatsächliche Auftreten der Somatisierungsstörung in diesen Studien wahrscheinlich unterschätzt. Zweitens erfordert die Diagnose einer Somatisierungsstörung, dass eine körperliche Untersuchung und diagnostische Tests durchgeführt werden oder dass Krankenakten geprüft werden, um die Beschaffenheit jedes Symptoms zu bestimmen. Solche ausgedehnten Untersuchungen körperlicher Symptome sind zu kostspielig, um sie im Rahmen großer epidemiologischer Studien einzubinden. Das dritte Argument für die Unterschätzung der Prävalenzraten hat mit der Vermutung zu tun, dass Ärzte wahrscheinlich eher die Diagnose einer Somatisierungstörung stellen als nichtärztliche Diagnostiker (Martin, 1991; Swartz, Blazer et al., 1986). Vermutlich können Ärzte besser zwischen einer medizinisch plausiblen Darlegung eines Symptoms und der nur medizinisch klingenden Erklärung eines Patienten für das Symptom unterscheiden. Da die Einschätzungen in der ECA- und der WHO-Studie ohne Zugang zu Krankenakten und nicht durch Ärzte erfolgte, könnte die Somatisierungsstörung in diesen Studien seltener diagnostiziert worden sein. In dem einen Standort der ECA-Studie, an dem Ärzte die Symptomberichte ausgewertet haben, um festzustellen, ob die Symptome medizinisch erklärbar waren, war die Prävalenz der Somatisierungsstörung höher als in den anderen Standorten (Swartz, Blazer et al., 1986).

Unterschwellige Somatisierung

Einige Forscher unterstützten eine Erweiterung des Somatisierungskonstruktes, um die vielen Patienten einzuschließen, die von unerklärten, aber nicht ausreichend vielen Symptomen betroffen sind, um die Kriterien für eine Somatisierungsstörung vollständig zu erfüllen. Sowohl die ICD-10 als auch das DSM-IV beinhalten diagnostische Restkategorien für unterschwellige Fälle einer Somatisierung. Im DSM-IV (American Psychiatric Association, 1994) ist die „Undifferenzierte Somatoforme Störung" eine Diagnose, die durch ein oder mehrere medizinisch unerklärte körperliche Symptome gekennzeichnet ist, die mindestens sechs Monate anhalten (siehe Tabelle 2.3). Die Kategorie der undifferenzierten Somatisierungsstörung in der ICD-10 unterscheidet sich vom DSM-IV insofern, als dass in der ICD-10 mehrere unerklärte Symptome notwendig sind, die mindestens sechs Monate andauern (Weltgesundheitsorganisation, 1993). Die ICD-10 liefert eine zusätzliche Kategorie für eine unterschwellige Somatisierungsstörung, die „somatoforme autonome Funktionsstörung", für Fälle von drei oder mehr unerklärten Symptomen autonomer Erregung (Weltgesundheitsorganisation, 1993). Wir kennen keinerlei veröffentlichte Daten, die die Validität von einer dieser drei Diagnosekategorien belegen.

Zwei Forschergruppen haben Kategorien für die unterschwellige Somatisierung vorgeschlagen, die sich von denen unterscheiden, die in DSM-IV und ICD-10 beschrieben werden. Escobar, Burnam, Karno, Forsythe und Golding (1987) führten den „Somatischen Symptom-Index 4/6" (SSI 4/6 bzw. „abridged somatization disorder") als Begriff ein zur Anwendung bei Männer, die vier oder mehr unerklärte körperliche Symptome erleben, oder bei Frauen, die sechs oder mehr unerklärte körperliche Symptome erleben. Kroenke und Kollegen (1997) schlugen die Kategorie der „Multisomatoformen Störung" vor, um Männer oder Frauen zu bezeichnen, die aktuell mindestens drei unerklärte körperliche Symptome erleben und eine zweijährige Anamnese von Somatisierung aufweisen. Beide dieser unterschwelligen Somatisierungskategorien scheinen bedeutend weiter verbreitet zu sein als die voll ausgeprägte, zuvor beschriebene Somatisierungsstörung. Die Kriterien des reduzierten Somatischen Symptom-Index (SSI 4/6) wurden von 4,4 % einer Bevölkerungsstichprobe (Escobar, Burnam et al., 1987) und von 16,6 22 % in Stichproben aus der medizinischen Erstversorgung erfüllt (Escobar, Waitzkin, Silver, Gara & Holman, 1998; Gureje, Simon et al., 1997; Kirmayer & Robbins, 1991). Das Auftreten der Multisomatoformen Störung wurde bei Patienten in der Erstversorgung auf 8,2 % geschätzt (Kroenke et al., 1997).

Tabelle 2.3: DSM-IV-Kriterien für die Undifferenzierte Somatoforme Störung

A. Eine oder mehrere körperliche Beschwerde(n) (z. B. Müdigkeit, Appetitlosigkeit, gastrointestinale oder urologische Beschwerden)
B. Entweder (1) oder (2): (1) Nach adäquater Untersuchung können die Symptome nicht vollständig durch einen bekannten medizinischen Krankheitsfaktor oder durch die direkte Wirkung einer Substanz (z. B. Droge, Medikament) erklärt werden (2) Falls das Symptom mit einem medizinischen Krankheitsfaktor in Verbindung steht, so gehen die körperlichen Beschwerden oder daraus resultierende soziale oder berufliche Beeinträchtigungen über das hinaus, was aufgrund von Anamnese, körperlicher Untersuchung oder Laborbefunden zu erwarten wäre
C. Die Symptome verursachen in klinisch bedeutsamer Weise Leiden oder Beeinträchtigungen in sozialen, beruflichen oder anderen wichtigen Funktionsbereichen
D. Die Dauer der Störung beträgt mindestens sechs Monate
E. Das Störungsbild wird nicht durch eine andere psychische Störung (z. B. eine andere somatoforme Störung, sexuelle Funktionsstörung, affektive Störung, Angststörung, Schlafstörung oder eine psychotische Störung) besser erklärt
F. Das Symptom wird nicht absichtlich erzeugt oder vorgetäuscht (wie bei der Vorgetäuschten Störung oder der Simulation)

Anmerkung. Von der American Psychiatric Association (1994). Nachdruck der deutschen Ausgabe.

Das demographische Merkmal, das am häufigsten mit Somatisierung in Zusammenhang gebracht wird, ist das Geschlecht. In der ECA-Studie erfüllten Frauen zehnmal häufiger die Kriterien für die Somatisierungsstörung als Männer (Swartz, Landerman, George, Blazer & Escobar, 1991). Geschlechtsunterschiede, wenn auch nicht in dem Ausmaß, wurden auch in den meisten Studien gefunden, die Kategorien einer unterschwelligen Somatisierung verwendeten, so wie den reduzierten Somatischen Symptom-Index (SSI 4/6) nach Escobar oder die Multisomatoforme Störung nach Kroenke (Escobar, Rubio-Stipec, Canino & Karno, 1989; Kroenke et al., 1997). Ein komplexeres

Bild des Zusammenhanges zwischen Geschlecht und Somatisierung wurde durch die Cross-National-Studie der WHO nahegelegt, in der weibliche Patienten in der Erstversorgung eher die ICD-10-Kriterien einer vollständigen Somatisierungsstörung erfüllten, aber Escobars verkürzte Somatisierungskriterien nicht häufiger erfüllten als ihre männlichen Gegenüber (Gureje, Simon et al., 1997). Zumindest am oberen Ende des Kontinuums ist die Somatisierungsstörung bei Männern selten. Bei den verschiedenen unterschwelligen Syndromen sind Geschlechtsunterschiede weniger deutlich.

Entsprechend der gegenwärtigen Meinung könnte die niedrige Prävalenz der Somatisierungsstörung bei Männern teils durch stereotype männliche Wesenszüge, wie etwa eine Abneigung, Beschwerden zuzugeben und eine mangelnde Bereitschaft, medizinische Behandlung in Anspruch zu nehmen, erklärt werden (siehe Wool & Barsky, 1994, für einen Überblick). Auch ziehen Ärzte eine Somatisierung für Symptome bei einem Mann weniger als mögliche Erklärung in Betracht als für Symptome bei einer Frau (Golding, Smith & Kashner, 1991). Die Tendenzen in Bezug auf das Geschlecht könnten Ärzte dazu veranlassen, mit männlichen Patienten in einer anderen Art zu kommunizieren und diese zu behandeln, als die Art und Weise, in der sie mit weiblichen Patienten kommunizieren und sie behandeln. Zum jetzigen Zeitpunkt haben wir nur mutmaßliche Erklärungen für die unterschiedlichen Anteile von Männern und Frauen bei der Somatisierung.

Volkszugehörigkeit, Rasse und Bildung wurden auch mit der Somatisierungsstörung und unterschwelliger Somatisierung in Verbindung gebracht. Die epidemiologische Forschung hat gezeigt, dass Somatisierungspatienten eher weiblich, nicht weiß und weniger gebildet sind als Nicht-Somatisierende (Gureje, Simon et al., 1997; Robins & Reiger, 1991). Befunde zur Volkszugehörigkeit waren über die Studien hinweg weniger konsistent. In der ECA-Studie erfüllten Hispanos die Kriterien einer Somatisierungsstörung nicht häufiger als Nicht-Hispanos (Robins & Reiger, 1991). Die WHO-Studie, die in 14 verschiedenen Ländern durchgeführt wurde, ergab in lateinamerikanischen Ländern im Vergleich zu den Vereinigten Staaten eine höhere Inzidenz für die Somatisierung nach ICD-10 oder Escobars reduzierten Somatischen Symptom-Index (SSI 4/6) (Gureje, Simon et al., 1997).

Befunde zum Zusammenhang zwischen Alter und Somatisierung waren etwas einheitlicher. Die meisten Studien deuten darauf hin, dass die Somatisierungsstörung und die Somatisierung entsprechend dem reduziertem Somatischen Symptom-Index (SSI-4/6) häufiger bei Patienten mittleren Alters oder älteren Patienten (über 45 Jahre) auftreten als bei jüngeren (Gureje, Simon et al., 1997; Swartz, Blazer et al., 1986). Einige Untersuchungen haben jedoch keinen Zusammenhang zwischen der Somatisierungsstörung und dem Alter gefunden (Robins & Reiger, 1991). Dass Kinder und Jugendliche die Kriterien für eine

Somatisierungsstörung erfüllen, ist natürlich extrem unwahrscheinlich (das könnten sie auch gar nicht, wenn man die DSM-IV-Kriterien anwenden würde), etwa weil sie noch nicht lange genug gelebt haben, um ausreichend viele klinisch bedeutsame Symptome einer Somatisierung gehabt zu haben, insbesondere sexuelle und menstruelle Symptome.

Anmerkungen[1] zum DSM-5

(C. Algermissen)

Die Entwicklung der 5. Ausgabe des DSM (American Psychiatric Association 2013) hatte zum erklärten Ziel, eine substantielle Revision der bisherigen diagnostischen Kategorie „Somatoforme Störungen" vorzunehmen. Rief & Martin (2014) führen einige wesentliche Gründe für diesen breiten wissenschaftlichen Konsens auf. Vor allem galt die Somatisierungsstörung als Prototyp der Störungsgruppe als übermäßig restriktiv in den diagnostischen Kriterien definiert. Nicht wenige Wissenschaftler erlebten die Begriffe „Somatoform" und „Somatisierung" weiterhin als Betonung des Körper-Seele-Dualismus und verbunden mit der impliziten Aussage, dass „alles seelisch ist". Viele Ärzte im angloamerikanischen Gesundheitssystem fanden es nicht akzeptabel, diese Begriffe gegenüber dem Patienten zu verwenden. Zudem konnte das Übersehen einer somatischen Ursache rechtliche Folgen haben, auch deshalb wurde die Diagnose in den anglo-amerikanischen Ländern selten gestellt.

Dementsprechend trägt das Kapitel im DSM-5 die anderslautende Bezeichnung „Somatic Symptom and Related Disorders" und vermeidet damit die kritisierten Begriffe vollständig. Die diagnostischen Kriterien für den Prototyp dieser neu definierten Störungsgruppe, die *Somatische Belastungsstörung*[2] („Somatic Symptom Disorder" bzw. SSD [300.82]), sind erheblich vereinfacht.

Das A-Kriterium[3] der Somatischen Belastungsstörung ist erfüllt, wenn ein einzelnes oder mehrere körperliche Symptome vorliegen, die ein deutliches Leiden erzeugen („distressing") oder zu einer wesentlichen Belastung im Alltagsleben führen. Eine Unterscheidung in medizinisch erklärbare und unerklärte Symptome wurde mit der Begründung aufgegeben, dass in dieser Frage eine nur geringe Urteilsübereinstimmung (Reliabilität) und Validität der ärztlichen Einschätzungen besteht. Diese radikale Änderung wurde ebenso kritisiert wie der Umstand, dass keine getrennte Konzeptualisierung eines mono- und polysymptomatischen Störungstyps mehr erfolgt (Rief & Martin 2014).

Entsprechend dem B-Kriterium[3] ist für die Diagnose einer Somatischen Belastungsstörung erforderlich, das exzessive Gedanken, Gefühle und Verhaltensweisen im Zusammenhang mit den somatischen Symptomen bestehen oder begleitende gesundheitlichen Sorgen manifest sind, die mindestens ein Kriterium von drei psychologischen Kriterien erfüllen: 1) Übertriebene und anhaltende Gedanken über die medizinisch ernstzunehmende Bedeutung der eigenen Symptome, 2) Andauernde ausgeprägte Angst über die Gesundheit oder Symptome, 3) Den Symptomen und Gesundheitssorgen wird Zeit und Energie in exzessiver Weise gewidmet. Mit der Einführung von „positiven" psychologischen Kriterien wird ein wesentlicher Kritikpunkt an früheren Konzeptualisierungen berücksichtigt, bei denen die Diagnose einer *Psychischen* Störung im Wesentlichen auf dem Vorliegen von somatischen Symptomen und dem „negativen" Kriterium beruhte, dass die Symptome medizinisch nicht (vollständig) erklärbar waren. Die beiden ersten psychologischen Kriterien scheinen sich jedoch wesentlich zu überlappen und das dritte psychologische Kriterium ist möglicherweise nicht eindeutig in der Abgrenzung zu einer „exzessiven" Beschäftigung mit Symptomen, die z. B. in real lebensbedrohlichen Situationen nachvollziehbar erscheint. Dahingegen werden andere, wissenschaftlich gut validierte positive psychologische Kriterien nicht eingeführt, z. B. Verhaltenscharakteristika wie ein ausgeprägtes „Checking Behavior", Rückversicherungsverhalten und Vermeidung von bestimmten Situationen und Aktivitäten.
Das C-Kriterium legt fest, dass der symptomatische Zustand dauerhaft ist, d. h. typischerweise mehr als 6 Monate. Dabei muss nicht jedes einzelne Symptom kontinuierlich vorhanden sein.

Die diagnostische Kategorie der Somatischen Belastungsstörung [300.82] ermöglicht drei weitergehende Spezifizierungen. Mit der ersten Spezifizierung kann eine Somatische Belastungsstörung „mit überwiegend Schmerzen" gekennzeichnet werden. Diese Spezifizierung ersetzt die (Somatoforme) Schmerzstörung nach DSM-IV. Eine zweite Spezifizierung erlaubt eine Beschreibung der Somatischen Belastungsstörung als „anhaltend", wenn der Verlauf durch schwer ausgeprägte Symptome, deutliche Beeinträchtigungen und durch eine Dauer von mehr als 6 Monate charakterisiert ist. Dabei ist die Abgrenzung zum C-Kriterium unklar, welches einen gleichen Zeitraum von „typischerweise mehr als 6 Monate" als Voraussetzung für die Diagnosestellung definiert. Die dritte Spezifizierung macht eine Klassifizierung nach Schweregrad möglich. Die Einordnung der Somatischen Belastungsstörung in „leicht" bis „schwer" erfolgt hier vor allem in Abhängigkeit von der Anzahl der Symptome.

Im Laufe der Konzeptentwicklung für eine Somatische Belastungsstörung wurde erkennbar, dass ein Teil der Patienten mit Hypochondrie die Kriterien einer Somatischen Belastungsstörung nicht erfüllen, da somatische Symptome trotz ausgeprägter Krankheitsängste fehlen. Aus diesem Grund wurde die diagnostische Kategorie „Krankheitsangststörung“ (engl.: Illness anxiety disorder [300.7]) in das Kapitel eingeführt. Hier werden störungstypische Verhaltenscharakteristika wie z. B. das regelmäßige Überprüfen des Körpers nach Krankheitszeichen („repeatedly checks his or her body for signs of illness“) oder Vermeidungsverhalten konzeptualisiert. Die Aufspaltung des Störungskonzeptes der Hypochondrie in zwei Gruppen (mit und ohne somatische Symptome) ist jedoch problematisch, da sich diese Patientengruppe als nosologische Einheit nach DSM-IV sowohl klinisch als auch im therapeutischen Vorgehen deutlich von Patienten mit einer Somatisierungsstörung oder (Somatoformen) Schmerzstörung (nach DSM-IV) abgrenzen ließ. (Rief & Martin 2014). Unverändert ist diesem Kapitel die Konversionsstörung zugeordnet, die Körperdysmorphe Störung wird dahingegen im Kapitel der Zwangsstörungen aufgeführt. Neben den diagnostischen Restkategorien „Other specified/Unspecified Somatic Symptom and Related Disorders“ wurde die Kategorie „Psychologische Faktoren, die Medizinische Krankheitsfaktoren Beeinflussen“ [316] in das Kapitel aufgenommen. Ein wesentliches Konfliktpotential besitzt allerdings die Zuordnung der Vorgetäuschten Störung (engl. Factitious disorder [300.19]) in das gleiche Kapitel wie die Somatischen Belastungsstörung und deren verwandte Störungen, da dies als stigmatisierend erlebt werden kann und die Angst des Patienten begründet, mit seinen Beschwerden nicht ernst genommen zu werden.

[1] Die Darstellung orientiert sich an einer Übersichtsarbeit von Winfried Rief & Alexandra Martin (2014) How to Use the New DSM-5 Somatic Symptom Disorder Diagnosis in Research und Practice: A Critical Evaluation und a Proposal for Modifications. Annu. Rev. Clin. Psychol. 2014. 10:9.1-9.29

[2] Die Übersetzung „Somatische Belastungsstörung“ als diagnostischer Begriff der englischen Bezeichnung „Somatic Symptom Disorder“ entspricht dem bei Drucklegung dieses Buches erreichten Konsens der Übersetzergruppe zur deutschen Bearbeitung des DSM-5.

[3] Freie Übersetzung

Funktionelle Somatische Syndrome

Der Begriff „Funktionelles Somatisches Syndrom" wird benutzt, um Gruppen von gemeinsam auftretenden Symptomen zu beschreiben, die medizinisch unerklärt sind. Polysymptomatische Funktionelle Somatische Syndrome, die häufig sowohl bei Psychiatern als auch bei Allgemeinmedizinern anzutreffen sind, beinhalten das Reizdarmsyndrom, das chronische Erschöpfungssyndrom und Fibromyalgie.
Das chronische Erschöpfungssyndrom (chronic fatigue syndrome, CFS) ist durch eine unerklärte Müdigkeit, die mindestens sechs Monate andauert und zu einer beträchtlichen Reduktion von Aktivitäten führt, gekennzeichnet. Mindestens vier der folgenden Symptome müssen gemeinsam mit der Müdigkeit aufgetreten sein: signifikante Beeinträchtigung des Gedächtnisses oder Konzentrationsschwierigkeiten, Halsschmerzen, empfindliche Lymphknoten, Muskelschmerzen, Gelenkschmerzen, Kopfschmerzen, unerholsamer Schlaf und schnelle Ermüdbarkeit (Fukuda et al., 1994). Die Prävalenz des chronischen Erschöpfungssyndroms wurde auf 0,002–0,6 % in der Allgemeinbevölkerung geschätzt und auf 2,6 % im Rahmen der Erstversorgung (Jason et al., 1999; Reyes et al., 2003; Wessely, Chadler, Hirsch, Wallace & Wright, 1997). Frauen leiden eher unter dem chronischen Erschöpfungssyndrom als Männer (Jason et al., 1999; Reyes et al., 2003). Obgleich die Inzidenz des chronischen Erschöpfungssyndroms in Minderheitengruppen erhöht zu sein scheint (besonders bei Hispanos und Afroamerikanern), sind größere epidemiologische Studien notwendig, um diese Befunde zu bestätigen (Jason et al., 1999).
Eine Fibromyalgie-Diagnose wird bei chronischem ausgeprägten Schmerz und multiplen schmerzempfindlichen Punkten ohne bekannte biologische Grundlage vergeben und ist von unerholsamem Schlaf, Müdigkeit und Unwohlsein begleitet (Wolf et al., 1990). Es wurde geschätzt, dass Fibromyalgie bei etwa 2 % der US-Population und bei 6-20 % der allgemeinmedizinisch behandelten Ambulanzpatienten auftritt (Wolfe, Ross, Anderson, Russell & Herbert, 1995). Wie die anderen Funktionellen Somatischen Syndrome betrifft Fibromyalgie eher Frauen als Männer (Wolfe et al., 1995).

Das Reizdarmsyndrom ist durch anhaltende Bauchschmerzen mit veränderten Defäkationsgewohnheiten und abdominalen Blähungen gekennzeichnet, die nicht durch eine organische Pathologie erklärt werden können (Thompson, Dotevall, Drossman, Heaton & Kruis, 1989). Es wurde geschätzt, dass 8–20 % der US-Bürger, 12 % der Patienten in der Erstversorgung (Drossman, Whitehead & Camilleri, 1997) und 22-28 % der gastroenterologischen Patienten von einem Reizdarmsyndrom betroffen sind (Harvey, Salih &

Read, 1983; Thompson & Heaton, 1980). Das Verhältnis von weiblichen zu männlichen Patienten mit Reizdarmsyndrom wurde auf 2:1 geschätzt (Drossman et al., 1993).

Unsere Entscheidung, die Forschung zur Somatisierungsstörung, der unterschwelligen Somatisierung, dem chronischen Erschöpfungssyndrom, der Fibromyalgie und dem Reizdarmsyndrom zusammenzufassen, könnte eine Kontroverse herausfordern. Einige medizinische Spezialisten, die auf die körperlichen Organe oder somatischen Systeme ihres Spezialbereichs fokussiert sind, nehmen an, dass diese Störungen verschiedene pathophysiologische Ursachen haben und grenzen diese Syndrome scharf voneinander ab. Andere anerkannte Wissenschaftler schlagen vor, diese Syndrome als eine Störung zu sehen. Immerhin erfüllen viele Patienten, welche die Diagnose eines Funktionellen Somatischen Syndroms erhielten, die Diagnosekriterien für ein oder mehrere weitere Funktionelle Somatische Syndrome, woraus multisystemische komorbide funktionelle Syndrome resultieren (Buchwald & Garrity, 1994; Goldenberg, Simms, Geiger & Komaroff, 1990; Veale, Kavanagh, Fielding & Fitzgerald, 1991; Yunus, Masi & Aldag, 1989a). Außerdem haben Forscher Ähnlichkeiten im Krankheitsverhalten, den Krankheitsüberzeugungen und der psychologischen Funktionsfähigkeit bei Patienten beobachtet, welche die Diagnose eines dieser Syndrome einer Somatisierung erhielten (Barsky & Borus, 1999; Rief, Hiller & Margraf, 1998; Wessely, Nimnuan & Sharpe, 1999). Wie später in diesem und in Kapitel 3 diskutiert wird, neigen Patienten mit Somatisierung dazu, eine Krankenrolle zu übernehmen (Parsons, 1951), die medizinische Versorgung übermäßig zu beanspruchen und sich aus ihren alltäglichen Aktivitäten zurückzuziehen. Sie tendieren dazu, anzunehmen, dass ihre Symptome Anzeichen für eine ernsthafte, invalidisierende Erkrankung sind, die sich eher noch verschlimmern wird; sie haben katastrophisierende Annahmen über ihre Gesundheit. Sie leiden häufig gleichzeitig unter affektiven Störungen. Da wir zu dem Schluss gekommen sind, dass die Forschung auf größere Gemeinsamkeiten als auf Unterschiede zwischen den verschiedenen Kategorien von Somatisierung hindeutet, haben wir als Konvention festgelegt, die Begrifflichkeiten „Somatisierung“ und „Somatisierungssyndrome“ umfassend für alle polysymptomatischen Syndrome zu verwenden, einschließlich des chronischen Erschöpfungssyndroms, der Fibromyalgie, des Reizdarmsyndroms, einer Störung entsprechend dem reduzierten Somatischen Symptom-Index, der Multisomatoformen Störung und der Somatisierungsstörung.

Differentialdiagnose

Im Rahmen des dualistischen Systems des DSM, das zwischen psychischen Störungen und allgemeinen medizinischen Krankheitsfaktoren unterscheidet, können Somatisierungssymptome nicht gänzlich den Letzteren zugeordnet werden. Bevor die Diagnose einer Somatisierungsstörung (nach DSM-IV) gestellt werden kann, müssen möglicherweise zugrunde liegende medizinische Ursachen ausgeschlossen werden. Medizinische Krankheitsfaktoren, die am wahrscheinlichsten für multisystemischen Beschwerden verantwortlich sein können, die zunächst mit einer ausgeprägten Somatisierungsstörung assoziiert werden, umfassen die Multiple Sklerose, den Hyperparathyreoidismus und den systemischen Lupus erythematodes. Unzählige andere medizinische Erkrankungen können Einzelsystem- oder Einzelsymptom-Beschwerden erklären, und es gibt zahlreiche „Grenz"-Symptome, für die eine morphologische Anomalie vorhanden ist, die aber nicht der subjektivem Beeinträchtigung entspricht (z. B. ein Bandscheibenvorfall und sein Zusammenhang mit Rückenschmerzen).

Das heißt nicht, dass Somatisierung und organische Erkrankungen nicht gemeinsam auftreten können. Viele Patienten mit medizinisch begründeten Symptomen leiden auch unter Symptomen einer Somatisierung (Chaturvedi, Maguire & Somashekar, 2006; Heckman et al., 2002, Sonino et al., 2004). Diese Fälle dürften tatsächlich die am schwierigsten zu behandelnden sein (Dickinson et al., 2003). Beispielsweise hat es sich für Tumorpatienten gezeigt, dass komorbide Symptome einer Somatisierung die Diagnostik, die Behandlung und den Therapieverlauf komplizieren (Chaturvedi et al., 2006). Allgemeine medizinische Krankheitsfaktoren können auch die ursprüngliche Ursache von Symptomen sein, die als übertrieben oder unverhältnismäßig im Vergleich zur organischen Ursache eingeschätzt werden und somit Teil eines Somatisierungsmusters sind.

Ein zweiter Abgrenzungsbereich besteht zwischen Somatisierung und Hypochondrie. Hypochondrie ist im DSM-IV als eine übermäßige Beschäftigung mit der Angst oder der Überzeugung definiert, eine ernsthafte und nicht erkannte Erkrankung zu haben (American Psychiatric Association, 1994). Um die vollständigen Kriterien der Hypochondrie zu erfüllen, muss die Beschäftigung mit den Krankheitsängsten trotz angemessener medizinischer Abklärung und ärztlicher Rückversicherung, dass keine organische Erkrankung vorliegt, über mindestens sechs Monate bestehen bleiben (American Psychiatric Association, 1994). Obgleich die meisten Patienten mit Hypochondrie somatische Symptome erleben, sind es nicht die somatischen Symptome an sich, die das Funktionsniveau bei Hypochondrie einschränken. Stattdessen sind es bei Hypochondrie die Ängste über die Bedeutung der körperlichen Symptome, die Verzweiflung, Dysfunktion und übermäßige Inanspruchnahme des Gesundheitssystems verursachen. Ob Hypochondrie besser durch eine eigenständige Diagnose oder durch eine Dimension dargestellt wird, ist Diskussionsthema (Creed & Barsky, 2004). Nicht nur die im DSM-IV definierte Hypochondrie, sondern auch exzessive Sorge um die Gesundheit, die nicht die DSM-IV-Kriterien für die Diagnose einer Hypochondrie erfüllt, wird mit bedeutsamer Beeinträchtigung und Gesundheitskosten in Verbindung gebracht (Gureje, Ustun & Simon, 1997; Looper & Kirmayer, 2001).

Obwohl die Grenzen zwischen Somatisierungsstörung und Hypochondrie im DSM-IV unterscheidbar sind, bleiben bedeutsame Überlappungen dieser beiden Konstrukte bestehen. Das gleichzeitige Auftreten der Somatisierungsstörung nach DSM-IV und der Hypochondrie nach DSM-IV ist selten (Barsky, Wyshak & Klerman, 1992; Escobar, Gara et al., 1998). Nur etwa 20 % der Patienten mit Hypochondrie erfüllen die DSM-Kriterien einer Somatisierungsstörung, und etwa 20 % der Patienten mit Somatisierungsstörung erfüllen die DSM-Kriterien für Hypochondrie (Barsky et al., 1992; Escobar, Gara et al., 1998). Dennoch haben viele Patienten mit Somatisierung hypochondrische Überzeugungen, und viele Patienten mit Hypochondrie erleben Symptome einer Somatisierung (Creed & Barsky, 2004). Wie später diskutiert wird, waren bei Somatisierungsstörung und Hypochondrie vergleichbare Behandlungen effektiv.

Das Erscheinungsbild einer Angststörung dürfte dem einer Somatisierung ähneln (Smith et al., 2005). Patienten, die eine Panikattacke erleben, berichten verschiedene medizinisch unerklärte körperliche Symptome. Der Unterschied zwischen Somatisierung und Panikstörung besteht darin, dass die Symptome der Panikstörung plötzlich und akut auftreten, wohingegen diejenigen der Somatisierungsstörung unbestimmter sind (American Psychiatric Association, 1994). Ebenso präsentiert sich die Generalisierte Angststörung größtenteils mit einer Reihe von somatischen Beschwerden, die muskuläre Anspannung und Schmerzen, Müdigkeit und Schlaflosigkeit umfassen. Das Unterscheidungsmerkmal der Generalisierten Angststörung ist die tiefgreifende Sorge, welche die somatischen Symptome begleitet (American Psychiatric Association, 1994). Obwohl die somatischen Symptome, die während einer Panikattacke oder im Rahmen einer Generalisierten Angststörung auftreten, nicht zur Diagnose einer Somatisierung gezählt werden, gibt es viele Patienten, die über eine komorbide Somatisierungs- und Panikstörung oder Generalisierte Angststörung berichten (Brown, Golding & Smith, 1990; Fink, 1995; Katon, Von Korff & Lin, 1992; Robins & Reiger, 1991).

So können auch depressive Patienten dem medizinischen Fachpersonal eher somatische Symptome als niedergeschlagene Stimmung oder Freudlosigkeit offenbaren (Smith et al., 2005). Somatische Darstellungen der Depression beinhalten oft Symptome wie Müdigkeit, Schwäche, gastrointestinale Beschwerden, Kopfschmerzen, andere Schmerzsymptome oder hypochondrische Überzeugungen (Lipowski, 1998), Symptome, die häufig bei somatoformen Störungen auftreten. Auf Nachfrage räumen depressive Patienten jedoch auch eine Reduktion von Stimmung oder Interesse ein (American Psychiatric Association, 1994), wobei der Verlauf ihrer somatischen Symptome denjenigen ihrer affektiven Symptome widerzuspiegeln scheint (Lipowski, 1998). Auf der anderen Seite dürfte der Verlauf somatischer Symptome, die in Zusammenhang mit Somatisierung stehen, nicht so eng mit der Stimmung verbunden sein.
Die Überlappung von Somatisierung und Depression ist groß. Wenn Depression und Somatisierung als Dimensionen begriffen und gemessen werden, sind sie positiv korreliert (Katon et al., 1991; Simon et al., 1999). Nach DSM-Kategorien erfüllen bis zu 50% der Patienten mit Somatisierungsstörung die Lebenszeitdiagnose einer „Major Depression" (Simon & Von Korff, 1991). Relativ wenig Patienten mit Major Depression erfüllen die Kriterien einer Somatisierungsstörung, obwohl bis zu 75 % der Patienten mit Depression mindestens ein medizinisch unerklärtes Symptom berichten (Corruble & Guelfi, 2000; Simon et al., 1999).

Weitere Bestätigung für die Überlappung von Somatisierungs-, Angst- und depressiven Störungen liefern zwei weitere Forschungsbereiche: Langzeituntersuchungen von Somatisierungssyndromen und die Forschung an Familienmitgliedern von Patienten mit Somatisierung. Langzeituntersuchungen weisen nicht nur darauf hin, dass Somatisierungssyndrome bis auf einige Veränderungen des Symptomfokus relativ stabil sind (Lieb et al., 2002), sondern dass sie auch zukünftige Depressionen und/oder Angststörungen vorhersagen könnten (Hotopf, Carr, Mayou, Wadsworth & Wesseley, 1998; Zwaigenbaum, Szatmari, Boyle & Offord, 1999). Eine vorbestehende Depression oder Angststörung wird andererseits mit einem zukünftigen Somatisierungssyndrom in Zusammenhang gebracht (Gureje & Simon, 1999). Familienangehörige von Patienten mit Somatisierung scheinen höhere als zu erwartende Wahrscheinlichkeitsraten zu haben, an Depression oder Angststörungen zu erkranken (Hudson, Arnold, Keck, Auchenbach & Pope, 2004).

Klinische Charakteristika

Es wurde viel Aufmerksamkeit auf das Krankheitsverhalten von Patienten mit Somatisierung und auf die resultierenden Auswirkungen dieses Verhaltens auf das Gesundheitssystem gerichtet. Diese Patienten nutzen und missbrauchen Gesundheitssysteme unverhältnismäßig. Wenn die üblichen diagnostischen Verfahren keine organische Pathologie aufzeigen, neigen Patienten mit Somatisierung dazu, weitere medizinische Untersuchungen einzufordern, oft von vielen verschiedenen Ärzten. Die Patienten setzen sich sogar selbst unnötigen Krankenhausaufenthalten und Operationen aus, die das Risiko einer iatrogenen Erkrankung mit sich bringen (Fink, 1992). Eine Studie ergab, dass bei Patienten mit Somatisierungsstörung (nach DSM-III) das Neunfache des Pro-Kopf-Verbrauches in den USA an Gesundheitskosten anfallen (Smith et al., 1986a). Eine Störung nach dem Somatischen Symptom-Index 4/6, die Multisomatoforme Störung, das chronische Erschöpfungssyndrom, die Fibromyalgie und das Reizdarmsyndrom wurden ebenfalls alle mit hoher Inanspruchnahme des Gesundheitssystems in Zusammenhang gebracht (Barsky, Orav & Bates, 2005; Bombardier & Buchwald, 1996; Kroenke et al., 1997; Leong et al., 2003; Lloyd & Pender, 1992; Restak et al., 2003). Pilowsky (1969) prägte den Begriff „abnormales Krankheitsverhalten", um die dysfunktionalen Verhaltensweisen zu beschreiben, die bei Patienten mit Hypochondrie und Somatisierung auftreten. Pilowsky zufolge wird das Verhalten einer unangemessenen Inanspruchnahme des Gesundheitssystems durch die Angst vor einer Erkrankung und/oder durch die mögliche Verstärkung der „Krankenrolle" motiviert. Das heißt nicht, dass alle Somatisierer die etablierten Gesundheitsdienste über Gebühr beanspruchen. Einige fokussieren sich ganz auf ergänzende oder alternative Gesundheitsangebote, und einige geben es nach einer langwierigen erfolglosen Behandlungsgeschichte auf, irgendwelche weiteren Heilmittel zu suchen.

Das abweichende Krankheitsverhalten von Patienten mit Somatisierung zeigt sich jenseits der Arztpraxen und Krankenhäuser auch an den Arbeitsplätzen und in den Haushalten der Patienten. Somatisierer ziehen sich aufgrund von Unwohlsein, Müdigkeit und/oder Ängsten vor Verschlimmerung ihrer Symptome sowohl aus produktiven als auch aus angenehmen Aktivitäten zurück. Forscher haben herausgefunden, dass 18 bis 60 % der Patienten mit der Diagnose einer Somatisierungsstörung entweder von ihrem Arbeitgeber oder dem Staat Erwerbsunfähigkeitszahlungen beziehen (Allen, Woolfolk, Escobar, Gara & Hamer, 2006; Bass & Murphy, 1991). Schätzungen der Erwerbslosigkeit bei Patienten mit Somatisierungsstörung reichen von 36 % bis 83 % (Allen et al., 2006; Smith et al., 1986a; Yutzy et al., 1995). Diese Patienten berichten über erhebliche funktionelle Einschränkungen, egal ob sie außerhalb ihres Hauses arbeiten oder nicht. Einige Forscher fanden heraus, dass Patienten mit Somatisierungsstörung für 2–7 Tage pro Monat bettlägerig sind (Katon et al., 1991; Smith et al., 1986a). Ebenso berichten Patienten mit unterschwelliger Somatisierung oder einem funktionellen somatischen Syndrom von einer bedeutsamen Abnahme ihrer Produktivität (Allen, Gara, Escobar, Waitzkin & Cohen-Silver, 2001; Bombardier & Buchwald, 1996; Drossman et al., 1993; Escobar, Golding et al., 1987; Gureje, Simon et al., 1997; Kroenke et al., 1997; Leong et al., 2003; Wolfe et al., 1997). Tatsächlich konnten Kanton und Kollegen (1991) einen linearen Zusammenhang zwischen der Anzahl unerklärter Symptome und der Schwere an funktioneller Einschränkung feststellen.

Zusätzlich zu ihren körperlichen Beschwerden beklagen die meisten Patienten mit Somatisierung ein psychisches Leiden. Bis zu 80 % der Patienten, die die Kriterien der Somatisierungsstörung, des chronischen Erschöpfungssyndroms, der Fibromyalgie oder des Reizdarmsyndrom erfüllen, erfüllen auch die Kriterien für eine andere Lebenszeitdiagnose der Achse-I-Störungen des DSM, üblicherweise einer affektiven oder Angststörung (Bass & Murphy, 1991; Clark et al., 1995; Epstein et al., 1999; Ford, Miller, Eastwood & Eastwood, 1987; Swartz, Blazer et al., 1986). Wenn Forscher nur aktuelle psychiatrische Diagnosen berücksichtigen, liegen die Raten für eine psychiatrische Komorbidität, die mit Somatisierungssyndromen in Zusammenhang steht, nahe 50 % (Allen et al., 2006; Camilleri & Choi, 1997; Epstein et al., 1999; Simon & Von Korff, 1991). Auch der Gesamtschweregrad einer psychischen Belastung, definiert durch die Anzahl der berichteten psychischen Symptome, korreliert positiv mit der Anzahl der berichteten funktionellen somatischen Symptome (Katon et al., 1991; Simon & Von Korff, 1991).

Auch wenn der Zusammenhang zwischen körperlichen und psychischen Symptomen eindeutig festgestellt wurde, muss der Mechanismus, der diesen Zusammenhang erklärt, erst noch identifiziert werden. Mechanismen, die an diesem Zusammenhang beteiligt sein könnten, beinhalten Folgendes:

1. Eine bekannte physiologische, kognitive oder persönlichkeitsbedingte Beeinträchtigung könnte sowohl Funktionellen Somatischen als auch psychischen Symptomen zugrunde liegen.
2. Affektive Beeinträchtigungen könnten die Wahrscheinlichkeit für somatische Beschwerden erhöhen durch ein Herabsetzen der Schmerzschwellen und Triggern einer Symptomverstärkung.
3. Chronische, ungelöste, körperlich behindernde Beschwerden könnten emotionales Leid erzeugen.

Was auch immer der Mechanismen sein könnte, das häufige gemeinsame Auftreten psychischer und somatischer Symptome scheint mit dem psychodynamischen Konzept somatoformer Konversion als eine Abwehr gegenüber negativen Affekten nicht vereinbar zu sein.

Nur wenige Persönlichkeitstypen und kognitive Denkstile wurden Patienten mit Somatisierung in konsistenter Weise zugeschrieben. Patienten mit Somatisierungsstörung, chronischem Erschöpfungssyndrom, Fibromyalgie und Reizdarmsyndrom neigen alle dazu, höhere Werte auf Skalen bezüglich Neurotizismus und negativen Affekten zu haben als medizinische Patienten und/oder gesunde Kontrollprobanden (Blakely et al., 1991; Epstein et al., 1999; Noyes et al., 2011; Talley, Boyce & Jones, 1998). Patienten mit Somatisierung neigen auch dazu, ihre somatischen Empfindungen zu verstärken und katastrophisierende Überzeugungen und Hilflosigkeitsgefühle bezüglich ihrer Symptome zu äußern (Barsky, 1992; Burckhardt & Bjelle, 1996; Nicassio, Schuman, Radojevic & Weisman, 1999; Rief, Hiller & Margraf, 1998). Somit besteht eine Hyperreagibilität sowohl gegenüber emotionalen als auch körperlichen Reizen, welche die erwartbaren Auswirkungen eines Reizes in übertriebener Weise ausprägen kann.
Ein weiteres Merkmal, von dem man oft annimmt, dass es mit Somatisierung in Zusammenhang steht, sind Missbrauchs- oder traumatische Erfahrungen. Frauen, die in ihrer Kindheit oder Jugend körperliche oder sexuelle Gewalterfahrungen erlebten, berichten eher über multiple medizinisch unerklärte körperliche Symptome als Frauen, die nicht von Missbrauchserfahrungen berichten (McCauley et al., 1997). Ein Selbstbericht über ein Trauma erfolgt häufiger von Frauen mit der Diagnose eines Funktionellen Somatischen Syndroms wie Fibromyalgie oder Reizdarmsyndrom als von Frauen mit organischen Erkrankungen wie Gelenkrheumatismus (Walker et al., 1997) oder entzündlicher Darmerkrankung (Walker, Gelfand, Gelfand & Katon, 1995). Ebenso berichten Frauen mit chronischem Beckenschmerz öfter von sexuellem oder körperlichem Missbrauch in der Kindheit als schmerzfreie gynäkologische Patientinnen (Harrop-Griffiths et al., 1988). Bislang haben Studien, die den Zusammenhang zwischen Somatisierung und berichtetem Missbrauch untersuchen, jedoch noch kein einheitliches Muster an Befunden ergeben. Einige Forscher haben keinen Zusammenhang zwischen Missbrauchserfahrungen und Somatisierung gefunden (Hobbis, Turpin & Read, 2002; Taylor & Leonard, 2001). Die einzige Studie, bei der Opfer eines Missbrauchs in der Kindheit prospektiv bis ins Erwachsenenalter nachverfolgt wurden, zeigte keinen Zusammenhang zwischen Missbrauch in der Kindheit und Funktionellen Somatischen Symptomen (Raphael, Wi-

dom & Lange, 2001). Bemerkenswerterweise zeigten *retrospektive* Selbstberichte der Erwachsenstichprobe von Raphael und Kollegen jedoch einen Zusammenhang zwischen Missbrauchserfahrungen und Symptomen einer Somatisierung. Die neuere Forschung fand einen Zusammenhang zwischen Somatisierung und negativem Familienklima (z.B. emotional kühlen, kritisierenden Eltern), jedoch keinen spezifischen Zusammenhang zwischen Somatisierung und Missbrauch in der Kindheit (Brown, Schrag & Trimble, 2005; Lackner, Gudleski, & Blanchard, 2004). Zusammenfassend lässt sich sagen, dass der Zusammenhang zwischen Somatisierung und Missbrauch unklar ist. Für diese widersprüchlichen Befunde könnten methodische Faktoren wie die Verwendung retrospektiver Selbstberichte über Missbrauch im Gegensatz zur prospektiven Untersuchung von Patientinnen verantwortlich sein. Ein weiterer methodischer Einflusseffekt innerhalb der oben zitierten Studien besteht in der Population, aus der die Studienteilnehmer ausgewählt wurden (d.h. medizinische Patienten versus Allgemeinbevölkerung). Es könnte sein, dass Patienten mit Somatisierung, die aufgrund ihrer unerklärten körperlichen Symptome medizinische Behandlung aufsuchen, eher Missbrauchserfahrungen berichten als solche, die keine Behandlung aufsuchen (Aaron et al., 1997; Drossman et al., 1990).

Das klinische Erscheinungsbild einer sehr empfindsamen Patientin, welche die DSM-Kriterien einer Angst- oder depressiven Störung erfüllt und sich selbst als Opfer eines Traumas bezeichnet, mag der Vorstellung eines typischen psychiatrischen Patienten entsprechen. Tatsächlich suchen auch viele Patienten mit Somatisierung bereitwillig psychische Hilfsangebote aufgrund ihrer depressiven und/oder ängstlichen Gemütslage auf (Zoccolillo & Cloninger, 1986); aber sie suchen eine psychiatrische Behandlung sehr selten wegen ihrer Somatisierungssymptome an sich auf (Smith et al., 1986a). Patienten mit Somatisierung interpretieren körperliche Symptome als Zeichen einer somatischen Erkrankung, die eine normale somatisch-medizinische Behandlung erfordert. Diese Patienten werden es vorziehen, ihre „medizinischen" Beschwerden nicht mit ihrem Psychiater zu besprechen. Dienstleister im Bereich der psychischen Gesundheit sind möglicherweise schlecht ausgerüstet, um eine organische Pathologie auszuschließen, und werden es daher vermeiden, über somatische Symptome zu diskutieren und/oder die Patienten bei ihrer Suche nach einer üblichen medizinischen Versorgung bestärken und, in dem sie dies tun, unbeabsichtigt das dysfunktionale Krankheitsverhalten der Patienten unterstützen. Welchen Nutzen auch immer die Patienten mit Somatisierung aus einer psychiatrischen Behandlung ziehen, scheint sich dies nicht auf ihre unerklärten körperlichen Symptome zu erstrecken.

THERAPIEFORSCHUNG

Pharmakologische Interventionen

Viele Forscher haben die Wirkung von pharmakologischen Behandlungen auf Somatisierungssyndrome untersucht, meistens auf eines der Funktionellen Somatischen Syndrome. Trotz des beträchtlichen Umfangs an Forschung zu pharmakologischen Behandlungen Funktioneller Somatischer Syndrome und der Häufigkeit, mit der diese Syndrome medikamentös behandelt werden, scheinen nur wenige Medikamente eine „klinisch bedeutsame" Linderung zu verschaffen. Im Folgenden wird eine kurze Zusammenfassung kontrollierter Studien zur Medikation dargestellt, die an Patienten mit Somatisierung durchgeführt wurden. Ausführliche Rezensionen dieser Literatur können an anderer Stelle gefunden werden (Arnold, Keck & Welge, 2000; Jailwala, Imperiale & Kroenke, 2000; Klein, 1998; Whiting et al., 2001).

Obwohl keine einzige kontrollierte Studie zur Effektivität eines pharmakologischen Wirkstoffs für eine voll ausgeprägte Somatisierungsstörung durchgeführt wurde, wurde die Effektivität spezifischer Medikationen bei unterschwelliger Somatisierung in vier randomisierten Kontrollstudien untersucht. Drei dieser Studien wurden in Deutschland durchgeführt und schlossen Patienten ein, welche die ICD-10-Kriterien für die Somatisierungsstörung, die undifferenzierte Somatisierungsstörung oder die somatoforme autonome Funktionsstörung erfüllten. In der ersten Studie reduzierte die Behandlung mit Opipramol, einem trizyklischen Wirkstoff, somatische Symptome deutlicher als die Behandlung mit einem Placebo (Volz, Moller, Reimann & Stoll, 2000). In der zweiten und dritten Studie erfuhren Patienten, die mit Johanniskraut, Hypericum perforatum, behandelt wurden, eine größere Verbesserung der somatischen Symptome als Patienten, die mit einem Placebo behandelt wurden (Muller, Mannel, Murck & Rahlfs, 2004; Volz, Murck, Kasper & Moller, 2002). Die neueste Studie weist darauf hin, dass Venlafaxin bei depressiven und ängstlichen Hausarztpatienten, die die Kriterien einer Multisomatoformen Störung erfüllen, ein effektiveres Schmerzmittel ist als ein Placebo (Kroenke, Messina, Benattia, Greapel & Musgnung, 2006). Obwohl Opipramol, Johanniskraut und Venlafaxin eine Placebobehandlung übertrafen, ergab sich aus keiner dieser Studien eine Evidenz dafür, dass die Mehrheit der Teilnehmer eine „klinisch bedeutsame" oder anhaltende Verbesserung durch diese Wirkstoffe erfuhren.

Die antidepressive Medikation Funktioneller Somatischer Syndrome erhielt durch kontrollierte Studien teilweise Unterstützung. Dabei haben Patienten mit chronischem Erschöpfungssyndrom alles in allem nicht von einer antidepressiven Medikation profitiert (Whiting et al., 2001). Die Evidenz für die Wirksamkeit von Antidepressiva zur Behandlung des Reizdarmsyndroms ist wenig überzeugend. Trizyklische Präparate scheinen einen schwachen Effekt bei der Verbesserung abdominaler Schmerzen und Diarrhö zu haben (Jackson et al., 2000), allerdings könnten sie auch Obstipationen verschlimmern (Tally, 2004). Die Effektivität von selektiven Serotonin-Wiederaufnahmehemmern (SSRIs) beim Reizdarmsyndrom wurde in zu wenigen placebokontrollierten Studien untersucht, um ein gesichertes Fazit in Bezug auf deren Wirksamkeit treffen zu können (Jailwala et al., 2000; Talley, 2004). Fibromyalgie scheint hingegen besser als die anderen Funktionellen Somatischen Syndrome auf Antidepressiva anzusprechen. Trizyklika scheinen die Schmerzen, Müdigkeit und Schlafprobleme von Patienten mit Fibromyalgie zu lindern (Arnold et al., 2000). Fluoxetin, ein SSRI, könnte ebenfalls eine gewisse Linderung der Fibromyalgiesymptomatik bewirken, allerdings sind die Ergebnisse der Fluoxetin-Studien weniger konsistent als die der Studien mit Trizyklika (Arnold et al., 2000; O'Malley et al., 2000). Drei kürzlich publizierte, umfangreiche randomisierte, kontrollierte Studien weisen darauf hin, dass Duloxetin und Milnacipran, Wiederaufnahmehemmer sowohl für Serotonin als auch für Noradrenalin, Schmerzen und Unwohlsein in Zusammenhang mit Fibromyalgie lindern (Arnold et al., 2004, 2005; Gendreau et al., 2005). Derzeit erkennen wir jedoch keine Evidenz, die eine langfristige Wirksamkeit eines dieser pharmakologischen Wirkstoffe bestätigt (Carette et al., 1994).

Kontrollierte Studien haben keine überzeugende Evidenz erzeugt, welche die Anwendung der meisten anderen pharmakologischen Interventionen bei chronischem Erschöpfungssyndrom oder Fibromyalgie unterstützt. Studien, die die Wirksamkeit von Immuntherapien, Corticosteroiden und Wachstumshormonen bei chronischem Erschöpfungssyndrom untersucht haben, waren erfolglos darin, eine Verbesserung zu erreichen (Whiting et al., 2001). Ebenso scheinen Steroide, nichtsteroidale Entzündungshemmer, Hypnotika und Muskelrelaxanzien bei Fibromyalgiepatienten wenig oder keine Linderung zusätzlich zu und über die Placebowirkung hinaus zu bringen (Clark, Tindall & Bennett, 1985; Drewes, Andreasen, Jennum & Nielson, 1991; Moldofsky, Lue, Mously, Roth-Schechter & Reynolds, 1996; Quijada-Carrera et al., 1996; Tofferi, Jackson & O'Malley, 2004; Yunus, Masi & Aldag, 1989b). Die einzige Medikamentengruppe außer Antidepressiva, für die eine schmerzlindernde Wirkung bei Fibromyalgie nachgewiesen werden konnte, ist die zweite Generation antiepileptischer Substanzen, speziell Pregabalin (Crofford et al., 2005).

Die Pharmakotherapie-Forschung für das Reizdarmsyndrom liefert ein paar Hinweise für die Anwendung einiger Wirkstoffe. Relaxanzien für glatte Muskulatur, Auflockerungsmittel (Quell- oder Füllstoffe) und anticholinerge/antispasmische Mittel haben Placebo-Interventionen nicht einheitlich übertroffen (Jailwala et al., 2000; Klein, 1988; Talley, 2003). Loperamid, ein Opiat ohne schmerzlindernde Eigenschaften, scheint in der Linderung von Diarrhö wirksam, nicht jedoch bei abdominalen Schmerzen oder Unwohlsein (Jailwala et al., 2000). Auch zwei serotonerge Medikamente, Tegaserod und Alosetron, haben die Genehmigung der Food and Drug Administration (FDA) zur Behandlung des Reizdarmsyndroms bekommen, das erstere für den obstipationsdominanten Typ und das letztere für den diarrhödominanten Typ. Alosetron ist jedoch nur erhältlich über einen eingeschränkten Absatzplan, da es mit ernsthaften, gastrointestinalen Nebenwirkungen in Zusammenhang gebracht wurde. Die Symptomreduktion, die sowohl mit der Anwendung von Tegaserod als auch von Alosetron verbunden wird, scheint relativ mäßig zu sein (Jailwala et al., 2000; Talley, 2003).

Zusammenfassung der Pharmakotherapie der Somatisierungssyndrome

Insgesamt bieten die Daten kontrollierter klinischer Studien eine konsistente Unterstützung für einige Wirkstoffe: Johanniskraut (bei der nach ICD-10 definierten Somatisierung), Amitriptylin und Duloxetin (bei Fibromyalgie) sowie Tegaserod und Alosetron (bei Reizdarmsyndrom). Jede dieser Behandlungen scheint moderate Effekte bei der Reduktion der Somatisierung und der damit einhergehenden Symptome zu haben. Es gibt keine Evidenzen für eine Langzeitwirkung.

Psychosoziale Interventionen

Zur Behandlung von Somatisierungssyndromen wurden verschiedene psychosoziale Interventionen eingesetzt. Psychodynamische Kurzzeittherapie, Entspannungstraining, Sportprogramme, Verhaltenstherapie, kognitive Therapie und Kognitive Verhaltenstherapie wurden in kontrollierten Studien mit einer oder mehreren der oben beschriebenen Patientengruppen durchgeführt. Ein Überblick über die Studien wird im Folgenden dargestellt. Einen ausführlicheren Einblick in die Literatur kann andernorts gefunden werden (Allen, Escobar, Lehrer, Gara & Woolfolk, 2002).

Psychodynamische Kurzzeittherapie

Die psychodynamische Theorie hat angenommen, dass die unerklärten körperlichen Symptome erzeugt werden, um den Somatisierer vor traumatischen, beängstigenden und/oder depressiven emotionalen Erfahrungen zu schützen. Wenn ein Individuum ein Trauma nicht angemessen verarbeitet, wird angenommen, dass der ursprüngliche Affekt später in ein körperliches Symptom umgewandelt wird (Engel, 1959). Die psychodynamisch orientierten Kurzzeittherapien, die den Stress und die psychische Belastung, die mit den körperlichen Symptomen einhergehen, explorieren, wurden systematisch an Patienten mit Reizdarmsyndrom untersucht. In einer Studie ergab eine psychodynamische Kurzzeittherapie, die darauf abzielte, „maladaptives Verhalten zu modifizieren und neue Lösungen für Probleme zu finden", eine signifikant größere Verbesserung der Symptome des Reizdarmsyndroms als eine medizinische Standardbehandlung (Svedlund, Sjodin, Ottosson & Dotevall, 1983). Unterschiede zwischen den Gruppen wurden sowohl unmittelbar nach der Behandlung als auch ein Jahr später beobachtet. Eine weitere Untersuchung beforschte die Wirksamkeit einer psychodynamischen Kurzzeittherapie mit der Zielsetzung, den Teilnehmern dabei zu helfen, den Zusammenhang zwischen Symptomen des Reizdarmsyndroms und emotionalen Faktoren zu erkennen (Guthrie, Creed, Dawson & Tomenson, 1991). Die Behandlung wurde durch über Tonband angeleitete Entspannungsmethoden ergänzt, welche die Patienten zu Hause durchführen sollten. Patienten, die Psychotherapie erhielten, gaben unmittelbar nach der dreimonatigen Interventionsphase eine signifikant größere Verbesserung der Symptome des Reizdarmsyndroms im Vergleich zu Patienten an, die eine medizinische Standardbehandlung erhielten. Diese zweite Intervention (psychodynamische Therapie plus Entspannungstraining) wurde kürzlich gegenüber einer Pharmakotherapie mit Paroxetin und mit einer medizinischen Standardbehandlung des Reizdarmsyndroms verglichen.

Obwohl es keinen Unterschied zwischen den Rahmenbedingungen der drei Behandlungen gab, wurden sowohl die psychodynamische Therapie als auch Paroxetin, was die von Patienten berichteten abdominalen Schmerzen angeht, mit einer größeren Verbesserung der körperlichen Funktionsweise im Vergleich zur medizinischen Standardbehandlung ein Jahr nach der Behandlung in Verbindung gebracht. Zudem war Psychotherapie, nicht jedoch Paroxetin, mit einer größeren Reduktion der Gesundheitskosten in dem Jahr nach der Behandlung verbunden (Creed et al., 2003).

Entspannungstraining

Psychophysiologen haben verschiedene Mechanismen beschrieben, die körperliche Symptome ohne eine organische Pathologie erzeugen können (Clauw, 1995; Gardner & Bass, 1989). Diese Mechanismen beinhalten die Überaktivierung oder Dysregulation des autonomen Nervensystems, die Kontraktion der glatten Muskulatur, endokrine Überaktivität und Hyperventilation. Verschiedenste Techniken zur Reduktion physiologischer Erregung und körperlichen Unbehagens, die mit unerklärten körperlichen Symptomen in Zusammenhang stehen, wurden in kontrollierten experimentellen Studien untersucht. Kleine Studien haben gezeigt, dass Entspannungstechniken wie Biofeedback mittels Elektromyogramm (EMG) und geleitete Imagination die Schmerzen bei Fibromyalgie wirksamer reduzieren als vorgetäuschte Entspannungsbehandlungen (Ferraccioli et al., 1987; Fors, Sexton & Gotestam, 2002). In einer anderen kleinen Studie berichteten Patienten, die mit Progressiver Muskelrelaxation behandelt wurden, über eine größere Linderung ihrer Reizdarmsymptome als Patienten in einer vergleichbaren Kontrollgruppe (Blanchard, Greene, Scharff & Schwarz-McMorris, 1993).

Hypnotherapie, die zur Herstellung einer generalisierten Entspannung und Kontrolle der Darmaktivität ausgelegt wurde, fand sowohl beim Reizdarmsyndrom als auch bei Fibromyalgie eine erfolgreiche Anwendung. In drei verschiedenen Studien war Hypnotherapie mit geringeren abdominalen Schmerzen und weniger annormalen Darmfunktionen assoziiert als bei einer der beiden Vergleichsbedingungen, entweder der supportiven Psychotherapie, kombiniert mit einer Placebotablette (Whorwel, Prior & Farragher, 1984), oder der Anwendung eines Symptommonitorings (Galovski & Blanchard, 1998; Palsson, Turner, Johnson, Burnett & Whitehead, 2002). Die eine Studie, welche die Effektivität der Hypnotherapie bei Fibromyalgie beurteilt hat, wies im Vergleich eine größere Schmerzlinderung als bei einer physikalischen Therapie nach (Haanen et al., 1991). Bei dem Versuch, die Mechanismen der Verbesserung zu erforschen, zeigten Palsson und Kollegen (2002), dass die Verbesserungen von Symptomen eines Reizdarmsyndroms nach Hypnotherapie in Beziehung zu den Verbesserungen der Somatisierung und Ängstlichkeit standen, aber nicht zu physiologischen Messungen der rektalen Schmerzschwelle, des rektalen Muskeltonus oder der Funktionen des autonomen Nervensystems.

Sport- und Bewegungstherapie

Für Somatisierer wurden Interventionen zum Aufbau von Bewegung und sportlicher Aktivität entwickelt, da Evidenzen dafür sprechen, dass Bewegung die Stimmung, die

Schmerzgrenze und den Schlaf verbessern (Minor, 1991; Weyerer & Kupfer, 1994). Eine Theorie zur Erklärung der förderlichen Wirkung von Bewegung nimmt an, dass Bewegung die Serumspiegel der beta-endorphin-analogen Immunreaktivität, des adrenocorticotropen Hormons, von Prolaktin und Wachstumshormonen erhöht (Harber & Sutton, 1984). In den meisten Studien wurden gestufte Sport- und Bewegungstherapien mit einer Verbesserung der körperlichen Funktionsfähigkeit, der Müdigkeit und einem allgemeinen Wohlbefinden bei Patienten mit chronischem Erschöpfungssyndrom oder Fibromyalgie in Zusammenhang gebracht (Fulcher & White, 1997; Martin et al., 1996; McCain, Bell, Mai & Halliday, 1988; Powell, Bentall, Nye & Edwards, 2001; Richards & Scott, 2002). Einige Untersuchungen zeigten sogar, dass Bewegung ein Entspannungstraining und/oder eine Dehnungsübung als vergleichbare Interventionen übertraf (Fulcher & White, 1997; Martin et al., 1996; McCain et al., 1988; Richards & Scott, 2002). Obgleich sowohl statistische als auch klinische bedeutsame Erfolge berichtet worden sind, sind die oben berichteten Befunde wahrscheinlich nicht auf alle Patienten mit chronischem Erschöpfungssyndrom oder Fibromyalgie übertragbar. Zum einen haben einige Untersucher keinen Zusammenhang zwischen Bewegungs- bzw. Sporttherapie und Symptomverbesserung gefunden (King, Wessel, Bhambhani, Sholter & Maksymowych, 2002; Mengshoel, Komnaes & Forre, 1992). Zweitens sind viele Patienten gegenüber Bewegungsübungen abgeneigt und beteiligen sich somit höchstwahrscheinlich nicht an Bewegungsstudien. Schließlich haben einige Studien hohe Abbruchraten erzeugt (Martin et al., 1996; Wearden et al., 1998), was darauf hindeutet, dass selbst Patienten, die sich mit der Befolgung eines Übungsplanes zum Aufbau von Bewegung und sportlicher Aktivität einverstanden erklären, diesen dann möglicherweise nicht einhalten.

Verhaltenstherapie

Operante Verhaltenstherapie nimmt Einfluss auf die Konsequenzen des Krankheitsverhaltens von Patienten mit dem Ziel, die damit in Verbindung stehenden Schmerzen und Beeinträchtigungen zu verringern (Fordyce, 1976). Die mit einer operanten Verhaltenstherapie behandelten Patienten werden belohnt, wenn sie „gesundes Verhalten“ zeigen und das Aktivitätsniveau erhöhen. Es wird erwartet, dass solche Anstiege der Aktivität positive Interaktionen mit der Umwelt, Erfahrungen von Freude und das Gefühl von Produktivität mit sich bringen. Schmerzverhalten, wie die Einnahme von Medikamenten, Zusammenzucken, Jammern und Aufsuchen von Behandlung, wird identifiziert, benannt und bedeutungsmäßig eingeordnet. Eine aktuelle Studie verglich die Wirksamkeit einer stationären operanten Verhaltenstherapie mit der einer stationären physikalischen Therapie bei Fibromyalgie (Thieme, Gromnica-Ihle & Flor, 2003). Die operante Verhaltenstherapie wurde für fünf Wochen in Gruppen mit fünf bis sieben Patienten durchgeführt. Unmittelbar nach der Behandlung als auch 6 und 15 Monate später zeigte die Verhaltenstherapie eine erhebliche Reduktion der Schmerzintensität, der Einnahme von Medikamenten und der Arztbesuche (Thieme et al., 2003). Die einzige andere randomisierte, kontrollierte Studie zur Verhaltenstherapie bei Störungen aus dem Somatisierungsspektrum wurde mit Ambulanzpatienten mit der Diagnose eines Reizdarmsyndroms durchgeführt. In dieser Studie berichteten Patienten, die 6 bis 15 Einzelsitzungen einer Verhaltenstherapie erhalten hatten, keine stärkere Verbesserung als Teilnehmer einer Kontrollgruppe (Corney, Stanton, Newell, Clare & Fairclough, 1991). Die abweichenden Ergebnisse in diesen beiden Studien könnten mit Unterschieden in den Patientenpopulationen zusammenhängen (Fibromyalgie vs. Reizdarmsyndrom) oder der Interventionsart (stationäre Gruppe vs. ambulante Einzeltherapie). Bevor solche Interventionen befürwortet werden können, muss eine weitere Forschung zur Wirksamkeit von Verhaltenstherapie bei Funktionellen Somatischen Syndromen erfolgen.

Kognitive Therapie

Kognitive Therapie ist auf fehlerhafte Denkmuster, die mit Funktionellen Somatischen Symptomen in Zusammenhang stehen, ausgerichtet und versucht, diese zu verändern. Drei Studien bei Patienten mit Reizdarmsyndrom haben gezeigt, dass kognitive Einzeltherapie zu einer größeren Reduktion von Symptomen eines Reizdarmsyndroms führt als bei einer Wartelisten-Kontrollgruppe oder einer supportiven Gruppe (Greene & Blanchard, 1994; Payne & Blanchard, 1994; Vollmer & Blanchard, 1998). In kontrollierten Studien wurde auch gezeigt, dass kognitive Therapie die Gesundheitsangst hypochondrischer Patienten reduziert (Clark et al., 1998; Visser & Bouman, 2001).

Kognitive Verhaltenstherapie

Kognitive Verhaltenstherapie (KVT) zielt darauf ab, dysfunktionale Gedanken und Verhaltensweisen, die mit den Symptomen einer Somatisierung in Zusammenhang stehen, zu verändern. Bei Patienten mit Reizdarmsyndrom beinhaltet die KVT normalerweise eine Entspannungskomponente. Kontrollierte Studien zu KVT-Interventionen bei Reizdarmsyndrom haben zu inkonsistenten Ergebnissen geführt. Fünf Untersuchungen zeigten, dass in Einzelsitzungen angewendete KVT die Darmsymptome effektiver lindert als die medizinische Standardbehandlung (Heymann-Monnikes et al., 2000; Shaw et al., 1991), eine Kontrollgruppe mit edukativer Aufmerksamkeitslenkung (Drossman et al., 2003) oder eine Wartelisten-Kontrollgruppe (Lynch & Zamble, 1989; Neff & Blanchard, 1987). In einer sechsten Untersuchung, in der KVT als Gruppenbehandlung angeboten wurde, bewirkte diese eine größere Verbesserung von Symptomen des Reizdarmsyndroms als bei einer Wartelisten-Kontrollgruppe (Van Dulmen, Fennis & Bleijenberg, 1996). Vier weitere Untersuchungen fanden keinen Unterschied zwischen Einzel-KVT und einer Kontrollbedingung (Bennett & Wilkinson, 1985; Blanchard et al., 1992; Boyce, Tally, Balaam, Koloski & Truman, 2003).

Studien zur Kognitiven Verhaltenstherapie bei Reizdarmsyndrom haben keine einheitlichen Ergebnisse erzielt. Diskrepanzen in früheren Untersuchungen wären vielleicht aufgrund der fehlenden methodischen Genauigkeit zu erwarten gewesen, jedoch sind zwei 2003 publizierte und methodisch solide Studien zu KVT bei Reizdarmsyndrom ebenfalls nicht kongruent (Boyce et al. und Drossman et al.). Identifizierbare Unterschiede zwischen den aktuellen Studiendesigns und Ergebnisvariablen geben möglicherweise etwas Einblick in die Unstimmigkeiten der Ergebnisse. Während bei Drossman und Kollegen (2003) KVT wirksamer war als eine edukative Intervention, war bei Boyce und Kollegen (2003) KVT nicht effektiver als eine achtwöchige Entspannungstherapie. Da für die Vergleichsgruppe von Boyce und Kollegen (s. o.), einer Entspannungsintervention, in früheren Studien eine Reduktion der Symptome des Reizdarmsyndroms nachgewiesen wurde (Blanchard et al., 1993), ist sie wahrscheinlich wirksamer gewesen als Drossmans Kontrollbedingung. Die primären Ergebnisvariablen von Drossman und Kollegen waren eine Zusammensetzung der folgenden Variablen: Zufriedenheit mit der Behandlung, allgemeines Wohlbefinden, abdominale Schmerzwerte im Schmerztagebuch und gesundheitsbezogene Lebensqualität. Boyce und Kollegen haben die Ergebnisse hingegen mit der Bowel Symptom Severity Scale (BSSS) erhoben, einem Messinstrument für Häufigkeit, Behinderung und Leid aufgrund von je acht gastrointestinalen Symptomen. Behandlungszufriedenheit und allgemeines Wohlbefinden wurden in der Boyce-Studie nicht erhoben. Die Ergebnisse dieser zwei Studien deuten darauf hin, dass die Kognitive Verhaltenstherapie den Patienten mit Reizdarmsyndrom besser helfen könnte, mit ihren Symptomen und ihrem Leben umzugehen, als es edukative Sitzungen vermögen, aber dass eine Kognitive Verhaltenstherapie spezifische Symptome des Reizdarmsyndroms nicht besser lindern kann als eine Entspannungstherapie.
Wenn Patienten mit chronischem Erschöpfungssyndrom (chronic fatigue syndrome) eine KVT erhalten haben, beinhaltete dies kein Entspannungstraining. Stattdessen besaß die Förderung eines Aktivitätsaufbaus unter Einschluss sportlicher Aktivitäten eine

Schlüsselfunktion dieser Interventionen. In einer Studie war KVT nicht effektiver als die Kontrollbehandlung (Lloyd et al., 1993), wohingegen die KVT in drei anderen Studien die Erschöpfung bedeutend mehr reduzierte als Entspannungsmethoden (Deale, Chalder, Marks & Wessely, 1997), supportive Gruppen (Prins et al., 2001) oder eine medizinische Standardbehandlung (Sharpe et al., 1996). Eine Studie ergab, dass die Überlegenheit der KVT im Vergleich mit Entspannungsmethoden bis zu fünf Jahren nach Behandlung anhielt (Deale, Kaneez, Chalder & Wessely, 2001). Die Studien, in denen sich KVT als wirkungsvoll erwies, setzten intensivere Behandlungsstrategien ein als die eine erfolglose Studie. Die klinische Wirkung, die in den erfolgreichen Studien erzielt wurde, verbunden mit der methodischen Qualität der Studien, unterstützt die Anwendung von KVT bei Patienten mit chronischem Erschöpfungssyndrom zusätzlich.
Für Fibromyalgie wurde die Wirksamkeit von Kognitiver Verhaltenstherapie in Gruppen, nicht aber als Einzeltherapie, in kontrollierten Studien bei Patienten mit Fibromyalgie untersucht. Patienten, die mit sechs Sitzungen einer Gruppen-KVT behandelt wurden, gaben 12 Monate nach der Baseline-Messung eine signifikant größere Besserung der körperlichen Funktionalität, nicht aber des Schmerzes im Vergleich zu Patienten an, die eine medizinische Standardbehandlung erhalten hatten (Williams et al., 2002). Eine andere Studie, welche die Wirksamkeit einer KVT als Gruppentherapie mit einem Entspannungstraining in der Gruppe (Autogenes Training) verglich, zeigte nach der Behandlung keine Unterschiede zwischen den Bedingungen, vier Monate später jedoch berichteten die KVT-Patienten von einer stärkeren Reduktion der Schmerzintensität als Patienten, die autogenes Training absolviert hatten (Keel, Bodoky, Gerhard & Muller, 1998). Zwei Studien, die eine KVT-/edukative Gruppe mit einer Diskussions-/edukativen Gruppe verglichen, fanden zwischen den beiden Behandlungsbedingungen keine Unterschiede in den Schmerzbeschwerden oder der Funktionsfähigkeit (Nicassio et al., 1997; Vlaeyen et al., 1996). Die Ergebnisse eines wenig überzeugenden Effektes der KVT bei Fibromyalgie könnten die Ineffektivität einer Gruppenbehandlung bei dieser Population widerspiegeln. Der Nutzen von Einzel-KVT bei Fibromyalgiepatienten muss jedoch noch untersucht werden.

Wissenschaftler haben kontrollierte Behandlungsstudien durchgeführt, welche die Effektivität von Kognitiver Verhaltenstherapie bei Patienten, die mindestens an einem unerklärten medizinischen Symptom leiden, bewerten. In einer Studie zeigten Patienten, die mit Einzel-KVT behandelt wurden, eine größere Besserung ihrer psychosomatischen Beschwerden als Patienten, welche die medizinische Standardbehandlung erhielten (Speckens et al., 1995). Eine weitere Studie ergab, dass die kognitiv-verhaltenstherapeutische Gruppentherapie eine Wartelisten-Kontrollgruppe bei der Reduktion körperlicher Symptome und hypochondrischer Überzeugungen übertraf (Lidbeck, 1997). In beiden Studien wurden die Verbesserungen sowohl nach der Behandlung als auch 6 Monate später beobachtet (Lidbeck, 1997; Speckens et al., 1995). Lidbecks KVT-Patienten konnten die Reduktion der Somatisierung und der hypochondrischen Überzeugungen anscheinend auch 18 Monate nach der Behandlung aufrechterhalten (Lidbeck, 2003). Zwei andere Studien zeigten eine Reduktion der Gesundheitsangst bei monomorbid hypochondrischen Patienten, die mit Kognitiver Verhaltenstherapie behandelt wurden (Barsky & Ahern, 2004; Warwick, Clark, Cobb & Salkovskis, 1996).

Drei Studien haben die Wirksamkeit von Einzel-KVT bei Patienten, die eine Reihe verschiedener unerklärter körperlicher Symptome aufwiesen, untersucht. Zwei Studien wurden in der Primärversorgung mit Patienten durchgeführt, bei denen eine unterschwellige Somatisierung diagnostiziert worden war, in einer Studie definiert als Somatisierung nach dem reduzierten Somatischen Symtom-Index - SSI 4/6 (Escobar et al., 2006) und in der anderen Studie definiert durch das Vorliegen von fünf oder mehr unerklärten körperlichen Symptomen (Sumathipala, Hewege, Hanwella & Mann, 2000). In die dritte Studie wurden nur Patienten eingeschlossen, welche die DSM-IV-Kriterien für die Somatisierungsstörung vollständig erfüllten (Allen et al., 2006). Sowohl die Studie von Allen at al. (2006) als auch die von Escobar et al. (2006) folgten dem Behandlungsmanual, das im Anhang A dieses Buches dargestellt ist, und verglichen die medizinische Standardbehandlung, erweitert um eine psychiatrische Beratung, mit Kognitiver Verhaltenstherapie, die in Kombination mit einer erweiterten medizinischen Standardbehandlung angeboten wurde. Alle drei Studien deuteten darauf hin, dass Einzel-KVT mit einer größeren Reduktion somatischer Beschwerden in Zusammenhang steht als bei den Vergleichsbedingungen (Allen et al., 2006; Escobar et al., 2006; Sumathipala et al., 2000). Die Studie, die die Wirksamkeit von KVT bei vollständiger Somatisierungsstörung untersuchte, ist detailliert in Anhang B beschrieben.

Andere Behandlungen

Zwei andere psychosoziale Interventionen für die vollständig ausgeprägte Somatisierungsstörung sind einer empirischen Untersuchung unterzogen worden. Smith, Monson und Ray (1986b) schickten an die Ärzte der Patienten einen psychiatrischen Beratungsbrief, in dem sie die Somatisierungsstörung beschrieben und Empfehlungen für die

Durchführung der Primärversorgung lieferten. Die Empfehlungen an die Ärzte waren eindeutig: (1) die Termine der Somatisierer alle 4 bis 6 Wochen zu vergeben, statt „bei Bedarf", (2) eine körperliche Untersuchung in dem Organsystem oder Körperteil durchzuführen, das für die vorgebrachten Beschwerden relevant ist, (3) diagnostische Prozeduren und Operationen zu vermeiden, sofern sie nicht aufgrund einer somatischen Pathologie eindeutig indiziert sind und (4) abfällige Bemerkungen zu vermeiden wie „Ihre Symptome sind alle in Ihrem Kopf". Patienten, deren Allgemeinarzt diesen Beratungsbrief bekommen hatte, beschrieben ein besseres Behandlungsergebnis (körperliche Funktionalität und Kosten der medizinischen Behandlung) als solche, deren Ärzte den Brief nicht erhalten hatten. Die Ergebnisse wurden in zwei verschiedenen Patientenstichproben repliziert (Rost, Kashner & Smith, 1994; Smith et al., 1986b; Smith, Rost & Kashner, 1995). Die zweite Intervention beinhaltete eine Gruppenpsychotherapie, die den emotionalen Ausdruck förderte und eine Unterstützung durch Mitpatienten, Bewältigungsstrategien und Psychoedukation zur Verfügung stellte. Diese Gruppenintervention in Kombination mit dem oben beschriebenen psychiatrischen Beratungsbrief war mit bedeutend größeren Verbesserungen der körperlichen Funktionalität und psychischen Gesundheit verbunden, als dies in der Kontrollgruppe der Fall war, die eine medizinische Standardbehandlung erhielt, die um den psychiatrischen Beratungsbrief erweitert worden war (Kashner, Rost, Cohen, Anderson & Smith, 1995). Die Wirksamkeit der Gruppenpsychotherapie als Komponente der Intervention ist aufgrund der dürftigen Teilnahme an den Behandlungssitzungen jedoch ungewiss.

Zusammenfassung psychosozialer Interventionen bei Somatisierungssyndromen

Im Allgemeinen sind psychosoziale Interventionen zur Reduktion der körperlichen Symptome, die mit Störungen aus dem Somatisierungsspektrum assoziiert sind, moderat wirksam. Wissenschaftler, die über Daten zu Langzeitergebnissen berichteten, wiesen darauf hin, dass die Erfolge bis zu einem Jahr nach der Behandlung anhalten. Obgleich ausführliche Beschreibungen der meisten Interventionen in wissenschaftlichen Artikeln nicht enthalten sind, legt eine genaue Prüfung der methodischen Abschnitte der Studien nahe, dass sich die Interventionen zu einem großen Teil überschneiden. Eine der psychodynamisch orientierten Therapien enthielt beispielsweise eine Entspannungskomponente. Die andere psychodynamische Behandlung nutzte direktive, übende Interventionen: die Bestärkung von Patienten, maladaptives Verhalten zu ändern und sich auf Problemlöseübungen einzulassen. Die Kognitive Verhaltenstherapie enthält oftmals Entspannungstraining oder die Vergabe von Hausaufgaben, die Patienten anweisen, sich körperlich zu betätigen. Mit einer derart großen Überlappung der Behandlungen ist es wohl nicht überraschend, dass keine der Interventionen erkennbar wirkungsvoller zu sein scheint als eine der anderen.

Psychosoziale versus pharmakologische Behandlungen

Einige Studien haben die Wirksamkeit einer psychosozialen Intervention mit der einer pharmakologischen Behandlung bei Somatisierungssyndromen verglichen. Patienten mit chronischem Erschöpfungssyndrom, die an einer Bewegungsbehandlung teilnahmen, berichteten von stärkeren Verbesserungen der Erschöpfung und der funktionellen Leistungsfähigkeit als Patienten mit chronischem Erschöpfungssyndrom, die mit Fluoxetin behandelt wurden (Wearden et al., 1998). Geleitete Imagination führte bei Fibromylagieschmerzen zu Ergebnissen, die Amitriptylin übertrafen (Fors et al., 2002). Bei Reizdarmsyndrom waren sowohl Paroxetin als auch psychodynamische Therapie effektiver in der Erhöhung der körperlichen Funktionalität als die medizinische Standardbehandlung, jedoch war nur Psychotherapie mit einer Reduktion der Gesundheitskosten assoziiert (Creed et al., 2003). In einer älteren Studie zum Reizdarmsyndrom übertraf die psychodynamische Behandlung von Svedlund und Kollegen (1983) die Kontrollbehandlung, die die Einnahme ärztlich verordneter Auflockerungsmittel (Quell- oder Füllstoffe), anticholinerger Medikamente, Säureblocker und niedrig dosierter Tranquilizer enthielt. Diese letzten drei Studien deuten darauf hin, dass eine psychosoziale Intervention effektiver sein dürfte als die Medikamente, die am häufigsten bei Fibromyalgie und Reizdarmsyndrom verordnet werden. Dennoch berücksichtigen zu wenige Studien solche Vergleichsarten, die diese Schlussfolgerung rechtfertigen würden. Um die relative und kombinierte Wirksamkeit von pharmakologischen und verhaltenstherapeutischen Interventionen bei Somatisierungssyndromen zu prüfen, ist weitere Forschung nötig.

Es ist wichtig zu erwähnen, dass die Mehrheit der hier berichteten Studien in der regulierten Behandlungssituation einer spezialisierten (tertiären) Gesundheitsversorgung mit Patienten durchgeführt wurde, die möglicherweise nicht repräsentativ für die Gesamtpopulation von Menschen mit Somatisierungssyndromen sind. Alle Patienten, die in den oben genannten Studien beschrieben wurden, nahmen freiwillig an den wissenschaftlichen Studien im jeweils randomisierten Kontrollgruppen-Design teil. Somit ist die Generalisierbarkeit der Befunde eingeschränkt. Ob diese Behandlungen mit derselben Wirksamkeit auf den Bereich der Erstversorgung übertragen werden können, ist eine Frage für die zukünftige Forschung.

SOMATISIERUNG BEI KINDERN UND JUGENDLICHEN

Das am häufigsten berichtete Symptom in der pädiatrischen Primärversorgung ist der chronisch rezidivierende Bauchschmerz (englisch: recurrent abdominal pain = RAP) (Fritz, Fritsch & Hagino, 1997). Apley und Naish (1958) verwendeten erstmals den Begriff RAP, um drei oder mehr Episoden von Bauchschmerz zu beschreiben, die massiv genug sind, um Aktivitäten zu beeinträchtigen, und die über einen Zeitraum von mindestens drei Monaten auftreten. Der chronisch rezidivierende Bauchschmerz wurde mit signifikanten Störungen der alltäglichen Funktionalität in Zusammenhang gebracht, einschließlich der Schulverweigerung (Liebman, 1978), sowie mit ängstlichen und depressiven Stimmungen (Garber, Zeman & Walker, 1990). Auch wenn es nicht als solches in den RAP-Kriterien spezifiziert wird, haben viele Forscher den chronisch rezidivierenden Bauchschmerz als funktionelles Syndrom konzeptualisiert.
Andere Somatisierungssyndrome sind ebenfalls häufig in Kindheit und Jugend (Campo & Fritsch, 1994; Fritz et al., 1997; Lieb et al., 2002). Annähernd 10-30% der Kinder im Schulalter berichten rezidivierende somatische Symptome (Garber, Walker & Zeman, 1991; Offord et al., 1987; Perquin et al., 2000). Über die Somatisierungsstörung, die unterschwellige Somatisierung, die Fibromyalgie, das chronische Erschöpfungssyndrom und das Reizdarmsyndrom wurde in dieser Altersgruppe berichtet. Da die Diagnosekriterien jeder dieser Störungen für Erwachsene eingeführt wurden, ist die Anwendung weniger strenger und mehr entwicklungsgemäß geeigneter Kriterien für juvenile Subtypen vorgeschlagen worden (Campo, Jansen-McWilliams, Comer & Kelleher, 1999; Siegel, Janeway & Baum, 1998; Walker et al., 2004).

Kinder und Jugendliche, die sich mit Somatisierungssyndromen vorstellen, haben viele Merkmale mit erwachsenen Somatisierern gemeinsam. Oft zeigen junge Somatisierer schlechte Leistungen (besonders in der Schule), Überbeanspruchung medizinischer Versorgung und berichten über ein hohes Maß an emotionaler Belastung (Campo et al., 1999). Auch ihre Eltern geben eine hohe Quote an Somatisierungssymptomen sowie Depression oder Angst an (Garber et al., 1990; Walker, Garber & Greene, 1991). Obwohl bei kleinen Kindern kein Geschlechtsunterschied beim Auftreten von Somatisierungssyndromen beobachtet wurde, berichten jugendliche Mädchen eher von Somatisierungssymptomen als adoleszente Jungen (Campo et al., 1999; Garber et al., 1991).

Die Behandlung von kindlicher Somatisierung wurde in sehr wenigen kontrollierten Studien untersucht. Kinderärzte wurden darin bestärkt, ähnliche Richtlinien zu befolgen, die Allgemeinärzten zur Behandlung erwachsener Somatisierer empfohlen wurden (z.B. Smith et al., 1986b). Insbesondere wurden sie darauf hingewiesen, einen regelmäßigen Plan mit Kontrolluntersuchungen einzuhalten, körperliche Untersuchungen an diesen Kontrollterminen durchzuführen, unnötige Diagnostik oder invasive Behandlungsprozeduren zu vermeiden und sich eher auf das Reduzieren der Fehlfunktion zu konzentrieren als auf das Treffen einer Gesamtdiagnose (Fritz et al., 1997). Die Wirksamkeiten dieser Empfehlungen sind jedoch nicht systematisch untersucht worden.
Kontrollierte Studien zur Wirksamkeit kognitiv-verhaltenstherapeutisch ausgerichteter Familientherapie sind sowohl bei chronisch rezidivierendem Bauchschmerz (RAP) als auch bei chronischem Erschöpfungssyndrom durchgeführt worden. Diese Behandlungen verfolgen zwei Ziele: Kinder und/oder Jugendliche in der Anwendung von Stressbewältigungsstrategien zur Verbesserung ihrer Symptome zu trainieren und Eltern anzuleiten, Krankheitsverhalten nicht zu verstärken (Robins, Smith, Glutting & Bishop, 2005; Sanders et al., 1989; Sanders, Shepherd, Cleghorn & Woolford, 1994; Stulemeijer, de Jong, Fiselier, Hoogveld & Bleijenberg, 2005). Diese vier Studien weisen darauf hin, dass solche Interventionen bei der Reduktion der Symptomatologie und Fehlfunktion moderat wirksam sind.

Kapitel 3

AFFEKTIVE KOGNITIV-BEHAVIORALE THERAPIE BEI SOMATISIERUNG

Grundprinzip und Überblick

Rahim war ein Computerprogrammierer, der während der 90er Jahre ein sehr erfolgreicher Berater in New York City gewesen ist. Er hatte für bedeutende Finanzinstitute gearbeitet und verdiente mehrere hunderttausend Dollar pro Jahr. Die Arbeit war vor dem Hintergrund von Rahims sehr großer Begabung prinzipiell nicht besonders schwierig, aber sie brachte lange Arbeitszeiten und viele Terminfristen mit sich. Viele seiner Mitarbeiter klagten über Stress, und einige behaupteten sogar, dass der Druck, den die Arbeit zur Folge hatte, ungesund war. Rahim glaubte das nicht. Er war stolz auf seine Leistungen, und in seiner Heimatstadt in Indien wurde er als eine Art Berühmtheit angesehen, als Beispiel eines einheimischen Jungen, der es in Amerika zu etwas gebracht hatte. Der kleine Einkommensanteil, den er jeden Monat in die Heimat schickte, war für seine Familie in Indien eine große Summe.

Rahim begann im Jahr 2000, unter Kopfschmerzen zu leiden, zu einer Zeit, als der Börsenmarkt zu fluktuieren anfing und anschließend einbrach. Gerüchte über einen Abschwung auf dem Arbeitsmarkt ängstigten ihn zuerst nicht, als er jedoch weniger Anrufe von Personalabwerbern bekam, begann auch er weitere Symptome wahrzunehmen, die seinen Hausarzt irritierten. Rahim begann, ein brennendes Gefühl in seinen Händen und Füßen zu spüren. Manchmal hatte er beißende Schmerzen in seinen Gelenken. Als seine Ehefrau behauptete, dass es der Stress im Zusammenhang mit dem Zerplatzen der Spekulationsblase sein müsse, wusste Rahim wirklich nicht, was das bedeutete. Er war keine emotionale Person, und er war sich nicht bewusst, dass er in Sorge um seine Arbeit oder seine Finanzen war.

In diesem Kapitel beschreiben wir die Grundprinzipien für unsere Behandlung bei Somatisierung. Wir schildern unsere therapeutische Konzeptualisierung und die ihr zugrunde liegenden Voraussetzungen. Wir liefern ferner eine Beschreibung unseres Gesamtansatzes und diskutieren, auf welche Art und Weise er anderen Therapieformen gleicht und von diesen abweicht. Darüber hinaus befassen wir uns mit den besonderen Aspekten, welche die Arbeit mit Somatisierungspatienten, wie Rahim, aufwerfen, sowie mit den therapeutischen Haltungen und Methoden, die am angemessensten und hilfreichsten erscheinen.

DIE VIELEN FACETTEN DER SOMATISIERUNG

Somatisierung kann aus verschiedenen Perspektiven betrachtet werden. Es gibt keine einheitliche und umfassende wissenschaftliche Theorie der Somatisierung, die durch empirische Forschung belegt wurde. Gleichwohl schließen wir uns bis auf Weiteres einem facettenreichen Störungsmodell an, dessen einzelne Komponenten jeweils Unterstützung in der empirischen Literatur gefunden haben. Dieses Modell prägt und leitet unsere therapeutischen Bemühungen, die Beschwerden und Beeinträchtigungen von Personen mit unerklärten medizinischen Symptomen zu bessern. Die Grundannahme des Modells gleicht in etwa einem Axiom der biopsychosozialen Auffassung über medizinische Phänomene. Die Probleme, die Menschen zum Heilberufler führen, können auf vielen Ebenen verstanden werden: biochemisch, physiologisch, psychologisch, kulturell und gesellschaftlich. Somatisierung, eine ungewöhnlich verwirrende Form des Seele-Gehirn-Leib-Problems, ist besonders resistent gegenüber einheitlichen Erklärungen.
Unser Modell der Somatisierung hat vier Schwerpunkte, vier Erklärungsansätze, die mit einer leicht unterschiedlichen Intensität der Analyse einhergehen und die meisten Aspekte des biopsychosozialen Theoriegerüstes berücksichtigen: den biologischen, psychologischen, behavioralen und soziokulturellen. Die Erklärungsansätze, die wir verwenden, sind theoretisch nicht klar verschieden. Vielmehr überlappen sie sich offenkundig etwas und ergänzen sich in einigen Fällen. Was folgt, ist ein Versuch, die wesentlichen Elemente von jedem Erklärungsansatz verständlich zu machen.

Stress

Es gibt viele beispielgebende Darstellungen, wie psychosozialer Stress als ein wesentlicher Begleitfaktor auf eine Vielzahl somatischer und psychischer Erkrankungen einwirkt. Was die Somatisierung betrifft, wurde Stress typischerweise als entscheidender, wenn nicht sogar als grundlegender ursächlicher Faktor betrachtet. Es gibt Forschungsliteratur, die diese Sichtweise stützt, als auch eine medizinische Denkgewohnheit und Redensart, die Stress automatisch impliziert, wenn Krankheitsprozesse nicht gut verstanden und nicht spezifiziert worden sind. Im letzteren Fall kann der Begriff „Stress" als Synonym für alle Arten von Umwelteinflüssen und psychologischen Reaktionen dienen. Häufig werden Stress und emotionale Faktoren gemeinsam impliziert. Einige Autoren definieren Stress in der Tat als die psychophysiologische Reaktion des Organismus auf bedrohende oder störende Einflüsse, wodurch sie die Grenze zwischen Stress und Emotion verschwimmen lassen. Obwohl wir dazu neigen, Stress eher als einen Reiz denn eine Reaktion zu bezeichnen, überlappen sich Emotion und die Reaktion des Organismus auf Stressoren in unserem Ansatz weitgehend. Da aber die Diskurse über Stress und Emotion aus unterschiedlichen Traditionen stammen, verschiedene Merkmale betonen und eine etwas unterschiedliche Terminologie verwenden, ist es rhetorisch hilfreich, sie in unserer Diskussion voneinander zu trennen.

Die unmittelbaren somatischen Veränderungen, die als Reaktion auf psychosozialen Stress auftreten, sind hinreichend bekannt. Der Hypothalamus innerviert direkt Fasern des sympathischen Nervensystems und verursacht dadurch im Nebennierenmark eine Sekretion von Adrenalin und Noradrenalin in den Blutstrom, was eine Erhöhung der Atemfrequenz, der Herzrate, des Blutdrucks und des Blutzuckers sowie eine „Deaktivierung" des Verdauungssystems auslöst. Diese koordinierte Reaktionskette bedeutet die unmittelbare Unterbrechung der Homöostase mit dem Ziel, den Körper bei der Bewältigung verschiedener Umweltereignisse effektiver zu machen; sie wird manchmal als Nebennierenmark-Reaktion bezeichnet. Eine zweite längerfristige Reaktion, die mit der hypothalamisch-hypophysären Nebennierenachse (HPA von engl. hypothalamic-pituitary-adrenal) assoziiert ist, erfolgt, wenn der Hypothalamus das Corticotropin-releasing Hormone (CRH) in das hypothalamisch-hypophysäre Kreislaufsystem ausschüttet, wodurch die Freisetzung des adrenocorticotropen Hormons (ACTH von engl. adrenocorticotropic hormone) durch den Hypophysenvorderlappen getriggert wird. Das ACTH wandert durch die Blutbahn zu den Nebennieren, wo es die Produktion und Ausschüttung von Glukocorticoiden (z. B. Kortisol) und

Mineralocorticoiden (z. B. Aldosteron) durch die Nebennierenrinde stimuliert. Glukocorticoide haben umfassende und komplexe Wirkungen, da alle Zellen im Körper glukocorticoide Rezeptoren besitzen. In den meisten Fällen bleiben Glukocorticoide während chronischen Stresses erhöht, und sie wurden als direkte Ursachen mit einer Anzahl von potentiell krankmachenden Prozessen, wie der Abschwächung von Entzündungen und der Unterdrückung einer spezifischen Immunität, in Verbindung gebracht.

An der Wirkung von Stress auf die Körperorgane sind viele komplizierte Feedbacksysteme beteiligt, die erst jetzt allmählich verstanden werden. Als ein Beispiel besitzt der Körper eine komplexe Maschinerie für die Kortisolsekretion und die Regulation des Kortisolspiegels in der Blutzirkulation. Sobald das Kortisol nach einem stressvollen Ereignis die Schwellenwerte erreicht, beginnen Mechanismen einer negativen Feedbackhemmung, die ACTH-Produktion der Hypophyse herunterzuregulieren und schließlich den Plasma-Kortisolspiegel zu reduzieren. Diese Feedbackschleife wurde in einen Zusammenhang mit den verschiedenen verwirrenden und widersprüchlichen Befunden in Bezug auf Kortisol in solchen Populationen, die starkem Stress ausgesetzt waren, gebracht. Patienten mit posttraumatischer Belastungsstörung (PTSD von engl. postraumatic stress disorder) scheinen subnormale Kortisol-Blutspiegel zu haben, obwohl man prognostizieren würde, dass das Kortisol in dieser Population erhöht sein müsste (Yehuda, 1997). Als Erklärung legt die jüngste Forschung nahe, dass dieser Befund das Ergebnis einer Rekalibrierung der HPA-Achse ist, derart, dass der Mechanismus der ACTH-Sekretion so empfindlich auf das Vorhandensein von Kortisol reagiert, dass der Kortisol produzierende Mechanismus schnell überlastet ist und sich abschaltet (Yehuda, Golier, Halligan, Meaney & Bierer, 2004). Bidirektionale Feedbackschleifen existieren auch zwischen Darm und Gehirn, was manchmal als Gehirn-Darm-Achse bezeichnet wird, für die direkten und indirekten Mechanismen des Informationsaustausches zwischen dem Gastrointestinalsystem und dem zentralen Nervensystem. Der Vagusnerv überträgt nicht nur Signale vom Gehirn, um solche Prozesse wie die Peristaltik (vermittelt über parasympathische Innervation) zu initiieren, sondern sendet auch Informationen vom Darm zum Gehirn. Über direkte neuronale Verbindungen, die den Kortex umgehen, könnte die Informationsverarbeitung innerhalb der Emotionszentren des Gehirns direkten Einfluss auf die Empfindungen im Gastrointestinalsystem haben, Empfindungen im Darm wiederum könnten ins Gehirn rückkoppeln und auf dessen emotionale Verarbeitungszentren einwirken. Unangenehme Empfindungen aus dem Darm könnten nicht nur über die Standardmechanismen, die an einer bewussten Wahrnehmung von Beschwerden beteiligt sind, Leiden und Beschwerden verursachen, sondern auch über den Vagusnerv vermittelte subkortikale Prozesse. Angenehme Empfindungen wie Sattheit könnten durch Mechanismen, die das Bewusstsein umgehen, ebenfalls direkte Auswirkungen auf das Gehirn haben. Funktionelle gastrointestinale Störungen können durch Stress entstehen, aber auch selbst als Stressor fungieren.

Es gibt eine zunehmende Evidenz für Auffälligkeiten im Stresssystem von Patienten mit Somatisierung, insbesondere in der sensorischen Verarbeitung und der Funktionsweise der HPA-Achse. Forscher entdeckten eine Hyperreagibilität auf starke Reize. So wurde zum Beispiel bei Patienten mit diagnostizierter Somatisierungsstörung, mit psychogenem Schmerz, chronischem Schmerz oder hysterischer Schmerzunempfindlichkeit über eine exzessive Zunahme sensorisch evozierter Potentiale im Vergleich zu Kontrollpersonen berichtet (James, Gordon, Kraiuhin, Howson & Meares, 1990; Moldofsky & England, 1975; Mushin & Levy, 1974; von Knorring, Almay, Johansson & Terenius, 1979). Übereinstimmend mit diesen Ergebnissen zeigte Bushbaum (1975), dass Personen mit hohen Schmerztoleranzen reduzierte evozierte Potentiale aufweisen. Andere Studien fanden heraus, dass Patienten mit Fibromyalgie bei der Wahrnehmung von elektrischer Spannung oder einer Wärmestimulation nicht genauer waren, jedoch diese Reize bereits bei niedrigeren Schwellen als schmerzhaft oder unangenehm erlebten, als das Kontrollpersonen taten (Arroyo & Cohen, 1993; Lautenbacher, Rollman & McCain, 1994). Ferner entdeckten Rief, Shaw und Fichter (1998), dass Patienten, die sich mit Somatisierung vorstellten, höhere Level physiologischer Erregungsniveaus aufweisen und bei einer anstrengenden Aufgabe wahrscheinlich weniger habituieren als Kontrollpersonen. Eine HPA-Achsen-Dysfunktion, wie sie durch reduzierte Spiegel von zirkulierendem Kortisol belegt wird, wurde bei Patienten mit diagnostiziertem chronischem Fatigue-Syndrom (CFS von engl. chronic fatigue syndrome) (Cleare et al., 1999; Demitrack et al., 1991), idiopathischem Schmerz (Alfven, de la Torre & Uvnas-Moberg, 1994; Johansson, 1982; Valdes, Garcia, Treserra, de Pablo & de Flores, 1989; von Knorring & Almay, 1989) und chronischem Kopfschmerz (Elwan, Abdella, el Bayad & Hamdy, 1991) beobachtet.

Die Reaktion auf Stress ist komplex; sie beinhaltet viele Mechanismen, die nicht gänzlich verstanden sind, und es gibt geschlechtliche und interindividuelle Unterschiede (Taylor et al., 2000). Trotz unseres Unvermögens, die vielen Eigenschaften des ursächlichen Prozesses zu skizzieren, wissen wir, dass eine andauernde Aktivierung der Stressreaktion größtenteils krankmachend ist. Diese Beanspruchung des Körpers, die durch chronischen Stress erzeugt wird, bezeichnet man als „allostatische Belastung“ (McEwan, 2005). Verschiedene subtile, umfassende und komplexe Störungen des somatischen Systems sind

Folge von prolongiertem Stress. Die spezifische Immunität und Entzündungsprozesse arbeiten weniger effektiv, das kardiovaskuläre System wird belastet, das gastrointestinale System wird gestört, und die Muskelspannung ist erhöht. Stress kann viele prototypische Somatisierungssymptome erzeugen oder verschlimmern, darunter Kopfschmerzen (Ehde & Holm, 1992), nichtkardialer Brustschmerz (Anderson, Dalton, Bradley & Richter, 1989) und gastrointestinale (GI) Symptome (Locke, Weaver, Melton & Talley, 2004; Whitehead, Crowell, Robinson, Heller & Schuster, 1992). Darüber hinaus hat die jüngste Tierforschung eine stressinduzierte Hyperalgesie in Ratten nachgewiesen (King, Devine, Vierck, Rodgers & Yezierski, 2003), ein Befund, der mit Einzelberichten übereinstimmt, dass Stress den krankheitsbedingten Schmerz bei Menschen erhöht.

Innerhalb der Forschungsliteratur wurde Stress auf vielfältige Weise definiert und operationalisiert. Darunter fallen Belastungen durch Kriege, das Erleben einer Naturkatastrophe, belastende Lebensveränderungen, schwierige Arbeitsplatzbedingungen, körperlicher Missbrauch, tägliche „Ärgernisse“ und viele andere. Der begründete Zusammenhang zwischen solchen stressvollen Umständen und körperlichen Symptomen wurde bei so zahlreichen Gelegenheiten berichtet, dass es nicht möglich wäre, diese in einem Buch zu besprechen, das sich eher auf therapeutische Interventionen konzentriert als auf experimentelle Psychopathologie. Trotz einiger methodischer Mängel und Mehrdeutigkeiten in den Ergebnissen, kann man schlussfolgern, dass Stress zum Auftreten medizinisch ungeklärter körperlicher Symptome beiträgt. Ein Zusammenhang zwischen Stress und körperlichen Symptomen wurde für Naturkatastrophen (Lindeman, Saari, Verkasalo & Prytz, 1996), Kriege (Neria & Koenen, 2003; Soetekouw et al., 2000), berufliche Anforderungen (Frese, 1999), tägliche „Ärgernisse“ (DeLongis, Folkman & Lazarus, 1988) und Ausbildungsbelastungen (Takata, 2001) gezeigt.

Obwohl Theorie und Forschung zu psychosozialem Stress und Somatisierung als vorläufig betrachtet werden müssen, beziehen viele Daten und die gegenwärtige psychophysiologische Theorie den Stress als einen beitragenden Faktor bei Somatisierung mit ein. Darüber hinaus scheinen Behandlungsmethoden, die Auswirkungen von Stress erfolgreich reduzieren können, auch eine therapeutische Wirkung auf einige Fälle von Somatisierung zu haben (siehe Kapitel 2). Strategien zum Stressmanagement sind deshalb ein zentrales Merkmal unseres Behandlungsprogramms.

Emotion

Wäre dieses Buch ein viertel Jahrhundert früher geschrieben worden, hätte die Emotion möglicherweise ziemlich wenig Erwähnung gefunden. Auf dem Höhepunkt der kognitiven Revolution wurden Emotionen weitgehend als Gefühlszustände betrachtet, die sich ausschließlich aus kognitiven Bewertungen ableiteten. Zajoncs (1980) bahnbrechender Artikel zweifelte die kognitivistischen Sichtweisen der Emotion an und behauptete, dass emotionale Reaktionen wenigstens zum Teil unabhängig von der Kognition sind und möglicherweise unbewusst entstehen. Der Emotionstheoretiker Paul Ekman (1992) argumentierte für einen „automatischen Bewertungsmechanismus", der schneller als die Kognition ist und eine rasche, bewertende Reaktion auf die Umwelt liefert. Jüngere Forschung (LeDoux, 1996) hat gezeigt, dass einige emotionale Reaktionen (z. B. Angst) nicht nur unabhängig von bewussten Gedankenprozessen ausgelöst werden können, sondern dass es sogar neuronale Pfade gibt, die Informationen direkt in die Amygdala bahnen, ohne sie zuerst durch den Neokortex zu führen, wo die Verarbeitung stattfinden muss, damit der Affekt Bewusstheit erlangt. Zwei Studien (Whalen et al., 1998, 2004) fanden heraus, dass kurze, vorher maskierte Bilderpräsentationen von ängstlichen im Vergleich zu fröhlichen Gesichtern die Amygdala aktivierten, obwohl die Teilnehmer nicht bemerkten, dass eines von beiden Gesichtern gezeigt worden war. Eine ähnliche Studie stellte fest, dass verhaltensrelevante Merkmale in der visuellen Umwelt ohne bewusste Wahrnehmung über einen colliculo-pulvinar-amygdalären Aktivierungspfad, der reflexhafte und automatische Reaktionen kontrolliert und den Kortex umgeht, entdeckt und verarbeitet werden können (Morris, Ohman & Dolan, 1999).

Unsere Gehirne verarbeiten sensorischen Input auf verschiedenen Ebenen. Eine dieser Ebenen beinhaltet das alltägliche, allgemeingültige Verständnis für Informationsverarbeitung, in der ein Stimulus auftritt, wir ihn bewusst wahrnehmen, kognitiv interpretieren und uns eines damit verbundenen Gemütszustandes bewusst sind. Die aktuelle Forschung aber behauptet, dass Stimuli manchmal ohne Bewusstsein wahrgenommen werden, was zu einer unbewussten „emotionalen" Reaktion führt, die den Körper möglicherweise genauso beeinflusst wie ein bewusster Gefühlszustand. Eine umfangreiche zeitgenössische Forschung in der Sozialpsychologie hat gezeigt, dass Einstellungen, Vorurteile und Stereotype hervorgerufen werden und Verhalten beeinflussen können, ohne dass die damit verbundenen Prozesse jemals ins Bewusstsein treten (Bargh & Chartrand, 1999). In ähnlicher Art und Weise können Menschen emotionale Reaktionen haben, die ihre Körperprozesse beeinflussen, die jedoch außerhalb des Bewusstseins entstehen, was einer subsymbolischen Informationsverarbeitung gleichkommt oder, wie einige es bezeichnen würden, einem impliziten oder unbewussten Affekt (Winkielman & Berridge, 2004). Die aktuelle Theorie behauptet, dass Menschen eine emotionale Reaktion auf einen Reiz nur dann bewusst wird, wenn diese Reaktion eine Interpretation im Kortex erhält. Demzufolge berücksichtigen gegenwärtige Vorstellungen über Emotion eine Art unbewusster emotionaler Verarbeitung, entsprechend dem, was von der Psychoanalyse und verschiedenen Formen von psychodynamischer Psychotherapie postuliert wurde, was jedoch nicht von kognitiv-behavioralen Therapeuten betont wird. Von der Populär-Psychologie der emotionalen Intelligenz bis zur Neurowissenschaft der Annäherungs- und Abwehrreaktionen, die Existenz und Bedeutung unbewusster emotionaler Reaktionen auf die Umwelt stehen stark im Mittelpunkt der aktuellen Wissenschaft.

Emotionen werden passenderweise als Gehirnprozesse aufgefasst, die manchmal, einige bewusst und einige unbewusst, genau wie Stress auf den Körper einwirken. Emotionale Verarbeitung kann bewusst oder unbewusst geschehen. Im Falle von bestimmten Abwehrreaktionen (z. B. Angst) werden diese Annahmen direkt und auf wertvolle Weise durch Tiermodelle bestätigt. Menschen, die sich im Alltag fürchten, haben physiologisch sehr viel mit Primaten gemeinsam, die im Labor mit schädlichen Reizen bedroht werden. Das ganze Ausmaß menschlicher Emotionen aber ist mannigfaltig und komplex, und wir sind sehr weit davon entfernt, all die verschiedenen Arten, in denen Emotionen mit somatischen Systemen interagieren, vollständig zu verstehen. Erste Forschungsergebnisse legen nahe, dass Emotionen konkrete und bedeutsame Einflüsse auf die Gesundheit darstellen. Negative Emotionen und Gemütszustände wurden mit verschiedenen Formen von Krankheiten und Unwohlsein in Verbindung gebracht (Greenwood, Thurston, Rumble, Waters & Keefe, 2003; Linton, 2000; O`Leary, 1990; Todaro et al., 2003). Positive Emotionen auf der anderen Seite werden mit langer Lebenszeit und günstigen Gesundheitsfolgen assoziiert (Danner, Snowdon & Friesen, 2001; Fredrickson & Levenson, 1998).

Obwohl die Mediatoren dieser Auswirkungen von den Emotionen auf Gesundheit und von Gesundheit auf die Emotionen nur schemenhaft verstanden sind, wurde in den letzten Jahren viel gelernt. Erneut liefert das Gastrointestinalsystem eine brauchbare Veranschaulichung. Der Einfluss der Emotionen auf die GI-Funktion wurde seit Jahrhunderten vermutet, aber erst jüngst begann die empirische Forschung, seine spezifischen Umrisse zu beschreiben. Im Fall von funktionellen GI-Störungen scheinen Emotionen an einer Ursache-Wirkungs-Schleife beteiligt zu sein, die durch die reziproke Interaktion zwischen Körpersystemen und Emotionszentren im Gehirn veranschaulicht wird. Der emotionale Ausdruck von Angst (Welgan, Meshkinpour & Hoehler, 1985) und Ärger (Welgan, Meshkinpour & Beeler, 1988) sowie die Tendenz zur Ärgerunterdrückung (Evans, Bennet, Bak, Tennent & Kellow, 1996) werden mit erhöhter gastrischer Motilität assoziiert. Mayer, Naliboff und Chang (2001) behaupten, dass die Reaktion des GI-Systems auf Emotionen möglicherweise einen Grad an Spezifität aufweist. Diese Autoren berichten, dass Angst mit einer Hemmung von Kontraktionen und Sekretionen im oberen Gastrointestinaltrakt (Magen und Duodenum) sowie mit einer Stimulation von Motilitäten und Sekretionen im unteren Gastrointestinaltrakt (Colon sigmoideum und Rektum) in einem Zusammenhang steht. Erstere könnten das Sättigungsgefühl und Appetitlosigkeit erzeugen, während Letztere zu unteren Darmschmerzen und Durchfall führen dürften. Es mag sein, dass sich dieses Reaktionsmuster des Verdauungstraktes entwickelt hat, um die Belastung der Gedärme durch aufgenommene Nahrung und Abfallstoffe in Zeiten zu minimieren, in denen die körperlichen Ressourcen auf das skeletomotorische System gerichtet werden müssen, um die Bewältigung von bedrohlichen äußerlichen Ereignissen zu verbessern. Bei der Emotion Ärger wird das Aktivitätsmuster des oberen Gastrointestinaltraktes auf die Produktion von Säuresekret und gastrischen Kontraktionen umgestellt. Auf diese Weise wird der obere GI-Trakt, abhängig vom spezifischen emotionalen Kontext (Angst vs. Ärger), entweder gehemmt (Angst) oder stimuliert (Ärger). Mayer, Naliboff und Munakata (2000) erbrachten zudem den Nachweis dar, dass Reaktionen der inneren Organe automatischen Output produzieren, der an das Gehirn rückgemeldet wird und bewusste sowie unbewusste emotionale Prozesse beeinflusst. Jüngste Studien, die Methoden zur Bildgebung des Gehirns verwendeten, haben eine Aktivierung der emotionalen Verarbeitungszentren des Gehirns nach künstlicher Stimulation des Darms nachgewiesen, selbst wenn diese Stimulation unterbewusst ist (Hamaguchi et al., 2004; Kern & Shaker, 2002).

Die Folgerungen der derzeitigen Emotionstheorie und die oben dargestellten Befunde stehen in Einklang mit der älteren klinischen Literatur, von der einiges bis in die Renaissance zurückreicht und die behauptet, dass Somatisierung die Folge einer unterdrückten, blockierten, teilweise ausgedrückten oder nicht erfahrenen Emotion ist. Eigentlich hat die „Idioms of Distress"-Literatur, die durch transkulturelle Forschung inspiriert wurde, ein sehr ähnliches Modell der Somatisierung (d. h., dass eine unentwickelte Emotion durch physische Beschwerden und Leiden ausgedrückt wird). Die empirische Forschung, die sich mit der Beziehung zwischen Emotion und Somatisierung befasst hat, beinhaltet jedoch verschiedene methodische Schwächen. Obwohl die Literatur kein einfaches Bild von der Beziehung zwischen Emotion und Somatisierung malt, gibt sie Hinweise darauf, dass beide in bedeutsamer und komplexer Weise verbunden sind. Eine Reihe an Befunden legt nahe, dass Individuen, die die volle Bandbreite der Affekte nicht bereitwillig erleben, anfällig sind, medizinisch unerklärbare Symptome wahrzunehmen. „Alexithymie", ein von dem Psychoanalytiker Peter E. Sinfeos (1973) geprägter Begriff, meint im wortgetreuen Sinn, keine Worte für Emotionen oder Gefühle zu haben. Nemiah, Freyberger und Sinfeos (1976) postulierten, dass Alexithymie verschiedene Merkmale beinhaltet: Schwierigkeiten bei der Identifikation subjektiver Gefühle, Schwierigkeiten bei der Beschreibung von Gefühlen gegenüber anderen und ein external orientierter kognitiver Stil, der den Fokus vom eigenen inneren Erleben weglenkt. Gemäß der Theorie würden sich Patienten mit Alexithymie selbst als depressiv oder ängstlich beschreiben, aber ihr Zugang zu und das Berichten von spezifischen Affekten wäre minimal oder verarmt; sie würden ihre Erlebnisse in nebulöser Sprache beschreiben und innere Zustände wie Langeweile, Unruhe, Ruhelosigkeit und Anspannung berichten (Taylor, Bagby & Parker, 1997). Alexithymie wurde von verschiedenen Theoretikern mit Somatisierung in Verbindung gebracht. Ihre Behauptungen können im Wesentlichen auf den angenommenen Somatisierungs-Psychologisierungs-Gegensatz und die Unvereinbarkeit dieser beiden Prozesse vereinfacht werden. Wenn Somatisierung die Antithese der Psychologisierung ist, wie die Argumentation besagt, sollten Somatisierer in denjenigen Messinstrumenten hoch punkten, die erheben, wie wenig sie „in Berührung" mit ihren Emotionen sind.

Das am besten erforschte Alexithymie-Messinstrument ist die Toronto-Alexithymie-Skala (TAS von engl. Toronto Alexithymia Scale und die neuere Version TAS-20; Bagby, Parker & Taylor, 1994; Bagby, Taylor & Parker, 1994; Taylor, Bagby, Ryan & Parker, 1990). Die TAS-20 ist eine 20-Item-Selbstbeurteilungsskala, die sich in faktorenanalytischen Studien als multidimensional erwiesen hat. Die Unterskalen der TAS-20 stehen mit drei Aspekten des Alexithymie-Konstruktes in Verbindung: TAS-DIF, Schwierigkeit bei der Identifikation von Gefühlen und Unterscheidung zwischen Emotionen und körperlichen Wahrnehmungen; TAS-DDF, Schwierigkeit bei der Beschreibung von Gefühlen gegenüber anderen; und TAS-EOT, external orientiertes Denken. Trotz einiger Inkonsistenzen in den Ergebnissen und einiger Fragen bezüglich der Validität der TAS als Messinstrument für das Alexithymie-Konstrukt zeigt die TAS moderate positive Korrelationen mit Somatisierung. Obwohl Lundh und Simonsson-Sarnecki (2001) nur eine schwache, durch die Assoziation zwischen Alexithymie und Neurotizismus bedingte Beziehung zwischen Alexithymie und Somatisierung fanden, zeigten zwei methodisch anspruchsvollere Studien (Deary, Scott & Wilson, 1997; Waller & Scheidt,

2006), dass Alexithymie bei medizinisch unerklärten Symptomen eine eindeutige Varianz beisteuert, auch wenn die Effekte von Neurotizismus statistisch kontrolliert wurden. Zwei jüngere Überblicksartikel haben weitere Zweifel an der Psychometrie der TAS aufgeworfen, aber weiterhin die Schlussfolgerung aufrechterhalten, dass Alexithymie wahrscheinlich ein beitragender Faktor bei Somatisierung ist (De Gucht & Heiser, 2003; Sayer & Ak, 2001). De Guchts und Heisers (2003) Überblicksartikel schlussfolgert, dass die TAS-DIF-Unterskala moderat positiv mit der Anzahl körperlicher Symptome, wie sie in einem Symptom-Fragebogen bestätigt sind, korreliert, die TAS-DDF eine kleine positive Korrelation mit der Symptomschilderung aufweist und die TAS-EOT keinen Bezug zur Symptomschilderung hat.
Obwohl die Studien, welche die Assoziation zwischen Somatisierung und dem Alexithymie-Konstrukt mit der selbstbeurteilten TAS untersuchen, durch Studien ergänzt werden müssen, welche Somatisierung und das Alexithymie-Konstrukt durch andere Messinstrumente, wie ein strukturiertes Interview, erfassen, gibt es sowohl abgeleitet aus den klinischen Eindrücken als auch aus der empirischen Forschung beachtliche Belege dafür, dass viele Somatisierer eine mangelhafte Fähigkeit besitzen, ihre Affekte zu erleben und zu artikulieren.

Eine andere Forschungsgruppe hat die „repressive Bewältigung“ (repressive coping) untersucht, ein Konstrukt, das mit Alexithymie verglichen wurde, da in beiden Fällen abgeschwächte Berichte von erlebten Affekten beobachtet werden (Lane, Sechrest, Reidel, Shapiro & Kaszniak, 2000). Der repressive (verdrängende) Bewältigungsstil wird durch ein Messinstrument, der Marlowe-Crowne-Skala (MC; Crowne & Marlowe, 1960), erhoben, das ursprünglich entwickelt wurde, um das Konstrukt der sozialen Erwünschtheit abzuschätzen, einer Tendenz, in Selbstbeurteilungsinventaren in Einklang mit sozialen Normen zu antworten. Personen, die hohe Werte auf der MC-Skala erreichen und zudem niedrige Punkte in Messinstrumenten zu einem negativen Affekt aufweisen, insbesondere zum Ausmaß der Angst, werden dann als stark ausgeprägt im repressiven Bewältigungsstil definiert. Ein repressiver Bewältigungsstil wurde als Resultat aus mehreren, bislang unspezifizierten Prozessen der psychologischen Abwehr konzeptualisiert, womit Erinnerungen an originär psychodynamische Konstrukte über verdrängte Emotionen wachgerufen werden. Obwohl nicht eindeutig ist, welcher Mechanismus der repressiven Bewältigung zugrunde liegt, geht die gegenwärtige Forschung davon aus, dass Personen mit einem repressiven (verdrängenden) Bewältigungsstil eher zur Selbsttäuschung neigen als Personen, die sich ihrer Affekte zwar bewusst sind, diese aber nicht ausdrücken können (Derakshan & Eysenck, 1999). Insgesamt legt der evidenzbasierte Kenntnisstand nahe, obgleich nicht vollständig kohärent und homogen, dass Individuen, die sich ihrer Affekte nicht bewusst sind und diese nicht ausdrücken, möglicherweise tatsächlich erhöhte physiologische Reaktionen auf Stress und gleichzeitig eine subsymbolische emotionale Erlebnisverarbeitung erfahren. In Experimenten, in denen Versuchspersonen einem psychologischen Stress (Halten eines Vortrages) ausgesetzt wurden, zeigten Personen mit einem repressiven Bewältigungsstil eine hohe physiologische Reaktivität und vermehrte Anzeichen von Angst im Verhalten, obwohl sie selbst eine geringe Intensität eines ängstlichen Affektes angaben (Newton & Contrada, 1992). Die Forschung belegt, dass repressive Bewältigung mit einer beeinträchtigten Funktion des Immunsystems (Jamner, Schwartz & Leigh, 1988), mit stressbezogenen Erhöhungen des Blutdrucks (King, Taylor, Albright & Haskell, 1990), mit der Schmerzstärke bei chronischen Schmerzpatienten (Deshields, Tait, Gfeller & Chibnall, 1995) sowie mit Reizdarmsymptomen assoziiert ist (Toner, Koyama, Garfinkel & Jeejeebhoy, 1992).

Wenn es ein klinisches Stereotyp des Somatisierers gibt, das eines stoischen, wortkargen, defensiven, überkontrollierten, unkommunikativen Individuums, das extrem mit dem eigenen Körper beschäftigt ist, dann gibt es auch noch ein anderes Stereotyp: das der neurotischen, hypersensitiven, histrionischen Person mit komorbider Angst und Depression, die auf dramatische Art und Weise sowohl im psychologischen als auch im somatischen Bereich eine Beschwerde nach der anderen verbalisiert. Die empirische Literatur, obwohl sie ein unklares und manchmal inkonsistentes Bild präsentiert, belegt auch diese letztere Erscheinungsform eines Patienten mit Somatisierung, eine Darstellung, die mit der alexithymen, defensiven Erscheinungsform scheinbar unvereinbar ist. Die Forschungsliteratur belegt jedoch eine hohe Komorbidität von Somatisierung einerseits sowie den affektiven und Angststörungen andererseits (Tomasson, Kent & Coryell, 1991). Als Patientengruppe erreichen Somatisierer zudem eine sehr hohe Punktzahl in Messungen von Neurotizismus, was darauf hindeutet, dass die Patienten häufig einen negativen Affekt erleben (Deary et al., 1997; Russo, Katon, Sullivan, Clark & Buchwald, 1994).

Was machen wir aus diesen etwas widersprüchlichen Erkenntnissen, von denen einige darauf hinweisen, dass Somatisierer mit ihren Gefühlen in Berührung kommen müssen, und andere darauf schließen lassen, dass Somatisierer ein Übermaß an negativem Affekt haben, das abgeschwächt, kontrolliert und weniger toxisch gemacht werden muss? Wir beobachten in unserer klinischen Arbeit, dass beide Sichtweisen wahr sind, dass beide Stereotype echten Patienten, denen wir begegnen, entsprechen. Außerdem können manchmal sowohl defensive als auch histrionische Tendenzen innerhalb derselben Person zu verschiedenen Zeitpunkten, Orten und in Bezug auf verschiedene psychologische Aspekte existieren. Unsere eigene Sichtweise von Somatisierern besteht darin, dass sie diverse Schwierigkeiten in der emotionalen Verarbeitung haben; Schwierigkeiten, die nebeneinander vorhanden sein können und von denen jedes physische Symptome verursachen kann. Entsprechend einer vor Kurzem aufgestellten Theorie könnte man sagen, dass wir unter Somatisierern diverse Formen emotionaler Dysregulation beobachten, welche die emotionalen Bedeutungsinhalte (Valenz), die emotionale Intensität/Regulation und emotionale Abspaltung betreffen (Berenbaum, Raghavan, Le, Vernon & Gomez, 2003). Wir beobachten oft, dass der von Somatisierern berichtete oder gezeigte Affekt mit den auslösenden Umständen inkongruent zu sein scheint, indem er entweder unangemessen gering oder negativ und übertrieben ist.

Unsere frühe Arbeit unter Verwendung eines kognitiv-verhaltenstherapeutischen (CBT von engl. cognitive-behavioral therapy) Standardansatzes bei Patienten mit Somatisierung, bei dem Kognitionen identifiziert und hinterfragt werden, die mit den körperlichen und affektiven Erfahrungen assoziiert sind, erwies sich als eingeschränkt wirksam. Patienten mit Somatisierung sind einfach die meiste Zeit zu wenig vertraut mit Erfahrungen, die als Voraussetzung für die Identifikation dysfunktionaler Kognitionen abrufbar sein müssen. Deshalb haben wir uns bemüht, eine Behandlung zu entwickeln, die den Patienten hilft, einen Zugang zu ihren impliziten kognitiven und emotionalen Reaktionen zu finden und diese zu verarbeiten. Der Ansatz beinhaltet ein ständiges Wechseln zwischen Emotionen und Kognitionen. Wir streben nicht nur in der Vorgehensweise einer Kognitiv-Behavioralen Therapie (CBT) an, die dysfunktionalen Kognitionen zu identifizieren und zu verändern, um die unangemessen stark ausgeprägten negativen Affekte abzuschwächen, sondern wir bemühen uns auch, eine intensive Bearbeitung und Exploration eines Affektes als ein Mittel einzusetzen, um Patienten dabei zu helfen, ihre Kognitionen und ihr Verhalten besser zu verstehen. Unsere Explorationen von denjenigen Gedanken und Gefühlen der Patienten, die mit ihren körperlichen Symptomen in Verbindung stehen, sind teilweise konzipiert, die Patienten darin zu schulen und sie zu ermutigen, sich emotional auszudrücken und eine Abwehrhaltung zu reduzieren. Darüber hinaus trainieren wir unsere Patienten, Fähigkeiten zur sensibleren Selbstwahrnehmung zu entwickeln. Ein Ziel unserer Behandlung ist es, Patienten dabei zu helfen, sich auf ihre internen Empfindungen einzustellen und diese Empfindungen präzise zu interpretieren. Wir nehmen an, dass eine unvollständige oder gestörte emotionale Verarbeitung Individuen in gewissem Sinne Informationen vorenthält, die für eine effektive Problemlösung und Entscheidungsfindung wichtig sind. Ein mangelhaftes Verständnis für den emotionalen Bereich

könnte auch zu ungelösten negativen Affektzuständen und zu einer Verlängerung der physiologischen Erregung, die den negativen Affekt begleitet, führen.
Glücklicherweise gibt es eine Fülle an therapeutischen Techniken, auf die man sich in diesem Bereich stützen kann. Traditionell war Psychotherapie in gewissem Sinne ein Hilfsmittel für Menschen, einen Zugang zu ihren Emotionen zu erlangen und etwas akzeptierender gegenüber ihren affektiven Reaktionen auf die Welt zu werden. In unserer Arbeit mit Emotionen beziehen wir uns stark auf die humanistische Psychotherapie, besonders auf die Methoden der personenzentrierten Therapie (Rogers, 1961) und der Gestalttherapie (Perls, 1973). Die meisten der heutigen Therapeuten wenden etwas von der Technik des „aktiven Zuhörens" (active listening) bei ihren Klienten an und versuchen, einige Grundzüge der Art und Weise von empathischer, unterstützender und authentischer interpersoneller Beziehung, wie sie Rogers befürwortete, umzusetzen. Aber mit der Zunahme aktiver, direktiver, kurzer Behandlungsformen wurden die genaue Exploration der Patienten und das sorgfältige Zuhören weniger betont als in früheren Tagen, als das Zuhören vielleicht als Kernkompetenz des Psychotherapeuten galt (Reik, 1948). Die Techniken der Gestalttherapie sind als Zugangsweg zum Affekt unübertroffen. Sie haben in der sehr kreativen Arbeit von Leslie Greenberg und seinen Kollegen zur emotionsfokussierten Therapie so etwas wie eine Wiedererweckung erlebt (Greenberg, 2002; Greenberg & Watson, 2005), eine Arbeit, die einige Aspekte unserer Herangehensweise bei Patienten beeinflusst hat.

Kognition, Verhalten und die Soziale Lerntheorie

Eine kognitiv-behaviorale Konzeptualisierung betont die Rolle, die Kognitions- und Verhaltensmuster sowie Verstärkerkontingenzen bei der Entstehung und Aufrechterhaltung von somatischen Symptomen spielen. Der kognitiv-behaviorale Ansatz hat verschiedene historische Vorläufer. Die operante und klassische Konditionierungstheorie und -forschung haben Modelle für den Erwerb und die Beibehaltung von Verhaltensmustern geliefert, die von der Verhaltenstherapiebewegung übernommen und auf psychiatrische Patienten angewandt wurden. Das Zusammenfließen von Verhaltenstherapie und jenen kognitiven Psychotherapieansätzen nach Aaron Beck (1976) und Albert Ellis (1962) ergab, was wir als unsere heutige kognitiv-behaviorale Therapie verstehen. CBT ist die am umfangreichsten beforschte Psychotherapieform; diejenige, welche die stärkste empirische Unterstützung erhalten hat, und der Ansatz, der im Allgemeinen als Beispiel für die Ideale der evidenzbasierten Medizin betrachtet wird.

Von der kognitiven Psychologie kam die Sichtweise, dass kognitive Bewertungen sowohl für psychologischen Stress als auch für menschliche Emotion zentral sind. Wie wir jedoch gesehen haben, war das Ausmaß, mit dem die Reaktion des Organismus auf Umweltänderungen durch den assoziativen Kortex vermittelt wird (im Gegensatz zu weniger evolutionär fortgeschrittenen Mechanismen, die subsymbolisch arbeiten), Gegenstand von Kontroversen und Gegenstand mancher Revision seit der Hochwassermarke des kognitiven Einflusses auf die Emotionspsychologie. Die kognitiv-behavioralen Modelle von solchen Erkrankungen wie Depression, Panikstörung, Phobie und Zwangsstörung waren ungemein einflussreich und mit signifikanten psychotherapeutischen Fortschritten verbunden. Einige dieser Modelle sind für die Erklärung der Somatisierung angewandt und angepasst worden.

Viele Patienten mit Somatisierung haben verzerrte, unlogische oder falsche Überzeugungen. Einige glauben trotz gegenteiliger Hinweise, dass sie körperlich ziemlich gebrechlich, sogar todkrank sind (Rief, Hiller & Margraf, 1998). Viele weisen die Art von primären Bewertungen auf, von denen man herausgefunden hat, dass sie mit negativer Affektivität zusammenhängt und diese erzeugt. Darüber hinaus bilden Patienten mit Somatisierung negative kognitive Bewertungen über ihre gutartigen körperlichen Empfindungen (Rief, Hiller & Margraf, 1998) aus. Viele glauben, dass Schmerz, Müdigkeit oder Unwohlsein jeglicher Art ein Zeichen von Krankheit sind. Zusätzlich zur Fehlinterpretation körperlicher Empfindungen denken einige Patienten mit Somatisierung derart katastrophisierend, dass sie persistierende körperliche Empfindungen als Beweis betrachten, an einer potentiell tödlichen Krankheit, wie Krebs oder AIDS, zu leiden (Hiller, Rief & Fichter, 2002).

Barsky, Wyshak und Klerman (1990) beschrieben einen kognitiven Stil von „Somatosensorischer Amplifikation“ (somatosensory amplification) als Kernaspekt eines kognitiv-behavioralen Modells für Hypochondrie und zeigten signifikante Unterschiede zwischen hypochondrischen und Kontrollteilnehmern auf der „Somatosensory Amplification Scale“ (SSAS, keine deutsche Version; aber Grundlage des „Fragebogens zu Körper und Gesundheit“ (FKG; v. Hiller et al., 1997; Anmerk. d. Verf.). Barsky, Coeytaux, Sarnie und Cleary (1993) zeigten, dass Patienten mit Hypochondrie unter guter Gesundheit einen relativ symptomfreien Zustand verstanden und Symptome als gleichbedeutend mit Krankheit betrachteten. Diese Art eines falschen, irrationalen Gesundheitskonzeptes könnte zu einem Wahrnehmungs- und kognitiven Stil von somatosensorischer Amplifikation (Verstärkung) beitragen, worin kleinere Abweichungen vom optimalen Funktionieren oder Wohlbefinden als Zeichen von Krankheit interpretiert werden (Salkovskis &

Warwick, 2001). Kürzlich präsentierten Rief, Hiller und Margraf (1998) Daten, die darauf hindeuten, dass einige kognitive Muster, die im Vorfeld bei Hypochondrie-Patienten beobachtet wurden, auch bei Patienten mit unerklärten medizinischen Symptomen auftreten. In dieser Studie boten Patienten mit multiplen Symptomen einer Somatisierung ebenso Tendenzen in Richtung einer katastrophisierenden Interpretation kleinerer körperlicher Beschwerden. Diese Patienten glaubten zudem von sich selbst, über mangelnde Widerstandskraft zu verfügen und unfähig zu sein, Stress auszuhalten.

Verhalten, Kognition und Emotion können in komplexen Mustern interagieren und manchmal pathogene Teufelskreise bilden. Dysfunktionale Kognitionen lösen negative Emotionen aus und fördern maladaptives Verhalten. Gedanken an eine mögliche Erkrankung verursachen Gefühle von Angst, Dysphorie und Frustration, die wahrscheinlich eine physiologische Erregung und körperliche Symptomatologie erzeugen und aufrechterhalten dürften und deswegen als weiterer Beleg für eine ernsthafte Erkrankung oder Anfälligkeit interpretiert werden. Diese physiologische Erregung wird durch eine Tendenz verschlimmert, die somatosensorische Informationen zu verstärken, über die körperlichen Empfindungen negative kognitive Bewertungen zu bilden und katastrophisierend zu denken in der Weise, dass persistierende körperliche Empfindungen als Zeichen einer potentiell tödlichen Krankheit fehlinterpretiert werden. Techniken der Kognitiv-Behavioralen Therapie (CBT) fokussieren größtenteils entweder auf die Beeinflussung von Verstärkerkontingenzen oder auf kognitive Umstrukturierung, um den negativen Affekt zu eliminieren oder abzuschwächen. Solche Techniken sind in der Behandlung voraussichtlich bei Störungen wirksam, die durch negativen Affekt und pathogene Verstärkerkontingenzen charakterisiert sind. Wie in Kapitel 2 gesehen, hat die Literatur die Anwendung von Kognitiv-Behavioraler Therapie (CBT) bei funktionellen somatischen Syndromen unterstützt.

Aus der Perspektive einer operanten Konditionierung gibt es verschiedene „Belohnungen", verbunden mit Somatisierung. Patienten mit Somatisierung streben nach Zuwendung von Bezugspersonen. Klagen und der Ausdruck von Leiden können als Wirkfaktoren (Operanten) aufgefasst werden, die dazu neigen, durch die Aufmerksamkeit anderer verstärkt zu werden. In dieser Hinsicht kann die familiäre Umwelt eines Patienten mit Somatisierung entscheidende Verstärkerkontingenzen für die Symptome liefern. Die Besorgnis von Familienmitgliedern könnte das Krankheitsverhalten positiv verstärken. Das Leiden des Patienten könnte einen Fokus bieten, der Paare von Problemen in ihrer Beziehung ablenkt. Für einen gesunden Ehepartner (oder eine andere geliebte Person) entsteht ein Nutzen aus der Fürsorge, wie zum Beispiel eine Sinnstiftung oder eine stärkere Position oder Geltung in der Beziehung.

Die Beteiligung einer relevanten Bezugsperson (typischerweise des Ehe- oder Lebenspartners) ist eine wichtige Komponente unserer Behandlung. Der Einbezug der Bezugsperson gibt uns zusätzlich zu den Selbstberichten des Patienten und den Beobachtungen des Therapeuten einen Zugang zu einer anderen Datenquelle über das Funktionsniveau des Patienten. Der Nutzen zusätzlicher Daten bzw. eines anderen Einblicks in die Welt des Patienten wäre an sich schon ein ausreichender Grund für Sitzungen, die eine relevante Bezugsperson mit einschließen, umso mehr, wenn man bedenkt, wie abhängig Psychiater und Psychologen von den Berichten ihrer Patienten sind. Aber über das Bereitstellen einer anderen Perspektive hinaus kann die Bezugsperson zum therapeutischen Effekt beitragen. Die relevante Bezugsperson kann zur Mitarbeit gewonnen werden, die familiäre Situation zu verändern, um pathogenen Stress zu reduzieren. Das Vorhandensein einer Bezugsperson, der die therapeutischen Ziele bewusst sind und die auf „derselben Seite" wie der Therapeut steht, ist ein großer Vorteil im Vergleich mit Patienten, die mit einer Bezugsperson zusammenleben, die entweder unwissend oder vielleicht in Zwiespalt mit dem Therapieprogramm ist. Die Beteiligung eines Ehe- oder Lebenspartners in der Kognitiv-Behavioralen Therapie ist nicht die Regel, aber bei einem weiten Spektrum von klinischen Problemen üblich, unter anderen bei Zwang (Black, Gleser & Kooyers, 1990), chronischem Schmerz (Keefe et al., 1996), Depression (Beach, Fincham & Katz, 1998) und Alkoholismus (McCrady, Stout, Noel, Abrams & Nelson, 1991; Rotunda & O'Farrell, 1997). Mit einigen Ausnahmen wird die Beteiligung einer Bezugsperson in der Therapie als eine effektive Option bei der Durchführung der Kognitiv-Behavioralen Therapie angesehen. Unsere eigene Erfahrung und die Rückmeldung, die wir von Patienten erhalten haben, legen nahe, dass gemeinsame Sitzungen, an denen Patienten mit Somatisierung und ihre Bezugspersonen teilnehmen, therapeutisch sehr wertvoll sind.

Weiteres Verhalten, das Patienten mit Somatisierung zeigen, kann durch das Prisma der operanten Konditionierung betrachtet werden. Wenn häufige Kontakte von somatisierenden Patienten mit dem Gesundheitssystem dazu dienen, die Sorge um die Gesundheit zu verringern, wenngleich auch nur vorübergehend, dann wird das medizinische Hilfesuchverhalten wahrscheinlich durch die Reduktion von Angst und Sorge negativ verstärkt. Das Interesse des medizinischen Fachpersonals und die Aufmerksamkeit gegenüber Patienten könnten das Aufsuchen des Gesundheitssystems positiv verstärken und die übermäßige Inanspruchnahme der Gesundheitsfürsorge fördern. So könnte auch die Vermeidung vieler normaler Aktivitäten und Verpflichtungen, wie zum Beispiel das Fernbleiben von der Arbeit, als ein Wirkfaktor (Operant) betrachtet werden, der durch die Le-

bensumwelt eine Verstärkung erfährt.
Die Untersuchung dieser Art von „Krankheitsverhalten“, das Somatisierer und andere medizinische Patienten zeigen, ist zu einem eigenständigen Forschungsbereich geworden. Im nächsten Abschnitt wird eine analytische Theoriebildung diskutiert, die von der Soziologie abgeleitet wurde und bei der einiges des Patientenverhaltens als eine Art vorgegebenes Verhaltensmuster oder als soziale Rolle angesehen wird.

DIE KRANKHEITSROLLE

Die Rollentheorie (Biddle, 1986) ist eine Perspektive innerhalb der Sozialwissenschaften, über die bereits Shakespeare (As You Like It, Act II, Scene 7) in seiner einzigartigen Weise ausdrückte:

Die ganze Welt ist eine Bühne,
Und all die Männer und Frauen lediglich Spieler:
Sie haben ihre Abgänge und ihre Auftritte;
Und ein Mann spielt in seiner Zeit viele Rollen.

Die Rollentheorie betrachtet die Handlungen jedes Individuums so, als würden sie innerhalb einer Sammlung von „Stücken“ oder Rollen auftreten. Rollen sind kohärente Verhaltensmuster, die von den normativen Erwartungen sozialer Gruppen wesentlich bestimmt und durch Sozialisation eingeprägt werden, etwa durch Belohnungen und Bestrafungen und durch die Beobachtung von Rollenmodellen. Infolgedessen lernen wir das Verhalten, das für einen Lehrer, einen Doktor, eine Mutter, einen Sohn, einen Baseballspieler, einen politischen Radikalen, einen Macho oder eine „Frau von heute“ angebracht ist. Obgleich in der Sprache des Dramas, schauspielern wir in unseren Rollen nicht einfach. Vielmehr identifizieren wir uns oft derart mit unseren Rollen, dass diese zu wesentlichen Bestandteilen davon werden, wer wir sind und wer wir selbst zu sein glauben.
Der Soziologe Talcott Parsons war die erste Person, welche die Idee der Rollentheorie und der „dramaturgischen“ Theorie von Sozialverhalten auf die Erforschung von Erkrankungen anwendete. Parsons glaubte, dass sowohl Heilberufler als auch Patienten als Schauspieler in einem Drama betrachtet werden könnten, in dem beide vorgeschriebene Rollen haben. Die „Krankenrolle“, wie von Parsons (1975) beschrieben, wird in wechselseitigen Formen von Bedürfnissen und Entpflichtungen ausgebildet. Die kranke Person wird

nicht dafür verantwortlich gemacht, dass sie in den Fängen einer Erkrankung ist, und die Besserung befindet sich ebenfalls außerhalb der Kontrolle der Person. Die Belastbarkeit, um verschiedene Alltagsrollen auszuführen, wird als eingeschränkt angesehen, und die kranke Person wird von einigen Pflichten befreit, um normal zu funktionieren. Im Gegenzug für die Entlastung von verschiedenen Formen von Verantwortlichkeit, wird vom Patienten erwartet, dass er sein „Krankheits"-Etikett akzeptiert und mit der Behandlung autorisierter Heilberufler kooperiert. Ein verwandtes Konzept ist die „Patientenidentität" (Gara, Rosenberg & Woolfolk, 1993), die auf eine Selbstwahrnehmung als medizinischer Patient hinweist, die zentral für das eigene Selbstgefühl ist. Trotz einer deutlich gewachsenen Akzeptanz von psychischen Störungen als legitimierte Form einer Behinderung stellt das Stigma, das psychischen Lebensproblemen anhaftet, weiterhin sicher, dass die am meisten akzeptierte Krankenrolle das Leiden an somatischen versus psychologischen Dysfunktionen beinhaltet ebenso wie die Darstellung eines Krankheitsverhaltens, das mit körperlichen Symptomen zusammenhängt.

Die Rollentheorie legt nahe, dass wir eventuell die Rollen übernehmen, die wir spielen, vorausgesetzt, dass wir eine Rolle oft spielen, dass die Rolle einen Anreiz schafft und dass gegensätzliche Rollen weniger reizvoll sind. Aus dieser Perspektive sind Patienten mit Somatisierung, welche die Krankenrolle ohne eine nachweisbare somatische Pathologie in Anspruch nehmen, keine Simulanten. Diejenigen, welche die Krankenrolle chronisch einnehmen, werden mit der Zeit zunehmend beeinträchtigter, und ihre Behinderung wird authentisch. Geringe Selbsteffizienzerwartungen, das Verbringen der meisten Zeit mit dem Fokus auf Symptome, die soziale Verstärkung des Unvermögens und der Rückzug von einem aktiven, produktiven Leben untergraben alle letztlich die Fähigkeit zu einem normalen Funktionieren und erzeugen echte Beeinträchtigung. Häufige, dauerhaft fortgesetzte ärztliche Untersuchungen und Behandlungen könnten die Krankenrolle bei Patienten ebenfalls tief verwurzeln.

Im Fall der Somatisierung werden Patienten möglicherweise in verschiedene, sich selbst aufrechterhaltende Teufelskreise verstrickt. Das Krankheitsverhalten kann auf viele Arten und durch viele Personen verstärkt werden. Wie das Konzept des sekundären Krankheitsgewinnes (Barsky & Klerman, 1983) bestätigt, gibt es viele Belohnungen und Entpflichtungen, die eine Krankheit mit sich bringt. Indem die mit Somatisierung verbundene Krankenrolle „gespielt" wird, kann sie über vielfältige Mechanismen gefestigt werden. Für einige Patienten mit Somatisierung und Hypochondrie führt das bloße Stellen der Frage „Wie weiß ich, dass ich nicht ernsthaft krank bin?" zu Zweifeln, Ängsten und einem Zwangsfokus, der nicht losgelassen werden kann. In anderen Fällen könnte

das Drama oder Melodrama von Leiden und Fürsorge in mancher Hinsicht einen Anreiz haben, den ein gesünderes Leben nicht hat. Einige Patienten mit Somatisierung kommen aus Familien, in denen es für jemanden normal war, krank zu sein. In der Kindheit gelernte Krankheits-„Skripte" kommen möglicherweise beim Auftreten eines aversiven Symptoms hervor. Krankheit kann als Rolle fungieren, in die sich der Patient verliebt, und die Patientenidentität kann eine „Sozialstation" sein, die sich trotz ihrer vielen Nachteile und Unzufriedenheiten für den Patienten passend, normal und in gewisser Hinsicht angenehm anfühlt (Mechanic, 1962).
Die meisten Forscher, die die Beziehung zwischen Somatisierung und möglichen Vorteilen von Krankheitsverhalten untersucht haben, sind zu dem Ergebnis gekommen, dass Somatisierung mit sekundärem Krankheitsgewinn verbunden ist (Gatchel, 2004; Rainville, Sobel, Hartigan & Wright, 1997). Fishbain (1994, 1998) erstellte eine aufschlussreiche kritische Analyse von dem Konstrukt des sekundären Krankheitsgewinnes und den Beziehungen zu Somatisierung, Krankheitsverhalten und der Krankenrolle. Er identifizierte zahlreiche „Belohnungen", die möglicherweise zur Übernahme einer Krankenrolle motivieren und sekundäre Krankheitsgewinne eines abnormalen Krankheitsverhaltens entstehen lassen:

1. Vermeidung einer unliebsamen oder unbefriedigenden Lebensrolle oder Aktivität
2. Besorgnis, Sympathie und Interesse von Familie und Freuden
3. Einfluss oder Macht innerhalb der Familie
4. Vermeidung von Sex
5. Beschaffung von Medikamenten
6. Finanzielle Entschädigungen in Verbindung mit Behinderung
7. Festhalten eines Partners an einer Ehe
8. Vermeidung einer Schuld an den eigenen Fehlern oder Schwächen
9. Bestrafung anderer oder Rache
10. Befriedigung von vorbestehenden, ungelösten Abhängigkeitsbestrebungen
11. Durchsetzen von Gerechtigkeit oder „gerechten Strafen"

Größtenteils sind dem Patienten die Eigenschaften der Krankenrolle, das damit assoziierte Krankheitsverhalten als auch der sekundäre Krankheitsgewinn, die als Merkmale der Somatisierung gelten, nicht vollständig bewusst oder vom Patienten beabsichtigt. Patienten können Veränderungen ihrer Symptome weder „wollen", noch geben sie die Krankenrolle zwangsläufig auf oder unterbrechen diese, wenn sich die Umstände ändern. Beispielsweise beseitigen die Beschlussfassungen in Rechtsstreitigkeiten und Versicherungsklagen im Zusammenhang mit der Beschwerdesymptomatik nicht unweigerlich die wahrgenommene Störung oder Behinderung (Evans, 1992). Vielmehr kann eine Behandlung auch dann erfolgreich sein, wenn ein Rechtsstreit ungeschlichtet bleibt (Schofferman & Wasserman, 1994). Durch Interventionen in die Lebens- und Alltagsstrukturen des Patienten sowie durch die Beeinflussung von Einstellungen, Überzeugungen und Handlungsweisen des Patienten kann unangemessenem Krankheitsverhalten der Anreiz genommen und ein Anreiz für gesunde Alternativen geschaffen werden. Manchmal ist es die Beziehung des Patienten zum Gesundheitssystem, die Ziel der Interventionen sein muss (Smith et al., 1986b). In anderen Fällen muss man sich mit der Stellung des Patienten in seiner oder ihrer Familie oder am Arbeitsplatz befassen. Unser Ansatz hinsichtlich des sekundären Krankheitsgewinnes besteht darin, diesen an allen realisierbaren Fronten zu vermindern, während man sich gleichzeitig bewusst macht, dass die Überlegungen zum sekundären Krankheitsgewinn und zur Krankenrolle, wenn auch wichtig, nur eine Gruppe von Faktoren betrifft, die dazu beitragen mag, die Symptome der Somatisierung aufrechtzuerhalten.

DAS GRUNDPRINZIP DER AFFEKTIVEN KOGNITIV-BEHAVIORALEN THERAPIE

Eine biopsychosoziale Konzeptualisierung von Somatisierung steht in Einklang mit einem ausgeprägt integrativen Diagnostik- und Behandlungsansatz. In der eigenen Sache hat es zu einem facettenreichen psychosozialen Behandlungsansatz geführt, der kognitive, erfahrungsbasierte, interpersonelle und behaviorale Interventionen beinhaltet. Unser Modell der Somatisierung betont die Interaktion von Physiologie, Kognition, Emotion, Verhalten und Umwelt. Wir möchten den Leser auf den Fallbericht von Rahim hinweisen, der zu Beginn dieses Kapitels vorgestellt wurde. Noch vor Durchführung einer umfassenden Diagnostik stellen wir möglicherweise einige vorläufige Hypothesen über die psychosozialen Faktoren auf, die neben möglichen organischen Faktoren zu seinen somatischen Symptomen beigetragen haben. Zunächst deuten das Auftreten und der Zeitpunkt seiner Symptome darauf hin, dass diese stressbezogen sein könnten. Rahims Kognitionen in Bezug auf seine beruflichen, finanziellen und familiären Begleitumstände würden in unserer Fallkonzeption erfasst werden. Zweitens ist Rahims Bestreiten negativer Affekte angesichts solcher Stressoren eine diagnostische „rote Fahne“, ein Charakteristikum, das wir bei Patienten mit Somatisierung häufig finden. Bei somatisierenden

Patienten, die sich in schwierigen Lebensverhältnissen befinden, aber einen nur gering ausgeprägten negativen Affekt erleben, verbringen wir viel Zeit mit dem Versuch, Affekte auszulösen und zu identifizieren. Die zusätzlichen Explorationsthemen, die unserer Fallkonzeption zugrunde liegen würden, schließen die Möglichkeit eines sekundären Krankheitsgewinnes mit ein. Bieten Rahims Symptome irgendeine Form der negativen Verstärkung, wie zum Beispiel, dass die Symptome es ihm erlauben, arbeitsbezogene Verantwortlichkeiten zu vermeiden oder den Gedanken an seinen Job, seine Karriere, seine Finanzen oder seinen Selbstwert auszuweichen? Wird Rahim durch die Krankenrolle von irgendwelchen eigenen oder den Erfolgserwartungen seiner Familie befreit? Diskussionen mit Rahim über diese Themen würden den Startpunkt der Diagnostik, der Fallkonzeption und der Behandlung liefern.

Unsere Therapie der Somatisierungsstörung hat sich aus einer hochstrukturierten, 10-Sitzungen umfassenden, manualisierten und individuellen Kognitiv-Behavioralen Therapie (CBT) zu einer längeren und inhaltsreicheren Behandlung entwickelt. Die kürzere Intervention schult Patienten in Entspannungstechniken, um Stress zu reduzieren, in Verhaltensaktivierung und Kommunikationsfertigkeiten, um die Krankenrolle zu vermindern, beinhaltet ein minimales Training in emotionaler Bewusstheit und instruiert für eine kognitive Umstrukturierung, um dysfunktionale Kognitionen zu verändern und zu reduzieren. Angesichts der Komplexität der Behandlungsfälle, wie im Fall von Rahim, erschien aber eine Ausweitung der Behandlung gerechtfertigt. Unsere derzeitige erweiterte Behandlung stellt nicht nur eine vollständigere Kognitiv-Behaviorale Therapie zur Verfügung, sondern betont auch die emotionale Bewusstheit und Akzeptanz bei Patienten. Wir haben zudem eine gezieltere Intervention in Richtung der Krankenrolle entwickelt, eine Intervention, die eine hoch systematische Analyse der funktionalen Bedeutung der Krankenrolle für den Patienten mit Somatisierung beinhaltet ebenso wie eine Analyse der Verstärkerkontingenzen, die das Krankheitsverhalten fördern und der interpersonellen Beziehungen bzw. der Lebens- und Alltagstrukturen, welche die Kontexte für die Ausgestaltung der Krankenrolle liefern. Die Betonung des Letzteren und das Hervorheben der Beziehungen und des Lebensumfeldes der Patienten ist nichts Neues. Dies kann in Therapieansätzen so verschieden wie die systemische Familientherapie, die interpersonelle Therapie (IPT) und die Methoden der operanten Konditionierung wiedergefunden werden.

Vieles von dem, was wir mit Patienten machen und das über die normale Kognitiv-Behaviorale Therapie (CBT) hinausgeht, war lange ein zentraler Bestandteil der humanistischen und psychoanalytischen Therapien und ist gegenwärtig dabei, auch bei den neueren Ansätzen, die aus der kognitiv-behavioralen Tradition hervorgegangen sind, betont zu werden. Traditionelle kognitive Ansätze wurden mit einer Theorie zur kognitiven Bewertung von Emotionen begründet (Arnold, 1960; Lazarus, 1966), in der von dysfunktionalen Kognitionen angenommen wurde, dass sie die aversiven Affekte erzeugten. Obwohl diese Darstellung durch Teasdale (1983) dahingehend modifiziert wurde, mehr bidirektional und kausal wechselseitig zu sein, ist vieles in der Kognitiv-Behavioralen Therapie auf die Reduktion des aversiven Affektes und dabei größtenteils auf die Veränderung von Kognitionen ausgerichtet worden, die man für die Ursache hielt. Einige Ansätze, die sich innerhalb des Rahmens der Kognitiv-Behavioralen Therapie (CBT) entwickelt haben, haben begonnen, diese Gewichtung auf die aktive Kontrolle von Emotion zu verlagern. Die neuesten klinische Arbeiten von Forschern wie Linehan (1993), Hayes, Strohsahl und Wilson (1999) sowie Newman, Castonguay, Borkovec und Molnar (2004) haben den Schwerpunkt auf die Erfahrung des Aushaltens und Akzeptierens einer unangenehmen Emotion gesetzt, eher als eine Auflösung der Emotion anzustreben. Aktuelle Störungskonzepte zur Generalisierten Angststörung (GAD von engl. generalized anxiety disorder) legen nahe, dass die Funktion des Hauptsymptoms dieser Störung (d. h. pathologisches Sorgen) darin liegen könnte, emotionale Erfahrung zu vermeiden, zu kontrollieren oder abzuschwächen (Mennin, Heimberg, Turk & Fresco, 2002; Roemer & Orsillo, 2002). Die Autoren dieser aktuellen Störungskonzepte zur Generalisierten Angststörung befürworten ebenso erfahrungs- und akzeptanzorientierte Therapieansätze zur Sorgenreduktion. Die Kritik von Samoilov und Goldfried (2000) an dem üblichen Vorgehen in der Kognitiv-Behavioralen Therapie weist darauf hin, dass eine stärkere Schwerpunktsetzung auf das Erkennen des Affektes in Therapiesitzungen zu einer effektiveren Behandlung führen könnte. Dabei stammen die oben zitierten Argumente der revisionistischen Theoretiker häufig aus der Grundlagenforschung der kognitiven Neurowissenschaft, einer Forschung, die nahelegt, dass es komplexe, mannigfaltige und zum Teil unabhängige Ebenen kognitiver und affektiver Speicherung und Verarbeitung gibt (Izard, 1993; Le Doux, 1995). Diese „erfahrungsbasierten" kognitiv-behavioralen Behandlungen kombinieren ein Training, das entweder auf die emotionale Exploration oder die emotionale Regulation abzielt. In einer Analyse des beständigen Spannungsverhältnisses zwischen diesen beiden validen Therapiezielen beschrieb Westen (2000) die mannigfaltigen und schwierigen therapeutischen Dilemmata sehr plausibel in Bezug auf wann und unter welchen Umständen Psychotherapeuten versuchen sollten, die Patienten beim Abrufen und in der Exploration affektiver Zustände zu unterstützen oder alternativ bei der Auflösung oder Abschwächung solcher Zustände zu helfen. Er vertritt die Auffassung, dass sich traditionelle Ansätze der Kognitiv-Behavioralen Therapie in der Ausrichtung der versuchsweisen Techniken, Emotionen zu kontrollieren, geirrt haben und darin gescheitert sind, die impliziten, stillschweigenden, nonverbalen und emotionalen Aspekte der Existenz angemessen anzusprechen. Unsere Arbeit mit Patienten mit Somatisierung gründet auf der Annahme, dass die offensichtliche Wirkung der Kognitiv-Behavioralen Therapie bei Somatisierung durch die Art und Weise der Modifikationen in der Kognitiv-Behavioralen Therapie, die wir und andere befürwortet haben, nicht nur verbessert wird, sondern dass das Potential dieses Therapieansatzes nur im Kontext einer Behandlungsmethode, die mehr Betonung auf die emotionale Verarbeitung legt, vollständig realisiert werden kann.

In den folgenden Kapiteln stellen wir einen Aspekt unserer Behandlung in einem methodisch stärkeren Maße und expliziter dar, der in früheren Abfassungen und Präsentationen (Allen, Woolfolk & Gara, 2001; Allen, Woolfolk, Lehrer, Gara & Escobar, 2001) unserer Forschungsarbeit unzureichend hervorgehoben worden war: der Schwerpunkt unserer Arbeit auf Exploration, Differenzierung, Ausdruck und Akzeptanz von Emotionen.

KAPITEL 4

DIAGNOSTIK

Somatisierungssyndrome werden trotz deren Prävalenz und Kosten sowohl in den psychiatrischen Fachpraxen als auch in anderen ärztlichen Praxen oft übersehen (Fabrega et al., 1988; Fink et al., 1999; Peveler et al., 1997). Patienten nennen wahrscheinlich nur die Beschwerden, die sie bei dem aufgesuchten niedergelassenen Arzt für relevant halten, auch wenn sie (die Patienten) noch andere besorgniserregende körperliche und/oder emotionale Symptome erleben. Häufig konzentrieren sich das Fachpersonal für psychische Gesundheit und ihre Patienten auf emotionale, kognitive, behaviorale und umweltbezogene Aspekte, während sie die Besprechungen über somatische Beschwerden kurzhalten. In Ermangelung einer umfassenden Ausbildung für somatische Krankheiten fühlen sich nichtmedizinische psychische Gesundheitsdienstleister möglicherweise in der Diagnostik oder Beurteilung körperlicher Symptomatologie nicht kompetent. Stattdessen könnte das Fachpersonal die Patienten dazu anleiten, eine weitergehende medizinische Bewertung ihrer körperlichen Symptome durch Ärzte anzustreben, die wiederum den größeren biopsychosozialen Kontext, in dem die Symptome auftreten, nicht untersuchen. Auf diese Weise könnte das klinische Fachpersonal unbeabsichtigt zu unnötigen medizinischen Untersuchungen anregen, die dysfunktionales Krankheitsverhalten und Überzeugungen verstärken. Bevor Patienten einer fragmentarischen medizinischen Untersuchung zugewiesen werden, sollte der Kliniker auf das Gesamtbild der körperlichen Symptomatologie schauen und hinsichtlich des Vorliegens einer Somatisierung bewerten.

Lauren war eine 33-jährige Frau, die eine Psychotherapie aufsuchte wegen einer langen Vorgeschichte mit depressiven und ängstlichen Stimmungen, die sie darauf zurückführte, das Kind eines alkoholabhängigen Elternteils zu sein. Zusätzlich zu ihren emotionalen Schwierigkeiten berichtete sie von lähmender Müdigkeit, die als chronisches Fatigue-Syndrom diagnostiziert worden war. Im Verlauf der Therapie klagte Lauren über zahlreiche wiederkehrende körperliche Symptome, die sie und ihr Therapeut, ein promovierter Psychologe, als „medizinische Symptome" betrachteten, mit denen sich ein Arzt befassen sollte. Der Therapeut bezog diese Symptome niemals in die Fallkonzeption oder die Behandlung ein. Mit dem Versuch sicherzustellen, dass die Patientin eine übergreifende Behandlung erhielt, vermied der Therapeut stattdessen Gespräche über Laurens körperliche Symptome und überwies die Patientin bei zahlreichen Gelegenheiten zur ärztlichen Beurteilung. Mit der Zeit erreichte Lauren unsere Klinik, da ihr Hausarzt begonnen hatte, eine Somatisierung zu vermuten und zur vorläufigen Diagnose einer Somatisierungsstörung gekommen war. Diese Diagnose wurde während der ausführlichen Untersuchung, die Teil unseres Forschungsprotokolls ist und später in diesem Kapitel beschrieben werden wird, bestätigt.

Natürlich würden wir nicht empfehlen, dass Kliniker für alle körperlichen Symptome einen Zusammenhang mit einer Psychopathologie vermuten. Wir wollen lediglich das klinische Fachpersonal für psychische Krankheiten anregen, sich mit den Hausärzten der Patienten in Verbindung zu setzen, um alle für eine biopsychosoziale Fallkonzeption relevanten Informationen zu erhalten. Wenn unerklärte medizinische Symptome mannigfaltig und von langer Dauer sind, sollte das mögliche Vorliegen einer Somatisierungsstörung zumindest exploriert und gegebenenfalls ausgeschlossen werden. Bei einem Patienten, bei dem sich herausstellt, dass er an einer zugrunde liegenden somatoformen Störung leidet, würde eine Vernachlässigung der biologischen, psychologischen, behavioralen oder umweltbezogenen Faktoren nicht nur einen Therapieerfolg verhindern, sondern auch das Problem verstärken. Ebenso können sich Hausärzte, die darin geübt sind, die organischen Erkrankungen zu identifizieren und zu behandeln, die einer Symptomatik zugrunde liegen, bei einer Fokussierung auf Aspekte ihres Spezialgebietes, isoliert von einem umfassenden biopsychosozialen Kontext, irren. Das Übersehen eines Aspektes dieser komplexen Leib-Seele-Streitfälle schafft möglicherweise die Voraussetzung für ausgedehnte diagnostische Exkurse auf der Suche nach ungewöhnlichen körperlichen Erkrankungen. Unnötige diagnostische Prozeduren, Hospitalisierungen und Operationen sind kostenintensiv, beunruhigend und für die körperliche und psychische Gesundheit der Patienten potentiell schädlich. Unangemessene medizinische Maßnahmen könnten bei Patienten iatrogene Erkrankungen verursachen. Ebenso problematisch ist die dadurch vermittelte Botschaft: dass jedes unangenehme körperliche Symptom ein Zeichen von Krankheit ist, eine dysfunktionale Überzeugung, die Patienten mit somatoformer Störung häufig haben. Um solche unergiebigen und potentiell schädlichen Maßnahmen zu vermeiden, sind die Anbieter von Gesundheitsdienstleistungen unbedingt aufgefordert, im Hinblick auf somatoforme Störungen zu untersuchen (Barsky & Borus, 1995; Katon, Sullivan & Walker, 2001).

In diesem Kapitel beschreiben wir Methoden zur Identifikation und Diagnostik von Somatisierung. Zudem diskutieren wir den Einsatz von diagnostischen Testinstrumenten bei der Aufklärung und der Verbesserung der Behandlung sowie bei der Evaluation der Behandlungseffekte. Idealerweise liefert die Testdiagnostik (assessment) nicht nur die notwendige Information für die Differentialdiagnose, die Fallkonzeption und die Behandlungsplanung, sondern verbessert auch die therapeutische Beziehung. Wegen der Komplexität vieler Fälle von Somatisierung empfehlen wir den Klinikern, die diagnostische Beurteilung als einen Prozess zu betrachten, der während der ganzen Behandlung stattfindet. Im Verlauf der Behandlung, wenn sich die Patienten wohler fühlen, beginnen diese möglicherweise, mehr Informationen zu offenbaren. Viele Patienten mit Somatisierung haben komplexe Vorgeschichten zu den Symptomen, die sie bei einer einzelnen Gelegenheit zur diagnostischen Beurteilung wahrscheinlich nicht vollständig abrufen können. Wir haben die Erfahrung gemacht, dass die therapeutische Arbeit selbst möglicherweise verschiedene Erinnerungen an Symptome und Umstände, die die Symptome herbeigeführt haben könnten, hervorruft, wenn sich ein Therapieprozess entwickelt. Initiale Diagnosen und angenommene Begleitfaktoren sollten neu überdacht werden, wenn sich der Fall weiter erschließt.
Um unseren Weg zur Diagnosestellung zu illustrieren, haben wir den Fall von Lauren dargestellt und werden über den Fall von Manuel berichten. Die beiden Fälle werden beschrieben, weil sie repräsentativ für die zwei häufigsten Präsentationen sind: (1) ein emotional leidender Psychotherapiepatient (Lauren) mit Symptomen einer Somatisierung und (2) ein medizinischer Patient (Manuel), dessen Allgemeinmediziner entschieden hat, dass Psychotherapie, eher als oder zusätzlich zu biomedizinischer Intervention, die körperlichen Beschwerden voraussichtlich am besten lindern kann.

Manuel war sich nicht sicher, was mit ihm geschah. Als er sich eines Abends zum Abendessen hinsetzte, fühlte er einen intensiven Schmerz in seiner Brust. Er war besorgt und etwas verwirrt. Sofort begann Manuel zu denken, dass er einen Herzinfarkt haben könnte. „Was ist los?“, fragte sine Ehefrau Carmen. „Ich glaube, ich muss ins Krankenhaus“, entgegnete Manuel. Einige Stunden später verließen Manuel und Carmen mit der Versicherung, dass er keinen Herzinfarkt erlitten hatte, das Krankenhaus. Eine Überweisung zum Kardiologen hatte einen Thallium-Stress-Test zur Folge. Die Ergebnisse dieses Tests legten nahe, dass Manuel möglicherweise eine Blockade in einer seiner Koronararterien haben könnte. Er wurde für eine Herzkatheteruntersuchung angemeldet, ein diagnostisches Verfahren, das eine Vollnarkose und einen Fehltag erforderte. Sein Kardiologe stellte es folgendermaßen dar: „Wir gingen in die Arterie, schauten sie uns an, und sie ist sauber. Es gibt keinen Verschluss der Arterie. Der Thallium-Stress-Test hat uns ein falsch positives Ergebnis geliefert." Drei Wochen nach seinem Schrecken am Abendbrottisch, nach vielen Stunden der Interaktion mit medizinischem Fachpersonal und Tausenden von Dollars an Behandlungskosten später erhielt Manuels Herz ein einwandfreies Gesundheitszeugnis.

Was während der Krise, die dem akuten Ereignis folgte, jedoch nicht bekannt wurde, war die Tatsache, dass Manuel schon seit vielen Jahren unerklärte medizinische Symptome erlebt hatte. Er hatte chronische Spannungskopfschmerzen, Kieferschmerzen, einen „sensiblen Magen" und verschiedene andere gastrointestinale Symptome sowie Taubheitsgefühle an seinen Extremitäten. Aber kein Gesundheitsanbieter hatte jemals das weitereichende Muster von Somatisierung in Betracht gezogen. Wenn Manuel mit einem semistrukturierten Interview wie dem Strukturierten Klinischen Interview für DSM-IV-Störungen (SCID von engl. Structured Clinical Interview for DSM-IV Disorders) untersucht worden wäre, wäre er bei einer deutlichen Abweichung für die Diagnose der Somatisierungsstörung in Frage gekommen. Das SCID hätte auch eine Panikstörung ausgeschlossen, eine Störung, die oft in einen Zusammenhang mit Fällen gebracht wird, in denen Personen fälschlicherweise glauben, einen Herzinfarkt zu haben. Manuels Schmerzen am Abendbrottisch waren echt, aber der Schmerz kam nicht von einer Funktionsstörung seines Kreislaufsystems. Sein Schmerz war ein Symptom im Symptommuster einer Somatisierung, ein Muster, das über viele Jahre unentdeckt und undiagnostiziert abgelaufen war.

Wenn man Patienten mit einer Somatisierung zu ihren gegenwärtigen Problemen befragt, ist es wichtig, Informationen darüber zu erhalten, in welcher Weise sie zur Therapie überwiesen wurden und wie ihre Gedanken und Gefühle bezüglich dieser Überweisung sind. Jeder Patient hat eine eigene Geschichte, allerdings gibt es ähnliche Themen. Frustration, Hilflosigkeit und Unsicherheit sind nahezu immer ein Teil dessen, was besprochen werden muss. Unerklärte Symptome mit unklaren Prognosen induzieren fast immer Frustration, wenn nicht sogar starke Verzweiflung. Die diagnostische Beurteilung und Behandlung der Somatisierung gehört zu den ungenauesten Vorhaben mit ungewissen Folgen. Diese Unsicherheit muss anerkannt werden, aber die Möglichkeit einer konkreten therapeutischen Hilfestellung muss ebenso angenommen und als Argument für eine Symptomexploration angeführt werden.

DAS KLINISCHE INTERVIEW

Wenn sich ein Patient wie Manuel für eine Psychotherapie vorstellt (oder sich die Komponente einer Somatisierung bei Fällen wie Lauren erkennen lässt), besteht die oberste Priorität darin, das/die dargelegte(n) Problem(e) und die damit verbundene medizinische Pathologie und Psychopathologie zu klären. Wir empfehlen eine sorgfältige Durchsicht der medizinischen und psychiatrischen Vorgeschichte sowie eine Diskussion über die gegenwärtige arbeitsbezogene, soziale und körperliche Funktionsfähigkeit. Wann immer möglich, werden diese Informationen nicht nur von den Patienten selbst erfragt, sondern auch von ihren Ärzten und Familienangehörigen.

Eine Diagnose einer Somatisierungsstörung nach DSM-IV (oder von moderaten Formen einer Somatisierung) erfordert von Klinikern, dass sie die Lebensgeschichte des Patienten hinsichtlich des Auftretens von 33 verschiedenen körperlichen Symptomen beurteilen und die Wertigkeit dieser Symptome bestimmen, eine zeitraubende und komplexe Aufgabe. Da die meisten Kliniker ihre diagnostischen Entscheidungen auf der Basis von unstrukturierten Patienteninterviews treffen, werden viele Symptome, die von Somatisierern erlebt werden, möglicherweise nie besprochen. Die Anamnese von Symptomen einer Somatisierung und von abnormen Krankheitsverhalten könnte von den Erzählungen der Patienten über ihren Lebensweg verdeckt werden.
Eine exaktere Diagnose lässt sich möglicherweise erreichen, wenn man ein strukturiertes Interview wie das „Structered Clinical Interview for DSM-IV Disorders“ (SCID; First, Spitzer, Gibbon & Williams, 1997) und eine Bewertung der medizinischen Vorgeschichte durchführt. Das SCID stellt Fragen bereit, die den Kliniker durch die diagnostischen Kriterien für somatoforme Störungen (Somatisierungsstörung, Hypochondrie, undifferenzierte Somatisierungsstörung, Schmerzstörung und körperdysmorphe Störung) leiten, ebenso wie durch die anderen wichtigsten psychiatrischen Störungen. Der Abschnitt über die Somatisierungsstörung im SCID erfordert, dass der Kliniker detailliert nach Erfahrungen in der Lebenszeit des Patienten zu jedem körperlichen Symptom fragt. Die Auswirkung jedes aufgetretenen Symptoms auf das Patientenverhalten wird exploriert. Darüber hinaus werden die Patienten auch nach früheren medizinischen Diagnosen und medizinischen Empfehlungen zu jedem Symptom befragt. Da die Antworten der Patienten auf Fragen zur organischen Grundlage der Symptome nicht unbedingt verlässlich sind, werden die Hausärzte der Patienten konsultiert. Nur medizinisch unerklärte Symptome werden für die Diagnose einer Somatisierung gewertet.

Auch wenn der Abschnitt über die Somatisierungsstörung im SCID für den Kliniker mühsam erscheinen mag, haben wir beobachtet, dass sehr wenige Patienten mit Somatisierung negativ auf seine Anwendung reagieren. Tatsächlich scheinen die meisten für die sorgsame Aufmerksamkeit des Interviewers in Bezug auf ihre somatische Symptomatologie dankbar zu sein. Wir sind dazu gekommen, den Abschnitt über die Somatisierungsstörung im SCID als Sprungbrett in das therapeutische Bündnis bei Patienten wie Manuel und als Vertiefung der Patient-Therapeut-Beziehung bei Patienten wie Lauren zu betrachten. Für viele Patienten mit Somatisierung ist dieses Interview das erste Mal, dass eine Fachperson im Gesundheitswesen jedes ihrer Symptome ausgiebig bewertet hat. Zusätzlich zur Verbesserung der Patient-Therapeut-Beziehung können das SCID, die Durchsicht der medizinischen Vorgeschichte und die Rücksprache mit dem Hausarzt die Differentialdiagnose erleichtern. Allgemeinmedizinische Beschwerden wie Rheuma, entzündliche Darmerkrankungen und so weiter könnten ausgeschlossen werden. Der Interviewer kann zwischen Hypochondrie und Somatisierung unterscheiden, indem er klärt, ob das Leiden des Patienten mehr durch seine Symptominterpretation verursacht wird (zum Beispiel, dass das Wiederauftreten der Symptome eine verheerende Erkrankung nahelegt) oder durch die Symptome selbst. Da das SCID erfordert, dass der Kliniker nach Erfahrungen in der Lebenszeit des Patienten mit anderen psychiatrischen Störungen (affektive, Angst-, psychotische und Abhängigkeitsstörungen) fragt, können auch andere psychiatrische Erklärungen für die Symptome ausgeschlossen werden. Natürlich schließt das Vorliegen eines allgemeinmedizinischen Krankheitszustandes oder einer nicht somatoformen psychiatrischen Erkrankung nicht die Möglichkeit einer komorbiden somatoformen Störung aus. Tatsächlich treten solche Komorbiditäten in einigen der komplexesten Fälle auf.

Im Fall von Manuel ergab die Durchführung des SCID, die Durchsicht seiner medizinischen Vorgeschichte und die Rücksprache mit seinem Hausarzt eine lange Geschichte von schmerzhaften Beschwerden (z. B. Brustschmerz, Kopfschmerzen, Kieferschmerz) ohne irgendeine damit assoziierte diagnostizierte organische Pathologie. Unsere diagnostische Beurteilung deckte zudem eine frühere Diagnose eines Reizdarmsyndroms (IBS von engl. irritable bowel syndrome) auf, dessen Symptome zu- und abzunehmen schienen. Auch wenn sein abdominaler Schmerz, die Blähungen und die Diarrhö nicht so behindernd waren wie seine anderen Symptome, so waren sie dennoch beängstigend. Manuel hatte im Lauf seines Lebens keine anderen medizinischen Diagnosen erhalten. Zusätzliche unerklärte und beunruhigende Symptome, die er zwischenzeitlich erlebt hat-

te, bestanden in Taubheitsgefühlen an seinen Extremitäten und erektiler Dysfunktion. Zusammengenommen erfüllten Manuels Symptome die DSM-IV-Kriterien für eine Somatisierungsstörung, eine Diagnose, die wahrscheinlich ohne die Anwendung des SCID nicht vergeben worden wäre, weil der Patient wohl niemals von sich aus Beschwerden über seinen Gastrointestinaltrakt oder seine sexuelle Funktion geäußert hätte. Die verbleibenden Abschnitte des SCID ergaben einige Angstsymptome, die für die Diagnose einer Angststörung jedoch ungenügend waren.

Zusätzlich zum Informationsgewinn, mit dem sich eine vorläufige Diagnose stellen lässt, bieten die diagnostischen Interviews die Grundlage für die Fallkonzeption. Wir ergänzen die Durchsicht und Bewertung der medizinischen Vorgeschichte und das SCID um eine tiefere Exploration der Symptome: Wie war der Verlauf der Symptome? Was waren koinzidente Lebensereignisse, wenn es welche gab? Welche Behandlungen erfolgten wegen der Symptome? Wie reagierten Lebenspartner auf die Symptome? Welche Gedanken und Gefühle hat der Patient im Zusammenhang mit seinen Symptomen? Die Beiträge von Familienmitgliedern können über die Symptome Aufschluss geben, ebenso über die Erfahrungen des Patienten mit den Symptomen und damit zusammenhängende Ereignisse.

Wie viel medizinische Diagnostik ist ausreichend?

Das nichtmedizinische Fachpersonal für psychische Gesundheit, dem das Wissen fehlt, über die organische Grundlage von Symptomen zu urteilen, fühlt sich wahrscheinlich unwohl, wenn es von zusätzlichen medizinischen Untersuchungen bei körperlichen Symptomen abrät. Wir haben dieses Dilemma dahingehend gehandhabt, dass wir den Hausärzten der Patienten empfohlen haben, die Behandlungsvorschläge von Smith und Kollegen (1986b) für Patienten mit Somatisierung (beschrieben in Kapitel 2) zu beachten. Das heißt, dass Patienten von ihren Hausärzten regelmäßig gesehen werden sollten (z. B. alle 4–6 Wochen). Die Ärzte sollten bei diesen Besuchen körperliche Untersuchungen durchführen, ohne unnötige diagnostische Maßnahmen, chirurgische Interventionen oder Einweisungen in ein Krankenhaus zu verordnen. Die Therapeuten kontaktieren die Hausärzte, um sich bezüglich des medizinischen Zustands der Patienten auf den neuesten Stand zu bringen.

Wir berücksichtigen „wahrscheinliche Somatisierungssymptome" in der Fallkonzeption, wenn das oben erwähnte klinische Interview auf einen der folgenden Punkte hinweist:

- Ein Patient berichtet über eine Lebensgeschichte mit multiplen körperlichen Symptomen und unklaren oder fehlenden Diagnosen.
- Ein Patient berichtet, dass er viele Ärzte aufgesucht und viele diagnostische Maßnahmen mit inkonsistenten Befunden für mehr als ein Symptom erhalten hat.
- Ein Patient berichtet von einem Reaktionsmuster der Ärzte, Familienmitglieder und/oder Freunde, demzufolge sie „unfähig sind", die körperlichen Symptome des Patienten zu „verstehen" oder diese Symptome „satt haben".
- Die Symptome werden bildlich oder dramatisch beschrieben. Zum Beispiel könnte ein Patient angeben, dass er oder sie vor Schmerz „schreit" oder dass der Schmerz auf einer Skala von 0 bis 10 bei 100 lag.
- Es gibt starke Hinweise für einen mit den Symptomen verbundenen sekundären Krankheitsgewinn.

SELBSTBEURTEILUNGS-FRAGEBÖGEN

In unserer klinischen Arbeit mit Somatisierungspatienten verwenden wir lediglich zwei Selbstbeurteilungs-Indizes: (1) die „Schweregradskala Somatischer Symptome" (Severity of Somatic Symptoms Scale), um den Behandlungsfortschritt zu messen, und (2) das „Arbeitsblatt zum Symptommonitoring" (z. B. als Symptomtagebuch), um Situationen, Gedanken und Emotionen zu identifizieren, die mit der somatischen Symptomatologie in Zusammenhang stehen. In der Erstsitzung zur Evaluation bitten wir die Patienten, die „Schweregradskala Somatischer Symptome" (Anhang C) auszufüllen, welche die Patienten dazu auffordert, dass sie die Schwere von 40 einzelnen somatischen Symptomen im Vormonat einschätzen. In dem Bemühen, eine zu starke Fokussierung auf die körperlichen Symptome zu verhindern, erheben wir die Schweregradskala Somatischer Symptome alle 4 Wochen und nicht jede Woche, um eine Veränderung in der Behandlung zu beurteilen. Patienten, deren Funktionieren durch ihre körperlichen Symptome moderat bis schwer beeinträchtigt ist, tendieren dazu, mit über 40 auf der Schweregradskala Somatischer Symptome zu punkten. In der klinischen Praxis sind wir an einem Wert des Patienten auf dieser Skala interessiert, der relativ zu seinem oder ihrem früheren Wert ist. Wir haben beobachtet, dass eine 25 %-Reduktion im Gesamtwert auf der Schweregradskala Somatischer Symptome ein Hinweis für eine bedeutsame klinische Veränderung ist.

Da bei uns die Verwendung von Symptomtagebüchern ein derart wesentlicher Bestandteil unserer Therapie ist, beschreiben wir deren Anwendung in den Kapiteln 6–9.

DIAGNOSTIK IN FORSCHUNGSEINRICHTUNGEN

Strukturierte klinische Interviews

Die Interviewformen, die am häufigsten von Wissenschaftlern verwendet werden, um somatoforme Störungen festzustellen, sind das SCID (s.o.), das "Composite International Diagnostic Interview" (CIDI; World Health Organization, 1994a) und der Vorgänger des CIDI, das „Diagnostic Interview Schedule" (DIS; Robins, Helzer, Croughan & Ratcliff, 1981). Sowohl das SCID als auch das CIDI stellen Fragen zur Verfügung, die den Interviewer durch die diagnostischen Kriterien für die wichtigsten psychiatrischen Störungen leiten. Das CIDI, das einen vollständig standardisierten Satz geschlossener Fragen beinhaltet, die mit Ja oder Nein zu beantworten sind, kann von einem trainierten Laien als Interviewer angewendet werden. Es wird eine Diagnose ohne klinische Interpretation der Ergebnisse erstellt, die ausschließlich auf einem Verteilungsmuster der Symptome basiert. Das halbstrukturierte SCID (Structered Clinical Interview for DSM-IV Disorders) beinhaltet Fragen, die wortwörtlich gestellt werden sollen, lässt aber eine Reihe von Anschlussfragen zu, die aufbauend auf den Antworten der befragten Person und dem klinischen Urteil des Interviewers modifiziert werden können, um sicherzustellen, dass die diagnostischen Kriterien erfüllt sind. Viele Anschlussfragen sind offen, um die Patienten anzuregen, die Symptome mit ihren Worten zu beschreiben. Diese offeneren Gespräche erlauben es den Interviewern, die Bedeutung von Antworten der Patienten auf die strukturierteren Fragen zu klären. Für die Durchführung des SCID sind das Grundlagenwissen und die klinische Erfahrung eines geschulten Klinikers notwendig im Gegensatz zu den Voraussetzungen eines Laien. Eine andere Unterscheidung zwischen dem CIDI und dem SCID ist, dass Interviewer im SCID angehalten sind, ihre diagnostischen Entscheidungen nicht nur auf der Grundlage von Antworten der befragten Person auf die Interviewfragen und der Beobachtungen des Klinikers während des Interviews zu treffen, sondern auch anhand von Informationen aus anderen Quellen (wie dem Hausarzt und Familienmitgliedern). Über die Verfahrensunterschiede in der Anwendung hinaus unterscheiden sich die Abschnitte zu den somatoformen Störungen im CIDI und im SCID inhaltlich. Während sich das SCID auf DSM-IV-Diagnosen bezieht, umfasst das CIDI sowohl DSM-IV- als auch ICD-10-Diagnosen.

Zwei andere Interviewformen zur Feststellung somatoformer Störungen sind die „Schedules for Clinical Assessment in Neuropsychiatry" (SCAN; World Health Organization, 1994b) und das „Somatoform Disorders Schedule" (SDS; World Health Organization, 1994c [dt. Version: Hiller & Rief, 1996]). Das SCAN ist ein halbstrukturiertes Interview zur Diagnostik der wichtigsten DSM-IV- und ICD-10-Störungen. Wie das SCID erlaubt auch das SCAN dem Interviewer etwas Flexibilität bei der Exploration der Symptomatologie und bei dem Erfragen ergänzender Informationen von dritten Parteien. Das SDS bewertet ausschließlich die somatoformen Störungen nach DSM-IV und ICD-10 anstelle aller wichtigen psychiatrischen Störungen. Das SDS folgt dem vollstrukturierten Format des CIDI, so dass es von Laien mit minimalem Training durchgeführt werden kann.

Bislang konnte hinsichtlich der besten Interviewform noch kein Konsens erzielt werden. Obwohl CIDI, SCID und SCAN in der Forschung weithin verwendet werden, wurden bislang nur wenige Anstrengungen unternommen, die psychometrischen Eigenschaften ihrer Abschnitte zu den somatoformen Störungen zu untersuchen. Einige Wissenschaftler behaupten, dass die Validität von halbstrukturierten Interviews, wie dem SCID und SCAN, gegenüber den vollstrukturierten Interviews, wie CIDI und SDS, überlegen ist (Spitzer, 1983). Erstens kann eine größere Menge an richtigen Informationen durch Interviewer eruiert werden, die klinisches Urteilsvermögen in ihren Fragen und den Bewertungen von Antworten in einem Interviewformat nutzen, das einigen Spielraum bei der Symptomexploration des Patienten ermöglicht. Zweitens erlauben halbstrukturierte Interviews dem Interviewer einen Zugriff auf Informationen von dritten Parteien. Dieser zweite Punkt ist bei der Bewertung von Symptomen einer Somatisierung entscheidend. Aus verschiedenen Gründen, einschließlich einer Abwehrhaltung der Patienten und einer schlechten Arzt-Patient-Kommunikation, geben die wenigsten Patienten jemals unmittelbar an, dass ein vorhandenes Symptom medizinisch unerklärt ist. Durch die vollständige Abhängigkeit von den Angaben der Interviewten zur Natur ihrer körperlichen Symptome könnten aus dem CIDI und dem SDS weniger Diagnosen einer somatoformen Störung resultieren, als sich aus dem SCID und dem SCAN ergeben. Andererseits weisen einige Forscher darauf hin, dass die Flexibilität, die vom SCID und SCAN zugelassen ist, möglicherweise auf Kosten der Reliabilität zustande kommt. Die klinische Beurteilung lässt eine Variabilität in den Interviews entstehen. Letztendlich könnten sich aber alle Teilabschnitte zu den somatoformen Störungen bei diesen Interviews als reliabel und valide herausstellen. Bislang hat nur das CIDI Daten publiziert, die seine Reliabilität belegen (Semler et al., 1987; Wittchen, 1994).

Wir schlagen vor, dass die Auswahl eines diagnostischen Instrumentes entsprechend der beabsichtigten Zielsetzung erfolgt. Wenn das vorrangige Ziel die Genauigkeit einer Diagnose ist, empfehlen wir die Verwendung des SCID oder SCAN, die von gut geschulten klinischen Interviewern durchgeführt werden, die relevante medizinische Aufzeichnungen heranziehen oder Hausärzte beteiligen. Epidemiologische Forscher, die daran interessiert sind, eine große Anzahl an Befragten zu beurteilen, verwenden dahingegen oft vollstrukturierte Interviews wie das CIDI oder SDS, die von trainierten Laien durchgeführt werden können und weniger kosten- und zeitintensiv sind.

Screening-Instrumente

Mit dem Versuch, den Zeit- und Arbeitsaufwand für die definitive Diagnosestellung einer Somatisierungsstörung zu reduzieren, hat eine Anzahl von Forschern kurze Messinstrumente entwickelt, um Patienten zu identifizieren, bei denen es wahrscheinlich ist, dass sie multiple unerklärte körperliche Symptome haben. Das übliche Vorgehen beim „Screening“ nach Somatisierungsstörungen umfasst die Verwendung von Selbstbeobachtungs-Fragebögen, welche die Auskunftspersonen nach ihrer Erfahrung mit vielfältigen körperlichen Symptomen fragen. Obwohl viele somatisch akzentuierte Fragebögen als Screening-Instrumente angewandt worden sind, wurden drei Instrumente eigens zu diesem Zweck entworfen. Zwei Messinstrumente wurden vor 20 Jahren entwickelt, um Patienten zu identifizieren, die höchstwahrscheinlich die Kriterien der DSM-III-Somatisierungsstörung erfüllen (Othmer & DeSouza, 1985; Swartz, Hughes et al., 1986). Ein drittes Messinstrument, das darauf abzielt, nicht nur die schwersten, sondern auch die moderaten Fälle von Somatisierung zu identifizieren, ist der “Screener for somatoform Disorders“ (SSD) der World Health Organization (1994c), der auf somatoforme Störungen entsprechend der ICD-10 prüft. Alle drei Screening-Fragebögen bitten die Auskunftspersonen darum, körperliche Symptome von einer vordefinierten Liste anzugeben, die sie während eines spezifizierten Zeitfensters erfahren haben. Wie in Tabelle 4.1 dargestellt, erheben die drei Screening-Fragebögen relativ wenig übereinstimmende Symptome.
Die Verwendung dieser drei Screening-Instrumente hat Vor- und Nachteile. Als Vorteile sind die Kürze und Bequemlichkeit bei der Anwendung und Auswertung anzusehen. Jedes Screening-Instrument kann in ungefähr fünf Minuten ausgefüllt und ausgewertet werden. Darüber hinaus belegt einiges an Forschung die Effizienz dieser Messinstrumente bei der Identifikation der Somatisierung und Somatisierungsstörung (Buchholz, Dinwiddie, Reich, Shayka & Cloninger, 1993; Garcia-Campayo, Sanz-Carrillo, Perez-Echeverria, Campos & Lobo, 1996; Kroenke, Spitzer, deGruy & Swindle, 1998; Othmer & DeSouza, 1985; Smith & Brown, 1990; Swartz, Hughes et al., 1986). Trotzdem haben die Skalen bedeutsame Schwächen. Am problematischsten ist das Unvermögen jeder Skala, zwischen medizinisch erklärten und medizinisch unerklärten Symptomen zu unterscheiden.

Tabelle 4.1: Überblick über Screening-Fragebögen zu Somatisierung

	SSD	Swartz, Hughes et al. (1986)	Othmer & DeSouza (1985)
Zeitfenster der Symptome	6 Monate	Lebenslang	Lebenslang
Anzahl möglicher Symptome	12	11	7
Anzahl geforderter Symptome	3	5	3
Extremitätenschmerz	*	*	*
Unterleibsschmerz	*	*	
Schwindel	*	*	
Darmgase und/oder Blähungen	*	*	
Müdigkeit	*		
Kopfschmerzen	*		
Rückenschmerz	*		
Schlafprobleme	*		
Herzrasen	*		
Taubheit oder Kribbeln	*		
Benommenheit	*		
Mundtrockenheit	*		
Übelkeit		*	
Brustschmerz		*	
Ohnmacht		*	
Diarrhö		*	
Schwäche		*	
Krankheitsgefühl		*	
Erbrechen		*	*
Kurzatmigkeit			*
Menstruationsprobleme			*
Schmerzen/Probleme beim Geschlechtsverkehr			*
Kloß im Hals			*
Amnesie			*

Bemerkung. SSD, Screener for somatoform Disorders (World Health Organization, 1994c); *gibt an, dass das Symptom in dem Screening-Fragebogen enthalten ist.

Folglich sind die Punktwerte für Somatisierung bei medizinisch kranken Patienten fälschlicherweise überhöht. Andere Schwächen sind mit den einzelnen Skalen assoziiert. Die von Othmer und DeSouza (1985) sowie Swartz, Hughes und Kollegen (1986) entwickelten Tests zur Identifikation der vollständig ausgeprägten Somatisierungsstörung reichen möglicherweise nicht aus, um eine moderate Somatisierung zu erkennen (Kroenke et al., 1998). Unseres Wissens wurden die psychometrischen Eigenschaften des SSD bislang noch nicht publiziert.

Erst in jüngerer Zeit wurden Screening-Instrumente mit dem Ziel entwickelt, nur jene körperlichen Symptome zu bewerten, die medizinisch unerklärt sind. Das „Screening für somatoforme Störungen" (SOMS; Rief, Hiller, Geissner & Fichter, 1995; Rief, Hiller & Heuser, 1997) ist ein Selbstbeurteilungsfragebogen, der 53 Symptome aus den Abschnitten über somatoforme Störungen des DSM-IV und der ICD-10 auflistet. Die Instruktionen zum SOMS legen fest, dass die befragten Personen angeben sollen, unter welchen Symptomen sie im Laufe der vergangenen 2 Jahre gelitten haben oder immer noch leiden, „für die von Ärzten keine genauen Ursachen gefunden wurden und die ihr Wohlbefinden stark beeinträchtigt haben". Die Symptome, von denen die Befragten glauben, dass sie organisch begründet sind, werden nicht beurteilt. Die Forschung zu den psychometrischen Eigenschaften des SOMS legt nahe, dass dieses Screening-Instrument auch effektiv und effizient sein könnte, um einen aktuellen Ausprägungsgrad von Somatisierung zu identifizieren (Rief et al., 1995, 1997).

Unter Heranziehung eines etwas anderen Vorgehens zur Trennung medizinisch erklärter und medizinisch unerklärter Symptome mit Hilfe eines Selbstbeurteilungsinventars entwickelte unsere Forschungsgruppe den „Fragebogen Somatischer Symptome" (Somatic Symptom Questionnaire [SSQ]; Woolfolk, Allen, Gara & Escobar, 1998). Die mit dem SSQ befragten Personen geben an, ob sie jemals eines von 40 Symptomen aus den Abschnitten zur Somatisierung des CIDI und SCID erlebt haben. Die Patienten geben für die erlebten Symptome an, ob (1) das Symptom aufgrund einer körperlichen Erkrankung oder eines Unfalls erklärt wurde, ob (2) das Symptom ein Anlass für das Aufsuchen einer medizinischen Beratung war und (3) die diagnostische Erklärung des Symptoms (Anhang D). Symptome, die sowohl zum Aufsuchen einer Behandlung den Anlass gaben als auch nicht durch eine körperliche Erkrankung oder einen Unfall erklärt wurden, werden zu einem Gesamtwert der Somatisierung zusammengerechnet. Wenn auch vorläufig, legen die psychometrischen Eigenschaften des SSQ nahe, dass er ein reliables und valides

Instrument zur Identifikation einer Somatisierungsstörung sein könnte (Woolfolk et al., 1998).

Der SOMS und der weniger gut etablierte SSQ könnten vorteilhafte Alternativen zum Erkennen von Somatisierungsstörungen bilden. Der SOMS und der SSQ liefern ein umfassendes Ergebnis zur Anzahl ausschließlich der Symptome, die von der befragten Person als medizinisch unerklärt ausgewiesen wurden. Obwohl sie im inhaltlichen Umfang den vollstrukturierten klinischen Interviews in etwa entsprechen, sind der SOMS und der SSQ wesentlich kürzer und einfacher als strukturierte klinische Interviews anzuwenden. Der Nachteil des SOMS und des SSQ ist ihr Vertrauen auf die Angaben des Patienten bei den Erklärungen für deren Symptome. Ebenso wie bei vollstrukturierten klinischen Interviews könnten die Symptome einer Somatisierung im SOMS und SSQ zu wenig berichtet werden. Insgesamt glauben wir aber, dass sowohl der SOMS als auch der SSQ eine Kombination aus Kürze und Verständlichkeit besitzen, die sie zu den vielversprechendsten Screening-Instrumenten für Somatisierung machen. Trotz ihrer Nützlichkeit bleibt der Goldstandard zur Vergabe einer Diagnose im Bereich der somatoformen Störungen allerdings das strukturierte klinische Interview.

Der Schweregrad der Somatisierung

Wenngleich die oben beschriebenen strukturierten klinischen Interviews bei der Diagnose einer Somatisierung wertvoll sind, erfassen sie nicht den Schweregrad der Somatisierungssymptome. Tatsächlich wird jedes Symptom gleich gewichtet und dazu verwendet, eine kategoriale Entscheidung bezüglich der Diagnose zu treffen. Die Diagnose der Somatisierungsstörung basiert auf Somatisierungssymptomen über den gesamten Lebensverlauf. Deshalb sind diagnostische Interviews, die das Vorhandensein oder Nichtvorhandensein von Symptomen einer Somatisierung über die Lebensdauer eines Individuums erheben, strukturell nicht in der Lage, Veränderungen einer Somatisierungsstörung zu erkennen. Auch wenn erfolgreich behandelte Patienten eine drastische Verbesserung ihrer unerklärten körperlichen Symptome erleben, wird sich ihr diagnostischer Status nicht verändern (vorausgesetzt, die Patienten stellen ihr Erleben von Somatisierungssymptomen in der Lebenszeit richtig dar).

Es sind verschiedene Methoden angewandt worden, um den Schweregrad der Somatisierung zu beurteilen. Tabelle 4.2 listet die Skalen zur somatischen Symptomschwere auf, die eingesetzt wurden, um den Schweregrad der Somatisierung zu untersuchen.

Tabelle 4.2: Schweregradmaße der Somatisierung

Messinstrument	Anzahl an Symptomen	Zeitrahmen	Bewertungsskala
SCL-90-R (Derogatis, 1983)	12	1 Woche	5-Punkte-Skala
PHQ-15 (Kroenke, Spitzer & Williams, 2002)	15	4 Wochen	3-Punkte-Skala
Severity of Somatic Symptoms Scale (SSS; Allen, Woolfolk, Lehrer et al., 2001)	36 für Männer 40 für Frauen	1 Monat	8-Punkte-Skala
SOMS-7 (Rief & Hiller, 2003)	48 für Männer 52 für Frauen	1 Woche	5-Punkte-Skala

Die revidierte „Symptom-Checkliste" (SCL-90-R; Derogatis, 1983) ist ein aus 90 Items bestehendes, multidimensionales Inventar, das die Psychopathologie auf neun Subskalen bewertet: Somatisierung, Zwanghaftigkeit, Unsicherheit im Sozialkontakt, Depressivität, Ängstlichkeit, Aggressivität/Feindseligkeit, phobische Angst, paranoides Denken und Psychotizismus. Diese Subskalen wurden ursprünglich aus Faktorenanalysen abgeleitet (Derogatis, 1983). Die befragten Personen nutzen Items in Form einer 5-stufigen Likert-Skala, um einzuschätzen, wie belastend jedes Symptom in der vorangehenden Woche gewesen ist. Die 12-Items-Subskala „Somatisierung" mit häufig wahrgenommenen körperlichen Symptomen wurde als unabhängiges Maß für den Schweregrad einer Somatisierung herangezogen (Katon et al., 1991; McLeod, Budd & McClelland, 1997) und scheint veränderungssensitiv zu sein (McLeod et al., 1997). Trotz der Beliebtheit der Subskala „Somatisierung" haben einige Forscher von der Verwendung einzelner Subskalen der SCL-90-R als Mittel zur Beurteilung bestimmter Domänen der Psychopathologie abgeraten. Die ursprüngliche 9-Faktoren-Struktur der Skala konnte anscheinend nicht repliziert werden, und es sieht so aus, als wären die Skalen hoch interkorreliert (Cyr, McKenna-Foley & Peacock, 1985; Hardt, Gerbershagen & Franke, 2000). Der Gesamtwert der SCL-90-R wird aber nach wie vor als ein gutes Maß für die Gesamtbeeinträchtigung angesehen. Auch der Schweregrad auf ihrer Subskala für Somatisierung ist wahrscheinlich eher ein valider Indikator für die emotionale Gesamtbeeinträchtigung als für den Schweregrad der Somatisierungsstörung.

In letzter Zeit wurde der PHQ-15, ein Modul des „Gesundheitsfragebogen für Patienten“ (Patient Health Questionnaire, PHQ; Kroenke, Spitzer & Williams, 2002; dt. Version: PHQ-D) als eine Schweregradskala für Somatisierung beworben. Der PHQ-15 ist die Subskala für somatische Symptome im Gesundheitsfragebogen für Patienten (PHQ), einem Selbstbeurteilungsfragebogen, der entwickelt wurde, um psychiatrische Erkrankungen in der Primärversorgung zu erfassen (Spitzer et al., 1999). Der PHQ-15 beinhaltet 15 körperliche Symptome, die über Items in Form einer dreistufigen Likert-Skala (0 = überhaupt nicht beeinträchtigend, 1 = ein wenig beeinträchtigend, 2 = sehr beeinträchtigend) bewertet werden, um kenntlich zu machen, wie beeinträchtigend die Symptome während des vorherigen Monats waren. Für diese 15 Symptome wurde nachgewiesen, dass sie sich unter den häufigsten somatischen Symptomen befinden, die in der allgemeinmedizinischen Praxis präsentiert werden (Kroenke, Arrington & Mangelsdorff, 1990; Liu, Clark & Eaton, 1997). Da der PHQ-15 ein relativ neues Instrument ist, wurde mit ihm bislang weniger Forschung durchgeführt als mit älteren Messinstrumenten. In der einen Studie, welche die psychometrischen Eigenschaften des PHQ-15 in einer Stichprobe von 6.000 Patienten der Inneren Medizin, in Familienpraxen sowie der Gynäkologie und Geburtshilfe untersuchte, konnte festgestellt werden, dass er eine hohe Reliabilität besitzt, erfasst als interne Konsistenz (Cronbachs alpha = 0.80), und dass er mit der funktionalen Beeinträchtigung sowie der Inanspruchnahme des Gesundheitssystems assoziiert ist (Kroenke et al., 2002). Die Test-Retest-Reliabilität des PHQ-15, die Assoziation mit anderen Messinstrumenten für Symptome einer Somatisierung und die Sensitivität für Veränderungen in der Symptomatologie wurden bislang noch nicht untersucht.

Die „Schweregradskala Somatischer Symptome“ (SSS, Severity of Somatic Symptoms Scale; von Allen, Woolfolk, Lehrer et al., 2001) ist aus 40 Symptomen aufgebaut, die aus den Abschnitten zur Somatisierung des CIDI und des SCID ausgewählt wurden (Anhang C). Jedes Symptom wird nach seinem Schweregrad über ein Item in Form einer 8-stufigen Likert-Skala bewertet. Die SSS ist ein umfassenderes Messinstrument für den Schweregrad der Somatisierungsstörung als die Subskalen für Somatisierung der SCL-90-R und der PHQ-15, die nur eine Minderzahl der Symptome erfassen, die von Patienten mit Somatisierungsstörung berichtet werden. Als ein Messinstrument für Veränderung erfasst die Schweregradskala Somatischer Symptome (SSS) die Wechselhaftigkeit der Symptome einer Somatisierung evtl. aufgrund ihres weiter ausgeworfenen Netzes besser als weniger ausführliche Messinstrumente. Wie es bei diesen Patienten oft der Fall ist, wird ein Symptom, wenn es remittiert, möglicherweise einfach durch ein neues Symptom ersetzt, was

kaum eine Veränderung im Gesamtschweregrad der Somatisierung nahelegt. In solchen Fällen könnten sich die Gesamtauswertung bei einem kurzen Messinstrument für den Schweregrad der Somatisierung signifikant verändern, während die Gesamtauswertung bei der Schweregradskala Somatischer Symptome (SSS) wahrscheinlich darauf hindeuten würde, dass nur wenig Veränderung im Gesamtschweregrad der Somatisierung stattgefunden hat. Die Ergebnisse aus unserem Labor legen nahe, dass die Schweregradskala Somatischer Symptome (SSS) eine hohe interne und Test-Retest-Reliabilität hat und für eine Veränderung der Symptomatik sensitiv ist (Allen, Woolfolk, Lehrer et al., 2001).
Einige Forscher haben Symptomtagebücher verwendet, um den Schweregrad einer Somatisierung zu beurteilen (Allen, Woolfolk & Gara, 2001; Greene & Blanchard, 1994; Van Dulmen et al., 1996). Symptomtagebücher haben nicht nur eine Augenscheinvalidität, sondern liefern auch wichtige Informationen, die detailliert, individualisiert und standardisiert sind. Diese Vorteile bei der Beurteilung sind sehr wichtig für ein Syndrom, dessen Symptome von Tag zu Tag variieren. Da Tagebücher voraussetzen, dass tägliche Einschätzungen des Schweregrades vorgenommen werden, erfassen sie die Symptomatologie der Patienten in einem definierten Zeitfenster (z.B. 1 Woche, 1 Monat etc.) möglicherweise valider als ein Fragebogen, der retrospektiv in einer einzelnen Sitzung zur Evaluation komplettiert wird. Die frühere Forschung zu Somatisierungssyndromen hat gezeigt, dass Tagebücher akzeptable psychometrische Eigenschaften besitzen. Die Literatur zum Reizdarmsyndrom (irritable bowel syndrome) konnte nachweisen, dass Auswertungen von Tagebüchern hoch reliabel und veränderungssensitiv sind (Greene & Blanchard, 1994; Van Dulmen et al., 1996). Unsere eigene Forschung zur Somatisierungsstörung zeigt, dass Tagebücher eine gute Test-Retest-Reliabilität über ein 2-Wochen-Intervall haben ($r = 0.86$) und sensitive Messinstrumente für eine Veränderung der Symptomatik sind (Allen, Woolfolk & Gara, 2001). Kritiker von Tagebüchern bezweifeln, dass die befragten Personen die Daten wirklich zu den Zeiten und an den Orten protokollieren, die von den Instruktionen vorgegeben sind.
Bedauerlicherweise messen weder die zuvor erwähnten Fragebögen zum Schweregrad noch die Symptomtagebücher speziell nur den Schweregrad derjenigen körperlichen Symptome, die medizinisch unerklärt sind. Wie einige der Screening-Fragebögen zur Somatisierung sind auch Selbstbeurteilungs-Skalen zum Schweregrad durch ihr Unvermögen eingeschränkt, den Status der körperlichen Symptome der Patienten zu erfassen. Da diese Selbstbeurteilungs-Fragebögen daran scheitern, zwischen organischen und funktionellen Symptomen zu unterscheiden, erfassen sie möglicherweise besser das körperliche Gesamtleiden als den Schweregrad der Somatisierung.

Bei dem Versuch, eine Skala zu entwickeln, die nur den Schweregrad von medizinisch unerklärten körperlichen Symptomen erfasst, modifizierten Rief und Hiller ihr „Screening für somatoforme Symptome“ (SOMS), um Einschätzungen zum Schweregrad für die vorherigen 7 Tage einzufügen (SOMS-7; Rief & Hiller, 2003). Das SOMS-7 verlangt von den Patienten, dass sie den Beeinträchtigungsgrad, den sie bei jedem einzelnen Symptom einer umfassenden Liste von Symptomen einer Somatisierung, definiert nach DSM-IV und ICD-10, erleben, über ein Item in Form einer 5-stufigen Likert-Skala bewerten. Die Patienten bewerten dabei nur den Schweregrad jener Symptome, von denen sie annehmen, dass sie medizinisch unerklärt sind. Ebenso wie bei dem SOMS, da die befragten Personen selbst die Unterscheidung zwischen medizinisch erklärten und unerklärten Symptomen machen, ist das SOMS-7 möglicherweise nicht so genau wie ein von Klinikern durchgeführtes Messinstrument. Eine erste Studie legt nahe, dass das SOMS-7 eine gute interne Konsistenz, Test-Retest-Reliabilität und Veränderungssensitivität aufweist (Rief & Hiller, 2003).
Es hängt von der Zielsetzung der Testdiagnostik ab, welcher der am besten geeignete Test für den Schweregrad der Somatisierung ist. Der PHQ-15 kann am schnellsten ausgefüllt werden. Die SSS benötigt zum Ausfüllen einige Minuten länger als der PHQ-15, deckt aber eine größere Bandbreite an Symptomen ab. Das SOMS-7 ist, auch wenn es zeitintensiver ist als die anderen, die einzige Schweregrad-Skala, um Somatisierung im Gegensatz zu somatischen Symptomen zu bewerten.

Die Inanspruchnahme medizinischer Dienstleistungen

Wie in Kapitel 2 erörtert, besitzt die Inanspruchnahme des Gesundheitssystems von Patienten mit vielfachen unerklärten Symptomen ein hohes öffentliches Gesundheitsinteresse. Viele Therapiestudien mit diesen Patienten legen die Inanspruchnahme medizinischer Dienstleistungen als primären Endpunkt fest (Creed et al., 2003; Hiller, Fichter & Rief, 2003; Smith et al., 1995; Sumathipala et al., 2000). Wenn eine Behandlung die Somatisierung in klinisch bedeutsamer Weise reduziert, sollte die Intervention nicht nur mit einem Rückgang der Beschwerden verbunden sein, sondern auch mit einer Reduzierung des medizinischen Behandlungsaufwandes und der Gesundheitskosten. Forscher haben verschiedene Ansätze verwendet, um die Inanspruchnahme des Gesundheitswesens zu untersuchen. Einige haben Patienten gebeten, Tagebücher zur Gesundheitsfürsorge zu führen, in denen jede Inanspruchnahme des Gesundheitswesens und jede Maßnahme aufgeschrieben wird (Sumathipala et al., 2000). Der Gebrauch von Schmerzmitteln und anderer Medikation durch die Patienten könnte ebenfalls in den Tagebüchern zur Gesundheitsfürsorge erfasst werden (Lidbeck, 1997). Ein umfangreicherer Ansatz, um die Inanspruchnahme des Gesundheitssystems zu untersuchen, beinhaltet die Sammlung medizinischer Rechnungen aller Gesundheitsdienstleister und aller Krankenversicherungen, so dass Anzahl, Art und Kosten der medizinischen Maßnahmen dokumentiert werden können (z. B. Hiller et al., 2003; Smith et al., 1995). Obwohl die Durchführung solch elaborierter Bewertungsmethoden in vielen Bereichen unmöglich ist, bestärken wir Kliniker und Forscher darin, die Inanspruchnahme des Gesundheitssystems durch ihre Patienten zu erfragen. Von Patienten geführte Tagebücher über medizinische Dienstleistungen und Medikamentenkonsum sind eine relativ effektive Methode, um das Krankheitsverhalten und die Inanspruchnahme des Gesundheitssystems der Patienten zu evaluieren.

Funktionsbeeinträchtigung

Wenn man bedenkt, dass Somatisierung oft verschiedene Funktionsbereiche beeinträchtigt, empfehlen wir, dass Forscher und Kliniker die Limitationen im Verhalten der Patienten prüfen. Das berufliche, freizeitbezogene und soziale Funktionsniveau sowie die Aktivitäten des täglichen Lebens können alle mit Fragebögen oder mit Patiententagebüchern erhoben werden.

Die Kurzform (SF-36) des „Fragebogen zum Gesundheitszustand“ („Medical Outcome Study 36-Item Short Form Health Survey“ [MOS SF-36]; Ware & Sherbourne, 1992) ist ein kurzer und umfassender Selbstbeurteilungs-Fragebogen. Er umfasst 36 Items mit den folgenden acht Unterskalen: Körperliche Funktionsfähigkeit, Körperliche Rollenfunktion, Schmerz, Allgemeine Gesundheitswahrnehmung, Vitalität, Soziale Funktionsfähigkeit, Emotionale Rollenfunktion, Psychisches Wohlbefinden. Seine Items werden verschiedenartig in Form einer 2-, 3-, 5- oder 6-stufigen Likert-Skala bewertet. Obwohl manche Forschung darauf hindeutet, dass alle SF-36 Subskalen reliabel und valide sind (Thumboo et al., 1999), scheint die Subskala „Körperliches Funktionsfähigkeit“ die psychometrisch fundierteste zu sein (McHorney, Ware, Lu & Sherbourne, 1994). Die 10-Item-Subskala „Körperliche Funktionsfähigkeit“ erfragt die Fähigkeit der Patienten, verschiedene Aktivitäten des täglichen Lebens auszuführen (wie z. B. Treppensteigen, Gehen über mehr als einen Kilometer oder Heben bzw. Tragen von Einkäufen). Obwohl die

Subskala „Körperliche Funktionsfähigkeit" für Veränderungen in der Beeinträchtigung bei Patienten sensitiv ist, welche die DSM-IV-Kriterien für die Somatisierungsstörung erfüllen, (Allen, Woolfolk & Gara, 2001; Allen et al., 2006), erfasst sie möglicherweise nicht die körperlichen Einschränkungen, die von weniger schwer betroffenen Patienten mit Somatisierung erlebt werden, für welche die Skala einen psychometrisch unterschwelligen Effekt haben könnte (McHorney et al., 1994). Im Jahr 1996 wurde eine neue Version des SF-36, der SF-36v2 (Ware & Kosinski, 1996) vorgestellt, um die psychometrischen Eigenschaften der Gesamtskala und seiner Subskalen zu verbessern. Der SF-36v2 beinhaltet Revisionen einiger SF-36-Subskalen, nicht aber der Subskala „Körperliche Funktionsfähigkeit".

Das „Sickness Impact Profile" (SIP) ist ein aus 136 Items bestehendes Messinstrument, das in 12 Unterskalen aufgeteilt ist, mit denen eine große Bandbreite der Funktionsfähigkeit, einschließlich der körperlichen, emotionalen, interpersonalen, beruflichen und freizeitbezogenen Funktionsfähigkeit beurteilt wird (Bergner, Bobbitt, Carter & Gilson, 1981). Zudem wurde eine kürzere Version des SIP, das SIP68, entwickelt und umfangreich untersucht (de Bruin, Buys, de Witte & Diederiks, 1994). Obwohl für beide Versionen des SIP nachgewiesen werden konnte, dass es reliable und valide Messinstrumente für die Lebensqualität sind (de Bruin, Diederiks, de Witte Stevens & Philipsen, 1997), wurden sie in der Literatur zur Somatisierung nicht so breit eingesetzt wie der SF-36. Eine Limitierung des SIP ist seine Länge; selbst die verkürzte Version des SIP ist wesentlich länger als der SF-36 oder der SF-36v2.

Psychiatrische Störungen

Angesichts der hohen emotionalen Belastung in Verbindung mit Somatisierung legen wir Klinikern und Forschern nahe, die begleitende Psychopathologie zu beurteilen, in den meisten Fällen Depressivität und/oder Angst. Drei der vier strukturierten diagnostischen Interviews, die schon in diesem Kapitel beschrieben wurden (CIDI, SCID und SCAN), können verwendet werden, um komorbide psychiatrische Störungen nach DSM-IV oder ICD-10 zu identifizieren. Ein oft verwendetes Messinstrument für den Schweregrad der allgemeinen Psychopathologie ist die SCL-90-R als Gesamtskala (Derogatis, 1983). Der Schweregrad der Depressivität und der Angst kann mit Selbstbeurteilungs- oder vom Kliniker durchgeführten Fremdbeurteilungsfragebögen ermittelt werden. Das „Beck Depressions-Inventar" (BDI; Beck, Ward, Mendelson, Mock & Erbaugh, 1961 bzw. BDI-II [dt. revidierte 2. Auflage], Hautzinger, Keller & Kühner, 2006), die „Allgemeine Depressionsskala“ (ADS; Hautzinger & Bailer 1993; engl.: “Center for Epidemiologic Studies Depression Scale“, CES-D; Radloff, 1977) und die „Self-Rating Depression Scale“ (SDS; Zung, 1965; dt. Version: SRD, 1986; in CIPS, Internat. Skalen für Psychiatrie) sind bekannte und psychometrisch gut fundierte Selbstbeurteilungsinstrumente für Depressivität. Das „State-Trait-Angstinventar“ (STAI; Spielberger, Gorsuch & Lushene, 1970; dt. Version: Laux, Glanzmann, Schaffner & Spielberger 1981) und das „Beck-Angst-Inventar“ (BAI; Beck, Epstein, Brown & Steer, 1988; dt. Version: Ehlers & Margraf 2007) sind reliable und valide Messinstrumente der Angst. Die am meisten von Klinikern angewandten Fremdbeurteilungsinstrumente für Depressivität und Angst sind die „Hamilton Depressions-Skala“ (HAMD; “Hamilton rating scale for depression“, Hamilton, 1960, 1967; dt. Version: Baumann 1986, in CIPS, Internat. Skalen für Psychiatrie) und die „Hamilton-Angst-Skala“ (HAMA, „Hamilton Rating Scale for Anxiety“; Hamilton, 1959; dt. Version: in CIPS).

Assoziierte kognitive und Verhaltensbeeinträchtigungen

In letzter Zeit entwickelten Rief, Hiller & Margraf (1998) einen Fragebogen, um die kognitiven Beeinträchtigungen zu untersuchen, die mit somatoformen Störungen verbunden sind und diese wahrscheinlich verschlimmern. Der „Fragebogen zu Körper und Gesundheit“ (FKG, Hiller, Rief et al. 1997, engl. „Cognitions about Body and Health Questionnaire“, CABHQ; Rief, Hiller & Margraf, 1998) besteht aus 31 Aussagen, von denen jede auf einer 4-stufigen Likert-Skala bewertet wird. Der Fragebogen umfasst fünf Subskalen: Katastrophisierende Bewertung, Vegetative Missempfindungen, Körperliche Schwäche, Intoleranz von körperlichen Beschwerden und Gesundheitsverhalten. Die Gesamtskala des Fragebogens scheint eine hohe interne Konsistenz (Cronbachs alpha > 0.80) zu besitzen und zwischen somatoformen und nicht somatoformen Patienten zu diskriminieren (Rief, Hiller & Margraf, 1998). Alle Subskalen außer der Subskala „Gesundheitsverhalten“ scheinen ebenfalls zwischen somatoformen und nicht somatoformen Patienten zu diskriminieren und eine ausreichende interne Konsistenz zu besitzen, besonders innerhalb klinischer Stichproben (Rief, Hiller & Margraf, 1998). Forscher könnten daran interessiert sein, dieses Messinstrument zur Untersuchung kognitiver Störungsmodelle der Somatisierung zu verwenden.

Die „Somatic Symptom Amplification Scale“ (SSAS; Barsky et al., 1990, deutsch: eingearbeitet in den FKG von Hiller, Rief et al., 1997, s.o.) wurde entwickelt, um einen „kognitiven Stil” zu beurteilen, der Patienten mit Hypochondrie und möglicherweise allen Patienten mit somatoformen Störungen zugeschrieben wurde. Somatosensorische Amplifikation (Verstärkung) ist die Tendenz, körperliche Empfindungen als ernsthaft, aversiv und/oder besorgniserregend zu erleben (Barsky et al., 1990). Theoretisch könnte die Somatosensorische Amplifikation eine ursächliche Rolle bei diesen Störungen spielen. Die SSAS befragt Personen nach ihrer Empfindsamkeit gegenüber verschiedenen leichten körperlichen Sensationen, wie das Hören lauter Geräusche oder Stampfen. Die 10 Items der SSAS werden auf einer 5-stufigen Likert-Skala bewertet. Die Ergebnisse der Forschung deuten darauf hin, dass das Instrument eine gute Test-Retest-Reliabilität und interne Konsistenz hat und mit einer hypochondrischen Symptomatologie hoch assoziiert ist (Barsky et al., 1990).
Der „Whiteley Index“ ist ein 14-Items-Selbstbeurteilungsfragebogen, der entwickelt wurde, um hypochondrische Einstellungen zu erfassen (Pilowsky, 1967, dt. Version: Internat. Skalen für Hypochondrie, Hiller & Rief, 2004). Einige Forscher bitten die befragten Personen, die 14 Items auf binären Skalen einzuschätzen (Pilowsky, 1967; Speckens, Spinhoven, Sloekers, Bolk & van Hemert, 1996), während andere (Barsky et al., 1992) die Items in Form einer 5-stufigen Likert-Skala verwenden (1 = überhaupt nicht bis 5 = erheblich). Obwohl Pilowskys Daten darauf hinweisen, dass der „Whiteley Index“ eine Drei-Faktoren-Struktur hat (Krankheitsängste, Krankheitsüberzeugung und Beschäftigung mit somatischen Beschwerden), legt die derzeitige Forschung nahe, dass der Skala eine einheitliche hypochondrische Dimension zugrunde liegen könnte (Speckens et al., 1996). Die Untersucher konnten nachweisen, dass die Gesamtskala des „Whiteley Index“ eine ausreichende Test-Retest-Reliabilität und interne Konsistenz aufweist und mit anderen Testinstrumenten für Hypochondrie in einer hohen Korrelation steht.

DER NUTZEN VON UNTERSUCHUNGSINSTRUMENTEN IN DER KLINISCHEN PRAXIS

Dieses Kapitel hat die standardisierten Instrumente zur Erfassung von Phänomenen der Somatisierung rezensiert, die für die allgemein übliche wissenschaftliche Forschung und klinische Diagnostik geeignet sind. Solche Instrumente sind ausgelegt, die bekannten psychometrischen Kriterien der Validität und Reliabilität zu erfüllen. Sie ergeben entweder numerische Werte oder eine „Dafür- oder Dagegen-“ Entscheidung für die Einordnung innerhalb einer diagnostischen Kategorie. Solche Instrumente entsprechen den Anforderungen randomisierter, klinischer Untersuchungen, die weltweit die gemeinsame Währung psychiatrischer Forschung sind.

Wir nehmen aber keine Übereinstimmung an zwischen den Konstrukten zur Somatisierung oder was auch immer die Testinstrumente messen. Auch meinen wir nicht, dass diese Instrumente und die nomothetischen Annahmen, die ihnen zugrunde liegen, die verschiedenen Phänomene der Somatisierung vollständig umfassen. Alle Kliniker, auch diejenigen, die manualisierte Behandlungen im Kontext von Forschungsstudien anwenden, werden zwangläufig die Einzigartigkeit jedes Menschen erkennen und ebenso die Sinnlosigkeit des Versuchs, die Komplexität der Menschen mit standardisierten Forschungsinstrumenten zu erfassen.

In diesem Zusammenhang sind systematische, idiographische bzw. qualitative Ansätze zur diagnostischen Beurteilung zu verstehen, die vielfältig und in verschiedenen Therapierichtungen vorhanden sind, von der medizinischen Anthropologie bis zur phänomenologischen Psychologie. Eine Diskussion dieser Ansätze, die „alternative“ Methoden wie Fokusgruppen und ethnographische Analysen einsetzen, sprengt den Rahmen dieses Buches. Unsere Gewichtung von etablierten Ansätzen weist nicht auf die Annahme einer erkenntnistheoretischen Überlegenheit der vermeintlich objektiven Methoden hin, mit denen die mehrheitliche Forschungskultur assoziiert ist. Vieles unserer klinischen Arbeitsweise hat als Voraussetzung, dass ein Psychotherapeut seinen oder ihren Patienten auf vielfältigen und nuancierten Wegen kennengelernt hat, die nicht über standardisierte Methoden beschritten werden können, die bei Individuen mit Symptomen einer Somatisierung messen, bewerten und beschreiben. Die klinische Beobachtung ist im Kontext des Erkenntnisgewinnes und der Entwicklung von Hypothesen wesentlich. Nahezu alle unsere Fortschritte in der Psychotherapie kommen von einzelnen Therapeuten, die idiographisch darüber nachgedacht haben, von welchem therapeutischen Zugang ein bestimmter Patient profitieren könnte. Um diese spekulative Annahme zu überprüfen, ist eine stärker generalisierbare Methodologie nötig. Vielleicht haben wir eines Tages eine wissenschaftlich überzeugende, qualitative Beurteilung zur Diagnostik der Somatisierung, die in Übereinstimmung mit den mehr etablierten quantitativen Messinstrumenten anwendbar ist.

LITERATUR: DEUTSCHE VERSIONEN DER TESTVERFAHREN AUS KAPITEL 4

Hamilton, M. (1996). Hamilton Anxiety Scale (HAMA). In: CIPS (Hrsg.), Internationale Skalen für Psychiatrie. Göttingen: Beltz Test GmbH.

Hamilton, M. (1996). Hamilton Depression Scale (HAMD). In: CIPS (Hrsg.), Internationale Skalen für Psychiatrie. Göttingen: Beltz Test GmbH.

Hautzinger, M. & Bailer, M. (1993). Die Allgemeine Depression Skala (ADS). Weinheim: Beltz Test.

Hautzinger, M., Keller, F., Kühner, C. (2006). Beck Depression Inventar II (BDI 2). Frankfurt: Harcourt Test Service.

Hiller, W. & Rief, W. (1996). SDS. Somatoform Disorders Schedule, deutsche Version. Prien: Klinik Roseneck.

Laux, L., Glanzmann, P., Schaffner, P., Spielberger, C.D. (1981). Das State-Trait-Angstinventar. Theoretische Grundlagen und Handanweisung. Weinheim: Beltz Test GmbH.

Hiller, W. & Rief, W. (2004). Internationale Skalen für Hypochondrie. Deutschsprachige Adaptation des Whiteley-Index (WI) und der Illness Attitude Scales (IAS) (Manual). Bern: Huber.

Hiller, W., Rief, W., Elefant, S., Margraf, J., Kroymann, R., Leibbrand, R., Fichter, M. (1997). FKG - Fragebogen zu Körper und Gesundheit. Kurznachweis. Zeitschrift für Klinische Psychologie, 26(3), 226-234.

Löwe, B., Spitzer, R.L., Zipfel, S., Herzog, W. (2002). Gesundheitsfragebogen für Patienten (PHQ-D). Manual. Autorisierte deutsche Version des „Prime MD Patient Health Questionnaire (PHQ)“. 2. Aufl. Heidelberg: Medizinische Universitätsklinik.

Margraf, J. & Ehlers, A. (2007). BAI. Beck Angst-Inventar. Frankfurt am Main: Harcourt Test Services GmbH.

Morfeld, M., Kirchberger, I., Bullinger, M. (2011). Fragebogen zum Gesundheitszustand (SF-36). Göttingen: Hogrefe.

Rief, W., Hiller, W. & Heuser, J. (1997). SOMS - Screening für Somatoforme Störungen (Manual). Bern: Huber.

Wittchen, H.U., Zaudig, M., Fydrich, T. (1997). Strukturiertes Klinisches Interview für DSM-IV (SKID). Göttingen: Hogrefe.

Zung, W.K. (1986). SDS – Self Rating Depression Scale. In CIPS – Collegium Internationale Psychiatriae Scalarium (Eds.), Internationale Skalen für Psychiatrie. Weinheim: Beltz Test GmbH.

KAPITEL 5

Der Kontext zur Therapie

Die Kapitel 5 bis 9 beschreiben die aktuelle und umfassendste Version unserer Psychotherapie für Somatisierung. Die Kapitel stellen nicht nur all die Aspekte der Therapie dar, die in der Kurzversion über 10 Sitzungen eingearbeitet wurden und deren Wirksamkeit in zwei kontrollierten klinischen Studien untersucht worden ist, sondern auch einige zusätzliche Entwicklungen in der Behandlung. Die Affektive Kognitiv-Behaviorale Therapie (ACBT von engl. affective cognitive-behavioral therapy) der Somatisierung ist in ihrer Entwicklung nicht abgeschlossen. Durch das Schreiben und die Durchsicht dieses Buches lernen wir kontinuierlich weiter, wie unsere Patienten zu diagnostizieren und zu behandeln sind, wie Studenten in der Therapie auszubilden sind, wie wir mit den Gesundheitsdienstleistern der Patienten zusammenarbeiten und wie die Familien der Patienten am effektivsten einzubeziehen sind.

Dieses Kapitel zeigt einen Einstieg in die Therapie, den wir bei unserer Arbeit mit Somatisierungspatienten nutzen. Hier schaffen wir quasi die Voraussetzungen für die Behandlungsmethoden und beschreiben solche kontextuellen Faktoren wie den Behandlungsrahmen, die Therapeut-Patient-Beziehung und die Schnittstelle unserer psychosozialen Behandlung mit anderen Formen der Gesundheitsfürsorge, die der Patient erhält.
Die erste Zusammenstellung der Behandlung war eine 10 Sitzungen umfassende, standardisierte, „manualisierte" Intervention, das Manual, das in Anhang A dargestellt ist. Die Behandlung über 10 Sitzungen ist knapp bemessen und hoch strukturiert. Sie beinhaltet Entspannungstraining, Verhaltensmodifikation, kognitive Umstrukturierung, den Aufbau emotionaler Bewusstheit und interpersonelles Fertigkeitentraining. Sie ist eine verkürzte Version einer längeren Intervention, die wir jetzt bei Patienten mit Somatisierung anwenden. Die Kurzversion wurde ursprünglich innerhalb eines umfangreichen kognitiv-behavioralen Modells entworfen, mit besonderer Gewichtung des Entspannungstrainings und der Modifikation von Krankheitsverhalten sowie damit verbundener Kogniti-

onen. Das Behandlungsmanual über 10 Sitzungen, das in Anhang A dargestellt wird, ist nicht als „freistehendes" oder „schlüsselfertiges" psychoedukatives Instrument gedacht, etwa für die Anwendung durch Krankenpflegepersonal, das selbst über keinen Hintergrund in den eingesetzten Psychotherapiemethoden verfügt, weder eine Ausbildung in der Anwendung der Methoden noch eine begleitende Supervision erhält. Das Behandlungsmanual wurde als ein Entwurf für eine randomisierte, kontrollierte klinische Studie (in Anhang B beschrieben) entwickelt, welche die empirische Evaluation einer kurzen, standardisierten psychosozialen Intervention für die Somatisierungsstörung ermöglichen sollte. Der Einsatz der daraus resultierenden Behandlung über 10 Sitzungen ist unter dem Gesichtspunkt der Kosteneffizienz gerechtfertigt, die im gegenwärtigen Gesundheitswesen allgegenwärtig und ebenso mit den Ergebnissen empirischer Forschung begründbar ist (Allen et al., 2006; Escobar et al., 2006); dennoch betrachten wir die kurze Behandlung als eine gekürzte Version einer umfassenderen Behandlungsform, die möglicherweise benötigt wird, um klinisch bedeutsame und dauerhafte Ergebnisse mit Patienten mit Somatisierung zu erreichen. Die Kapitel 5 bis 9 beschreiben sowohl die Methoden, die im Paket einer Behandlung über 10 Sitzungen angewendet werden, als auch diejenigen zusätzlichen Komponenten, die in der längerfristigen Arbeit mit dieser Patientenpopulation genutzt werden. Diese Kapitel enthalten die aktuelle und umfangreichste Version unserer Psychotherapie für die Somatisierung.

EINSTIEG IN DIE BEHANDLUNG

Obwohl Verallgemeinerungen oftmals zu bedenklichen Behauptungen werden, kann man mit Sicherheit sagen, dass Patienten, die multiple unerklärte körperliche Symptome darbieten, nicht die typisch psychologisch reflektierten ambulanten Psychotherapiepatienten sind, die sich explizit mit emotionalen Problemen vorstellen. Viele Patienten mit Somatisierung sind völlig resistent gegenüber der Idee, dass eine psychosoziale Intervention für ihre Probleme relevant oder hilfreich sein könnte. Viele sind überzeugt, dass ihre Probleme nichts mit Stress oder psychologischen Faktoren zu tun haben und dass sie an einer Krankheit leiden, die entweder noch nicht diagnostiziert wurde oder deren Erscheinungsform der medizinischen Wissenschaft nicht bekannt ist. Ihre Vermutungen könnten richtig sein. Die Bereitschaft einer Person, einmal einen Psychiater aufzusuchen, ist nicht gleichbedeutend mit der Bereitschaft, sich einer Psychotherapie zu unterziehen. Einige Patienten äußern ihre Bedenken unmittelbar. Andere zeigen ihren Widerwillen, sich in eine Behandlung zu begeben, indem sie darin versagen, eine Verbindung zwischen Stress und ihren Symptomen zu erkennen. Einige gehen aufgeschlossen in die erste Sitzung und an eine Intervention zum Stressmanagement heran, aber ihre Bedenken tauchen dann auf, wenn sie gebeten werden, die Zusammenhänge zwischen den erlebten speziellen somatischen Symptomen und den gleichzeitigen Gedanken und Gefühlen zu untersuchen.

Die therapeutische Haltung, die wir gegenüber Patienten einnehmen und die Begründung, die wir ihnen für die Therapie geben, zählen zu den wichtigsten Elementen unserer Therapie. Unser Verhalten gegenüber Patienten ist empathisch und interessiert. Wir beginnen, indem wir Patienten nach ihren körperlichen Symptomen und nach der Auswirkung fragen, die diese Symptome auf ihr Leben haben. Unsere Fragen nach der speziellen Natur der Symptome, etwa nach den Schmerztypen (z.B. stechend, pochend, brennend, schmerzend) und den Situationen, in denen die Symptome normalerweise auftreten, stellen den Therapeuten wichtige Informationen zur Verfügung, während gleichzeitig die Beschwerden der Patienten validiert werden. Die Vorstellungen der Patienten von ihren körperlichen Symptomen und ihren bisherigen Bewältigungstechniken werden ebenfalls exploriert. Für die gesamte Dauer dieses Gesprächs und während der gesamten Behandlung bemüht sich der Therapeut, die körperlichen Symptome und das damit verbundene Leiden anzuerkennen. Das Bestreben des Therapeuten, die Beschwerden und das Leiden des Patienten zu validieren, ist für die Entwicklung einer therapeutischen Beziehung entscheidend. Da Patienten, die sich mit Symptomen einer Somatisierung vorstellen, es gewohnt sind, von ihren Gesundheitsdienstleistern abgetan oder abgelehnt zu werden, begeben sie sich oftmals bereitwilliger in Behandlung, wenn sie sich von ihrem Therapeuten verstanden fühlen.
Nachdem ein wohlmeinendes Verständnis für die Schwierigkeiten des Patienten ausgedrückt wurde, beschreibt der Therapeut das Behandlungsprinzip. Es wird ein biopsychosoziales Modell für die körperlichen Symptome vorgeschlagen. Hierbei ist die Haltung des Therapeuten empathisch und nicht konfrontativ. Bei Patienten, die ihre Symptome auf einen unbekannten biologischen Wirkungsmechanismus oder schädliche Aspekte der physikalischen Umwelt zurückführen, weist der Therapeut darauf hin, dass selbst dann, wenn die Symptome durch irgendeine organische Pathologie oder durch Umweltfaktoren verursacht sind, Stress diese für gewöhnlich verschlimmert. Auf diese Weise beabsichtigt der Therapeut, Variationen der Patientenerklärungen für ihre Symptome aufzuzeigen und zu bilden, achtet aber darauf, den Überzeugungen der Patienten nicht direkt zu wider-

sprechen. Fehlerhafte Überzeugungen über Symptome werden in den späteren Sitzungen wirksamer hinterfragt, nachdem etwas Vertrauen und Glaubwürdigkeit aufgebaut worden sind.

Wenn die Frage aufkommt, was unserer Meinung nach mit unseren Patienten nicht stimmt, sagen wir ihnen, dass wir das nicht wissen. Wenn ihre Probleme erklärt werden könnten, würden sie nicht mit uns sprechen; sie haben medizinisch unerklärte Symptome. Sich auf diese Tautologie zu stützen ist die sicherste und klügste Antwort. Wenn wir gefragt werden, ob wir denken, dass ihre Probleme psychologisch seien, verneinen wir das empathisch. Wir räumen ein, dass sich Stress auf den Körper auswirken kann und dass die Auswirkungen von Stress durch verschiedene Nervengewebe vermittelt werden, einschließlich derjenigen im Gehirn. Wir erklären, dass Stress eine bestehende Erkrankung verschlimmern oder jemanden dazu prädisponieren kann, eine Krankheit zu entwickeln. Häufig werden Patienten die Diskussion vertiefen:

Patient: Ich weiß, dass ich krank bin. Die Ärzte haben mich aufgegeben, und jetzt bin ich hier. Aber ich weiß, dass das nicht von meiner Psyche kommt. Man bekommt diese Art von Schmerz, die ich habe, nicht, indem man seelisch versagt, und ich glaube nicht, dass es mir helfen wird, analysiert zu werden.

Therapeut: Ich gebe Ihnen recht. Wir werden nicht viel über Ihre Kindheit sprechen. Wir werden Ihnen einige Fertigkeiten beibringen, die möglicherweise helfen, dass Ihre Schmerzsymptome weniger stark werden.

Patient: Aber das ist eine psychologische Behandlung. Es wird doch vermutet, dass ich emotionale Probleme habe und dass meine Symptome daher kommen?

Therapeut: Manchmal kann eine Behandlung wirksam sein, ohne dass wir verstehen, weshalb sie Erfolg hat. Das ist bei vielen Medikamenten der Fall, die sich bei ganz unterschiedlichen Erkrankungen als wirksam erwiesen haben.

Patient: Meine Ärzte und meine Familie denken, dass es bei mir eine Kopfsache ist, und wenn ich von einem Seelenklempner behandelt werde, wird sie das darin bestärken.

Therapeut: Ich betrachte es eher als ein Stressmanagement, wie für Patienten mit Krebs, koronaren Herzerkrankungen und Bluthochdruck, wo das heute zum Pflegestandard gehört. Der hauptsächliche Unterschied ist, dass wir über die Gründe Ihrer Symptome weniger wissen. Aber wie Ihnen vermutlich gut bekannt ist, auch wenn Personen eine feststehende Diagnose haben, ist es nicht klar, ob die diagnostizierte Erkrankung die Quelle all Ihrer körperlichen Symptome ist.

Obwohl eingewendet werden kann, dass wir der Frage, ob Somatisierungssyndrome einen psychischen Ursprung haben, ausweichen oder diese verhindern und dass wir in den ersten Sitzungen unaufrichtig oder zum Einstieg in die Behandlung zu trickreich sein mögen, meiden wir es bewusst, in irgendeine Debatte verwickelt zu werden, die sich auf das Leib-Seele-Problem bezieht. Wir tun dies, weil wir glauben, dass Dualismus weder eine gute metaphysische noch eine therapeutisch hilfreiche Art und Weise ist, die Welt zu interpretieren. Wenn es eine Konkurrenz zwischen einer organischen und einer funktionellen Erklärung für somatische Symptome gibt, könnte ein Patient, der sich auf eine organische Erklärung festgelegt hat, außerdem den Impuls haben, in einer psychologischen Behandlung zu scheitern (z. B. könnte das Scheitern in der Psychotherapie als Beweis dafür dienen, dass die Symptome organisch und nicht psychosomatisch sind).

Die Behandlung wird als Stressmanagement beschrieben. Die Begründung, die erläutert wird, lautet: Weil Stress wahrscheinlich körperliche Symptome verstärkt, ist es wahrscheinlich, dass die Reduktion von Stress die körperlichen Beschwerden verringert. Viele Patienten sind offen für dieses Konzept, und einige halten es bereits für richtig, dass Stress einen physischen Einfluss auf ihre körperlichen Empfindungen haben könnte oder dass er eine Rolle bei ihrer grundsätzlichen, aber nicht bekannten Pathologie gespielt haben könnte. Die meisten Patienten mit Somatisierung würden jedoch die Vorstellung nicht akzeptieren, dass ihre körperlichen Symptome gänzlich ein „direktes" Stressprodukt sind. Deshalb ist es wichtig, dass Therapeuten klarstellen, dass Stress nur ein Faktor ist, der zu den körperlichen Beschwerden der Patienten beiträgt. Das erklärte Ziel dieser Behandlung ist, die ungünstige Auswirkung von Stress zu begrenzen und dadurch den Patienten die Kontrolle über diejenigen Aspekte ihrer Erkrankung zu geben, die kontrolliert werden können. Im Folgenden ist eine andere Reaktion auf einen Patienten dargestellt, der mit der Begründung für die Therapie unzufrieden ist:

Patient: Wollen Sie mir etwa erzählen, dass meine Symptome alle in meinem Kopf sind? Ich verspreche Ihnen, ich möchte mich wirklich nicht so fühlen, als sei das richtig. Es gibt viele Dinge, die ich wegen meines Schmerzes aufgeben musste. Ich spiele kein Tennis deswegen und arbeite nicht mehr in meinem Garten.

Therapeut: Nein, ich glaube nicht, dass Ihre Symptome alle in Ihrem Kopf sind. Ich habe keinen Zweifel daran, dass Sie, wenn Sie nur mit Ihren Fingern schnipsen und Ihre Symptome dadurch verschwinden lassen könnten, dies bereits vor Ewigkeiten getan hätten. Aus dem, was Sie mir erzählt haben, kann ich erkennen, dass Ihr Leben durch Ihre Schmerzen sehr eingeschränkt wurde. Die Nachteile und Konsequenzen sind wirklich erheblich für Sie gewesen. Was ich Ihnen vermitteln möchte, ist, dass es möglicherweise einen Anteil Ihres Schmerzes gibt, über den Sie etwas Kontrolle gewinnen können. Also, ich möchte nicht die Vorstellung erwecken, dass Sie die Schmerzen nach Belieben auftreten oder verschwinden lassen können. Aber lassen Sie mich ein Beispiel dazu geben: Eine natürliche Reaktion auf Schmerz ist, die umgebenden Muskeln anzuspannen, als ob der Körper versuchen würde, sich wegen der Schmerzen zusammenzureißen. Unglücklicherweise verstärkt diese zusätzliche Muskelspannung wahrscheinlich den Schmerz. Wenn wir also den Anteil Ihres Schmerzes beseitigen können, der durch verstärkte Spannung bedingt ist, wird Ihr Schmerz nicht verschwinden, aber möglicherweise um 25–50 % geringer sein. Wäre Ihr Leben auf irgendeine Weise anders, wenn Sie 25 % oder 50 % weniger Schmerz hätten, als Sie heute haben?

Am Ende der ersten Sitzung sind Patienten üblicherweise gewillt, die von uns dargelegte Argumentation zu überdenken. Trotzdem treten die Schwierigkeiten, die sich aus dem Leib-Seele-Problem ergeben, unter Umständen in künftigen Sitzungen wieder auf. Im Verlauf der Behandlung wehren sich Patienten möglicherweise weiter gegen die Vorstellung, dass Veränderungen im Denken und Verhalten ihre körperlichen Symptome beeinflussen können. Daher ist es wichtig, dass der Therapeut in künftigen Sitzungen auf Skeptizismus hört und auf diesen wie oben vorgeschlagen reagiert.
Während des Therapieverlaufes, insbesondere wenn die Symptome gelindert werden, lassen sich die Patienten möglicherweise mehr ein auf die Nuancen und Komplexität des biopsychosozialen Krankheitsmodells und dessen Schlussfolgerungen für ihren speziellen Fall. An einem solchen Punkt könnten sich die Möglichkeiten in einer Diskussion etwas erweitern:

Patient: Seit letzter Woche habe ich mich wirklich viel besser gefühlt. Meinen Sie, dass das Ansprechen meines Ärgers über den Chef einen solch großen Unterschied in meinen Symptomen verursacht haben könnte?

Therapeut: Als Sie die Behandlung begannen, waren Sie eindeutig nicht „in Kontakt mit Ihren Gefühlen", wie wir es nennen würden. Wir glauben, dass ein vermehrtes Bewusstsein für die eigene Art und Weise der emotionalen Verarbeitung, das Finden der zutreffendsten Bezeichnung für unsere Gefühle und das Zulassen unserer Emotionen der geeignete Weg ist, das Funktionieren im Alltag insgesamt zu verbessern. Könnten Ihre unausgesprochenen Emotionen ein Einflussfaktor für Ihre gastrointestinalen Symptome gewesen sein? Unbedingt! Einige Aspekte einer Dysfunktion im Magen-Darm-Trakt können sich negativ auf Nerven auswirken und Schmerz verursachen. Außerdem sind Nervenimpulse vom Magen-Darm-Trakt durch den Vagusnerv direkt mit den Emotionszentren des Gehirns rückgekoppelt. Die neuronalen Verbindungen zwischen dem Gehirn und dem Magen-Darm-Trakt senden Signale in beide Richtungen, solche Signale, derer wir uns manchmal nicht bewusst sind. Es könnte sein, dass sich über diesen Mechanismus das Verhalten des Chefs Ihnen gegenüber direkt auf Ihren Magen-Darm-Trakt ausgewirkt hat und dass Ihr Ärger ein „Nebenprodukt" dieses körperlichen Prozesses ist. Wir verstehen eben die Ursache-Wirkungs-Beziehungen nicht, die mit jedem Symptom verbunden sind. Aber wir sind überzeugt, dass Selbstbewusstsein eine gute Sache ist und dass emotionale Intelligenz die Menschen für gewöhnlich gesünder macht.

Patient: Meinen Sie denn, dass meine körperlichen Probleme von blockierten Gefühlen kommen?

Therapeut: Das mag ein Faktor in einem sehr komplexen Prozess sein. Aus der wissenschaftlichen und logischen Perspektive ist das Frustrierende an der Sache, dass Sie und ich es wahrscheinlich niemals sicher wissen werden. Aber wenn Sie beginnen, sich besser zu fühlen und Sie obendrein ein wenig Selbsterkenntnis und Selbstbewusstsein dazugewonnen haben, dann werde ich zufrieden sein.

Obwohl Patienten mit einer Somatisierung angeblich „schwierig" und chronisch unzufrieden mit dem Gesundheitswesen sein sollen, ist unsere eigene Erfahrung bislang von einer hohen Zufriedenheit auf beiden Seiten geprägt. Wir haben bislang mehr als 200 Patienten beurteilt und behandelt, bei denen Störungen im somatoformen Spektrum diagnostiziert wurden. Weniger als 10 % unserer Patienten haben die Behandlung frühzeitig abgebrochen, obwohl viele mit „Problemen in der inneren Haltung" begannen und angeblich einen Widerstand aufwiesen. Insgesamt haben wir beobachtet, dass diese Patienten außerordentlich dankbar, kooperativ und sogar begeistert über die Behandlung sind, die sie erhalten haben.

Warum hat es uns mit dieser Patientengruppe, die gewöhnlich als eigensinniges und unangenehmes „Volk" gilt, solchen Spaß gemacht, zusammenzuarbeiten? Wir haben nur anekdotische Daten, aber unser Eindruck ist, dass diese Menschen durch die Maschen des Gesundheitssystems gefallen sind und infolgedessen nicht gut von diesem versorgt wurden. Sie kommen skeptisch, demoralisiert und in der Erwartung zu uns, erneut hingehalten zu werden. Wir bieten ihnen Respekt, die Validierung ihres Leidens und weder Versprechungen auf eine Heilung noch eine Aufforderung zur Kapitulation und Resignation. Einige dieser Patienten berichten, dass ihnen für ihre Symptome die Schuld gegeben wurde und man ihnen gesagt habe, dass ihnen wirklich nichts fehle. Andere beschreiben eine Chronik endloser medizinischer Untersuchungen sowie teurer und schmerzvoller medizinischer Prozeduren, alle letztlich vergeblich. Wir bieten einen dritten Weg zwischen Kapitulation und Triumph. Unser Therapieansatz besitzt viel Glaubwürdigkeit und Plausibilität für diejenigen, die zwischen überhöhter Hoffnung und völliger Verzweiflung geschwankt haben.

ZUSAMMENARBEIT MIT DEN GESUNDHEITSANBIETERN DER PATIENTEN

Die Zusammenarbeit mit anderen Gesundheitsanbietern wird von Anbeginn der Therapie aufgebaut, wenn der Hausarzt oder ein anderer überweisender Arzt kontaktiert wird, um die Diagnose zu sichern und die Behandlung aufeinander abzustimmen. Die ärztlichen Diagnosen zu den körperlichen Beschwerden des Patienten und die Behandlungsempfehlungen werden neu bewertet. Der Ausschluss von organischen Faktoren ist selbstverständlich ein entscheidendes Thema, wenn sich Patienten mit unerklärten medizinischen Symptomen vorstellen. Das Letzte, was ein Psychotherapeut machen will, ist, einen Patienten davon abzubringen, eine angemessene medizinische Behandlung für eine diagnostizierbare und behandelbare Erkrankung zu erhalten.

Ungefähr 20 Jahre zuvor entwickelten Smith und seine Kollegen (1986b) einen Interventionsansatz für die Somatisierungsstörung, der ausschließlich darin bestand, einen psychiatrischen Informationsbrief mit darin enthaltenden Behandlungsempfehlungen an die Hausärzte der Patienten zu schicken. Der Brief beschrieb das Störungsbild der Somatisierungsstörung und empfahl den Ärzten, (1) die Termine für Patienten mit einer Somatisierung regelmäßig alle 4–6 Wochen zu planen statt „nach Bedarf", (2) eine körperliche Untersuchung (nur) in dem Organsystem oder Körperteil durchzuführen, der relevant für die dargebotene Beschwerde ist, (3) diagnostische Maßnahmen und Operationen zu vermeiden, bis diese durch eine grundlegende somatische Pathologie eindeutig indiziert sind, und (4) abschätzige Aussagen wie: „Ihre Symptome sind alle in Ihrem Kopf", zu vermeiden. Diese Intervention war einigermaßen wirksam und reduzierte bei diesen Patienten die Inanspruchnahme des Gesundheitssystems. Die „Smith-Intervention" bewies den Wert einer prinzipiell engen Abstimmung zwischen psychosozialer Behandlung und somatischer Medizin; und dieses Prinzip spiegelt sich in unserem Therapieansatz für Patienten wider. Ärzte sind beschäftigte Menschen, und unsere Erfahrung ist, dass sie im Zeitaufwand sehr weit voneinander abweichen, den sie für die Abstimmung unserer psychosozialen Behandlung mit ihren eigenen medizinischen Interventionen verwenden wollen. Häufig ist ein Arzt, der einen Patienten mit Somatisierungsstörung behandelt, erfreut, die Unterstützung zu haben und die Verantwortung zu teilen.

Studientherapeut: Hallo, Dr. Castalano, hier spricht Dr. Lesley Allen. Vielen Dank für Ihren Rückruf. Ich behandle Ihre Patientin Susan Klein im Rahmen einer klinischen Studie. Wir evaluieren eine Intervention, die entwickelt wurde, um Stress bei Patienten zu reduzieren. Haben Sie ihre Einverständniserklärung und unser Benachrichtigungsschreiben erhalten?

Arzt: Ja, beide sind in ihrer Akte.

Studientherapeut: Zunächst möchte ich gern erfragen, ob Sie mit der Diagnose übereinstimmen, zu der wir gekommen sind. Ein halbstrukturiertes Interview hat ergeben, dass auf Susan zwei Diagnosen nach DSM-IV zutreffen, die Somatisierungsstörung und die stark ausgeprägte depressive Störung. Würden Sie diesen Diagnosen zustimmen?

Arzt: Aufgrund der Depression behandle ich Susan mit 100 mg Sertralin täglich.

Studientherapeut: Und die Diagnose der Somatisierungsstörung?

Arzt: Sie scheint ziemlich viele psychosomatische Symptome zu haben.

Manchmal kann der Austausch von Informationen für beide Parteien hilfreich sein.

Arzt: Bei Susan wurden verschiedene Antidepressiva ausprobiert, die sie aber nicht gut vertragen hat.

Studientherapeut: Danke. Sie hat die mehrfachen Behandlungsversuche mit Antidepressiva bei uns nicht erwähnt. Aber sie hat mir berichtet, dass sie aufgehört hat, Sertralin einzunehmen.

Ziemlich bald im Gespräch mit dem Hausarzt des Patienten beschreibt der Therapeut unseren psychosozialen Behandlungsansatz mit dem Ziel, die Unterstützung des Arztes bei der Behandlung zu gewinnen. Der Therapeut verdeutlicht außerdem den Sinn des Informationsbriefes.

Studientherapeut: Erscheint Ihnen das Konzept einer Stressmanagement-Therapie für Susans körperliche Symptome sinnvoll?

Arzt: So lange ich sie behandle, ist sie sehr gestresst gewesen. Eigentlich hatte ich ihr Yoga oder Meditation angeraten.

Studientherapeut: Haben Sie noch irgendwelche Fragen zu dem, was wir für Susan geplant haben?

Arzt: Ja, ich habe eine Frage zu den Behandlungsempfehlungen. Würden Sie vorschlagen, dass ich die Häufigkeit ihrer Termine erhöhe?

Studientherapeut: Damit könnten Sie Erfolg haben, je nachdem, wie oft Sie sie normalerweise sehen. Die vorgeschlagene Struktur wurde entwickelt, um die Häufigkeit unregelmäßiger Termine zu minimieren, insbesondere um ein Verhaltensmuster zu ändern, bei dem die Patienten jedes Mal dann einen Termin machen, wenn ein Symptom belastend wird. Die dahinterstehende Begründung ist, dass regulär geplante Arztbesuche möglicherweise eine solche Struktur liefern, in der die Patienten widerstehen können, außerplanmäßige Termine zu machen.

DIE THERAPEUT-PATIENT-BEZIEHUNG

Nahezu alle Patienten, bei denen ein Somatisierungssyndrom diagnostiziert wurde, hatten umfangreiche, unbefriedigende und vergebliche Begegnungen mit dem Gesundheitssystem. Von keiner der bisherigen Interventionen konnten diese Patienten profitieren. Es ist eine typische Situation, dass unsere Intervention die letzte in einer langen Reihe von Behandlungen ist, von denen alle Misserfolge waren. Dementsprechend sind die Erwartungen unserer Patienten gering, und sie müssen trotz einer kleinen anfänglichen Hoffnung auf Erfolg motiviert werden, zur Therapie zu kommen. Unsere Patienten sagen uns, dass das, was sie zum Wiederkommen veranlasst, die Aussicht ist, von jemandem behandelt zu werden, der sich für sie interessiert und in respektvoller Weise zu verstehen versucht, wie ihr Leben aussieht.

In der Literatur über Psychotherapie gibt es eine große Debatte darüber, wie ausschlaggebend die therapeutische Beziehung für das Erreichen positiver Therapieergebnisse ist; einige haben sogar versucht, den Anteil der Ergebnisvarianz zu beschreiben, der durch Beziehungsfaktoren bedingt ist (Norcross, 2002). Bei unserer Arbeit mit somatisierenden Patienten erscheint es uns offensichtlich, dass die Beziehung absolut entscheidend ist. Besonders während der ersten Sitzungen, bevor ein Nutzen aus der Intervention gezogen werden kann, ist die Therapeut-Patient-Beziehung am wichtigsten. Einige Patienten haben frühere Erfahrungen mit Psychotherapie gemacht, aber für viele von ihnen ist unsere Behandlung ihr erstes Mal, dass sie mit einem Psychotherapeuten zusammenarbeiten.

In der Affektiven Kognitiv-Behavioralen Therapie (ACBT) legen wir großen Wert auf Psychotherapie in Form einer fürsorglichen Begegnung. Wir betonen das im stärkeren Maß, als das viele Darstellungen von kognitiv-behavioraler Therapie tun, eine Behandlung, die gewöhnlich mit einer didaktischen Therapeut-Patient-Beziehung assoziiert wird, bei der die emotionale Intensität älterer, traditionellerer Formen von Psychotherapie, wie Psychoanalyse oder klientenzentrierter Therapie, fehlt. Obwohl es richtig ist, dass in der ACBT der Therapeut als ein Lehrer und Trainer fungiert, ist er oder sie auch eine Vertrauensperson und ein Helfer, der durch Aufrichtigkeit, Fürsorglichkeit und Empathie das Vertrauen des Patienten gewinnen muss. Die Ausgestaltung der Psychotherapie als eine fürsorgliche Begegnung, die auf einem authentischen und aufrichtig empfundenen Mitgefühl beruht, ist entscheidend, um bei den von uns gesehenen Patienten erfolgreich zu sein. In vielen Fällen sind sie nicht mit Freundlichkeit und Wohlwollen behandelt worden. Im Bereich von Höflichkeit und Mitgefühl erweist sich unsere Therapie oft als korrigierende emotionale Erfahrung. Fürsorge und Empathie sind für sich nicht ausreichend, um bei unseren Patienten eine Veränderung zu erreichen, aber sie können wichtige Elemente bei der Wiederherstellung von Vertrauen in das Gesundheitssystem und bei einem Entschluss sein, eine Bewältigung von dem zu versuchen, was ein ausgeprägtes Leiden und Behinderung sein kann.

Kapitel 6

Verhaltenstherapeutische Interventionen

Dieses Kapitel beschreibt die verhaltenstherapeutischen (behavioralen) Methoden, die wir bei Patienten mit einer Somatisierung in der therapeutischen Arbeit einsetzen. Wir erläutern jeden Bestandteil der behavioralen Therapie, einschließlich Entspannungstraining sowie der Techniken zum Aktivitätenaufbau, schrittweisen Aufgabenbewältigung, Reduktion von Krankheitsverhalten, Ansprechen von Schlafproblemen und der integrierten Versorgung der Patienten über Disease- bzw. Fall-Management-Programme mit dem Hausarzt.

ENTSPANNUNGSTRAINING

Vor mehr als 50 Jahren entwickelte Joseph Wolpe (1958) aus einer Methode von Edmund Jacobson (1938) eine Kurzform zur Reduktion von Anspannung in der Skelettmuskulatur. Seitdem ist Entspannungstraining ein Hauptbestandteil der Verhaltenstherapie. Andere Methoden zur Verminderung physiologischer Erregung wie die „Langsame Zwerchfellatmung“ (paced respiration), Biofeedback, Meditation oder Autogenes Training sind, nachgewiesen durch empirische Forschung, effektive Methoden, um bestimmte stressbedingte Beeinträchtigungen zu bewältigen (Lehrer, Sime & Woolfolk, 2007). Einige Arten von Entspannungstrainings werden gegenwärtig in der Kognitiven Verhaltenstherapie (KBT) zur Behandlung einer Reihe von stressbedingten Störungen genutzt, wie etwa der Panikstörung, der Generalisierten Angststörung und des Spannungskopfschmerzes (Barlow & Craske, 1994; Borkovec & Costello, 1993; Holroyd, 2002).
Bei unserer Arbeit mit somatisierenden Patienten nutzen wir zwei Arten von Entspannungsmethoden, die Zwerchfellatmung (Fried, 1993) und die Progressive Muskelrelaxation (Bernstein & Carlson, 1993). Das Herstellen von Entspannung hat mehrere Funktionen in der Behandlung der Somatisierung. Es kann dazu dienen, den Kreislauf von Muskelanspannung und Schmerz bei Patienten mit chronischen Rückenschmerzen

zu unterbrechen. Die allgemeine physiologische Erregung oder physiologische Reaktionsbereitschaft, die bei diesen Patienten beobachtet worden ist (Rief, Shaw & Fichter, 1998), kann reduziert werden. Auch kann sich für den Patienten ein Vorteil in der kognitiven Bewertung ergeben, sobald sie sich nicht mehr als vollständig hilflose Opfer ihrer Symptome betrachten, sondern eine bestimmte Kontrolle über ihre Beschwerden erfahren (Lehrer, Sime & Woolfolk, 2007).
Wir wenden Entspannungstraining zu einem frühen Zeitpunkt in der Behandlung an, weil die meisten Patienten über einen Nutzen der Maßnahme bald nach deren Beginn berichten. Rasche Erfolge in der Behandlung können die Skepsis der Patienten über die Wirksamkeit der Behandlung reduzieren und die Therapiemotivation fördern. Um sicherzustellen, dass die Patienten die Fähigkeit zur Entspannung beherrschen und in ihren Alltag einbauen, verwendet der Therapeut einen erheblichen Anteil von sechs oder mehr aufeinanderfolgenden Therapiesitzungen für das Anleiten des Entspannungstrainings. Üblicherweise bringen wir die „Zwerchfellatmung“ während des ersten Behandlungsmonats bei und lehren im zweiten Behandlungsmonat eine verkürzte Form der Progressiven Muskelrelaxation (PMR).

Wir beginnen mit der (abdominalen) Zwerchfellatmung, da diese Technik leicht zu erlernen ist, vom Patienten bereitwillig geübt und leicht in den meisten Alltagssituationen genutzt werden kann. Die abdominale Form der Zwerchfellatmung oder Bauchatmung kann selbst in Situationen mit hoher Stressbelastung wie dem öffentlichen Sprechen, während der Kindsgeburt oder bei sportlichen Wettkämpfen ausgeführt werden. Die bewusst kontrollierte Atmung ist ein zentrales Element vieler Meditations- und Yogaübungen. Die Atemübungen des indischen Hatha Yoga beinhalten die „Volle Yogische Atmung“ (Dirgha Pranayama), die Beschreibung einer Atemübung, die der von uns angewendeten „Zwerchfellatmung“ entspricht. Auch die „Wasser-Methode“ des Qigong, eine Sammlung von Übungen der traditionellen chinesischen Medizin, enthält Atemübungen, die mit der Zwerchfellatmung vergleichbar sind. Eine tiefe und langsame Atmung, bewusst oder unbeabsichtigt, kommt in verschiedenen Meditationsarten (z. B. Zen-Meditation) und in westlichen Techniken der tiefen Bauchatmung bzw. des Atem-Biofeedbacks (paced respiration) oder eines Atemtrainings zum Wiedererlernen physiologischen Atmens (Breathing Retraining) vor. Therapeutische Interventionen, die lediglich eine Modifikation der Atmung zum Ziel hatten, konnten eine Wirksamkeit bei der Besserung von stressbedingten psychischen und körperlichen Symptomen belegen (Freedman & Woodward, 1992; Meuret, Wilhelm, Ritz & Roth, 2003). Die Zwerchfellatmung kann zusammen mit Progressiver Muskelrelaxation genutzt werden. Wir schließen uns der Ansicht an, dass Entspannungstraining dann am effizientesten wirkt, wenn es dem übenden Patienten dadurch ermöglicht wird, zu lernen, wie er bei jeder Gelegenheit und zu jeder Tageszeit entspannen kann, im Gegensatz zu ausgedehnten Übungen, die ein- oder zweimal während des Tages zu festgelegten Zeiten stattfinden und einen besonders weitgehenden Zustand von verminderter Anspannung erreichbar machen sollen.

Der Therapeut führt in die Technik der Zwerchfellatmung ein und erläutert, dass es das langfristige Ziel für den Patienten ist, so viel wie möglich über Bauchbewegungen Atem zu holen. Allerdings ist einige Zeit erforderlich, um eine regelmäßige Bauchatmung zu etablieren, wenn diese Atemform vom gewohnten Atemtyp des Patienten abweicht. Im Verlauf der Behandlung wird der Patient dazu angehalten, die Bauchatmung zwischen den Therapiesitzungen zu üben und über die Fortschritte zu berichten. Letzten Endes wird die Bauchatmung zu einer Reduktion von Anspannung und Beschwerden führen. Dennoch sollte der Patient vorgewarnt werden, nicht zu enttäuscht zu sein, wenn er oder sie anfangs kaum wesentliche Erleichterung erlebt.

Um einen Einstieg zu finden, wird der Patient angewiesen, täglich zweimal 15 Minuten für die Zwerchfellatmung vorzusehen. Üblicherweise warnen wir den Patienten vor, dass eine Zeitspanne von 15 Minuten zuerst sehr lang erscheinen kann. Erstens kann es für ihn oder sie ungewohnt sein, Zeit für eine derartige Aktivität einzuplanen, und zweitens kann der Eindruck entstehen, dass ein bloßes Stillsitzen mit keinem anderen Ziel als Entspannung eine Zeitverschwendung darstellt oder einer Verordnung von Langeweile gleichkommt.

Es ist daher wichtig, dass Therapeut und Patient gemeinsam den Zeitpunkt und Ort planen und festlegen, an dem der Patient seine oder ihre Atemübung durchführt (z. B. in der Küche vor dem Weg zur Arbeit). Während des Übens der Zwerchfellatmung sollte sich der Patient an einem ruhigen Ort aufhalten, an dem er oder sie nicht gestört wird. Eine andere Strategie, die einige Menschen in der Anfangsphase als hilfreich für den Erwerb der speziellen Fähigkeit und als Erleichterung des Übens von abdomineller Zwerchfellatmung empfanden, ist das Üben im Liegen anstatt im Sitzen. Wenn der Patient beim Erlernen der Zwerchfellatmung Schwierigkeiten hat, kann der Therapeut das Üben in einer angenehmen und vertrauten Umgebung empfehlen, wie etwa auf einem Sofa, in einem Liegestuhl oder im Bett. Das führende Prinzip ist, dass eine wie auch immer abgeänderte Ausübung, wo auch immer, besser ist als keine Ausübung der Zwerchfellatmung.

Nach einigen Wochen des eigenständigen Übens der Zwerchfellatmung wird der Patient gebeten, auch während einer oder mehrerer Therapiesitzungen abdominales Atmen zu praktizieren, um ein vermehrtes Bewusstsein für den Prozess des Atmens zu entwickeln und zu üben, auch während der Beschäftigung mit anderen Aktivitäten in dieser Weise zu atmen. Während dieser Therapiesitzungen unterbricht der Therapeut alle 5–10 Minuten das Gespräch, um den Patienten nach seiner oder ihrer Atmung zu fragen. Sofern der Patient entweder unaufmerksam hinsichtlich seiner Atmung ist oder aber sich bewusst ist, dass seine oder ihre Atmung nicht der abdominalen Zwerchfellatmung entspricht, wird der Patient ermutigt, das Gespräch für wenige Sekunden zu unterbrechen und sich erneut auf die Zwerchfellatmung zu konzentrieren. Auch wenn sich der Therapeut anfangs möglicherweise zögerlich darin erlebt, den Ablauf der Therapiesitzung für die Konzentration auf die Atmung zu unterbrechen, glauben wir, dass dieses Üben eine starke und heilsame Wirkung auf die Patienten hat. Es lehrt Patienten, dass sie damit beginnen können, ihre Atemmuster auch während der Beschäftigung mit Alltagsaktivitäten zu beobachten und zu verändern. Nach unserer Erfahrung kann die Kontrolle der Atmung während der Therapie es erleichtern, die abdominelle Zwerchfellatmung zu einem Teil des Alltags von Patienten zu machen.

Um Patienten zu helfen, die Anwendung der Zwerchfellatmung im täglichen Leben auszuweiten, können ergänzende Strategien zum Einsatz kommen. Zunächst kann der Therapeut anregen, die Zwerchfellatmung in stressfreien Situationen zu praktizieren, wie etwa beim Fernsehen, Lesen oder beim Liegen in der Badewanne. Sobald sich der Patient mit der abdominalen Zwerchfellatmung in diesen Situationen wohl und wirksam beruhigt fühlt, wird der Schwerpunkt darauf verlagert, die Zwerchfellatmung in vielfältigeren Alltagssituationen zu nutzen. Auch können Gedächtnisstützen wie das Platzieren von Aufklebern auf Computern, Kühlschränken oder Spiegeln und Eintragungen in den Terminkalender empfohlen werden, um Patienten daran zu erinnern, sich zu entspannen. Letztendlich sollen die Patienten dazu ermutigt werden, die Zwerchfellatmung sowohl vor und während Stresssituationen wie auch als Antwort auf Gefühle von körperlichem Missempfinden zu nutzen.

Die für uns übliche Reihenfolge des Entspannungstrainings ist zuerst die Unterweisung in abdominaler Zwerchfellatmung, bis der Patient eine gewisse Mühelosigkeit bei der Anwendung erreicht hat. Erst dann führen wir unsere eigene verkürzte Form der Progressiven Muskelrelaxation ein. Falls der Patient jedoch auch nach zwei Wochen des Übens ungewöhnliche Schwierigkeiten bei der Zwerchfellatmung angibt, eine starke Abneigung gegenüber der Methode empfindet oder keinen mittelgradig entspannten Zustand während der Atemübung erreicht, gehen wir unmittelbar zur Anwendung der Progressiven Muskelrelaxation über.

Die von uns angewendete Form der Progressiven Muskelrelaxation ist eine Verfahrensweise, die auf einer starken Verkürzung der Originalmethode nach Jacobson (Edmund Jacobson, 1938) basiert. Wenn unsere Methode auch wesentlich kürzer ist als die Originalmethode, so benutzen wir dennoch einige der Modifikationen nicht, die bei kognitiv-behavioralen Therapeuten üblich sind. Wir versuchen nicht, eine Entspannung dadurch zu induzieren, dass der Patient eine maximale Muskelanspannung erzeugt und diese Anspannung dann nachfolgend wieder löst. Diese Methode hat sich als ungeeignet für Patienten mit Somatisierung herausgestellt, da viele der Patienten unter Schmerzen in der Skelettmuskulatur leiden und wenig Toleranz gegenüber einer kraftvollen Anspannung der Muskeln zeigen. Die Originalmethode nach Jacobson nutzt eine minimale Anfangsanspannung (bzw. nachfolgend verminderte Muskelanspannungen) und stellt in den Mittelpunkt, dass die Übenden die Wahrnehmung und ein kleinschrittiges Abbauen von Muskelanspannung erlernen. Unser Ansatz übernimmt diese Schwerpunktsetzung auf Wahrnehmung, Unterscheidung und Loslassen von Muskelspannung im Gegensatz zur Gewichtung auf Herstellung oder Suggestion von Entspannung. Der Terminus „Geh ins Minus!" („go negative") nach Jacobsen wird genutzt, um den Prozess zu bezeichnen, die Muskeln frei von Spannung zu machen, schlaff zu werden und die Innervierung der Muskeln zu reduzieren. Sehr früh betonen wir beim Patienten, die muskuläre Anspannung über den Tagesverlauf wahrzunehmen und Entspannungsfertigkeiten in denjenigen Alltagssituationen zu nutzen, in denen es möglich ist.
Es sind 16 Muskelgruppen, die gruppiert in 12 Teilschritten von uns genutzt werden (beide Unterarme, Oberarme, Schienbeine und Oberschenkel werden gleichzeitig angespannt). Die Schulung der Patienten in Progressiver Muskelrelaxation (PMR) ist weiter im Anhang E beschrieben. Nach der Ausführung von PMR in einer durch den Therapeuten angeleiteten Sitzung erhält der Patient eine Liste der jeweils vorgesehenen Muskelgruppen als auch eine systematische Anweisung zur Ausführung der PMR zu Hause (Anhang E).

Obwohl einige Patienten nach einem Tonband mit Anweisungen zur Progressiven Muskelrelaxation fragen, lehnen wir diese Bitten mit einer Begründung ab, die auf einer Untersuchung von Lehrer (1982) beruht: Wenn die Personen ein Entspannungsverfahren üben, indem sie Anweisungen von einem Tonband hören, lernen sie möglicherweise niemals, sich selbständig in eine Entspannung zu führen. Mit der zunehmenden Abhängigkeit von einer aufgezeichneten Stimme wird möglicherweise das Erlernen einer ausreichenden Intensität der Entspannung ohne äußerlich vorgegebene Anweisungen verhindert. Stattdessen ist es unsere Absicht, die Patienten zu befähigen, Progressive Muskelrelaxation zu jeder Zeit und an jedem Ort sowie ohne irgendwelche Hilfestellungen oder technische Geräte zu nutzen. Übereinstimmend mit dem übergeordneten Therapieziel (den Patienten so viel Kontrolle wie möglich über ihren Stress und ihre körperlichen Beschwerden zu ermöglichen), wollen wir jede Förderung einer Abhängigkeit von technischen Geräten oder anderen Personen vermeiden.

Die wichtigste Aufgabe des Entspannungstrainings ist es, den Patienten zu helfen, die Techniken richtig nutzen zu können. An der beträchtlichen Menge an Therapiezeit, die für die Darstellung, Übung und wirksame Durchsetzung von Entspannungstechniken verwandt wird, ist zu erkennen, welche Wichtigkeit wir der Nutzung dieser Techniken zuschreiben. Auch wenn die Entspannungsübungen oftmals in der achten Behandlungswoche beendet werden, fahren wir während unserer gesamten therapeutischen Arbeit fort, bei den Patienten die Anwendung von Entspannungstechniken abzufragen. Einige Patienten lernen die Anwendung sowohl der verkürzten Form der Progressiven Muskelrelaxation als auch der abdominalen Zwerchfellatmung entweder zusammen oder getrennt. Andere bevorzugen die eine oder andere Methode in eindeutiger Weise. Wir versuchen, die Patienten in beiden Entspannungsmethoden zu unterweisen, und erlauben dem Patienten, letztlich selbst zu entscheiden, welche Methode er anwenden will. Zurzeit kann die wissenschaftliche Literatur nicht nachweisen, dass für eine bestimmte Person irgendeine Methode der systematischen Entspannung den anderen überlegen ist (Lehrer & Woolfolk, 1993). Allerdings ist gewiss, dass ein Entspannungsverfahren nur dann heilsam ist, wenn es genutzt wird.

Bezogen auf diese letztgenannte Aussage, könnte argumentiert werden, dass Therapeuten am besten ein breites Angebot an alternativen Entspannungsmethoden mit der Erwartung anbieten sollten, dass der Patient, nachdem eine verschiedenartige Auswahl von Entspannungsangeboten erprobt wurde, mit größerer Wahrscheinlichkeit die eine Methode herausfinden kann, die er und sie den Vorzug gibt und auch nach Ende der Behandlung weiter anwendet. Wir haben uns in der Hauptsache aus Gründen der klinischen Praxis für die Zwerchfellatmung und verkürzte Form der Progressiven Muskelrelaxation entschieden. Dies sind zwei Entspannungstechniken, die leicht nachvollzogen und gelernt werden können, sowohl vom Patienten als auch vom Therapeuten. In einer Langzeitbehandlung könnten auch ergänzende Techniken wie Meditation oder Autogenes Training geschult werden.

VERHALTENSMANAGEMENT

Aktivitätenaufbau

Viele somatisierende Patienten reagieren auf ihre körperlichen Beschwerden mit einem Rückzug von Aktivitäten, die potentiell angenehm und erfüllend sind, wie Arbeiten, soziale Aktivitäten, Hobbys und Sport. Das Krankheitsverhalten und die Krankenrolle können so ausgeprägt sein, dass sie den Organisationsrahmen für das Leben der Patienten darstellen. Dieses behaviorale Therapiemodul bezweckt eine stufenweise Zunahme der beruflichen, Freizeit- und selbstfürsorglichen Aktivitäten, um die Stimmung, das Selbstwertgefühl und die körperliche Belastbarkeit zu verbessern. Beispielsweise werden erwerbslose Patienten ermutigt, sich auf sinnstiftende Aktivitäten, wie etwa ehrenamtliche Tätigkeiten, einzulassen, einen Fortbildungskurs zu belegen oder auch Freunden und der Familie einige Gefälligkeiten zu tun. Die Patienten, die sich von sozialen Aktivitäten zurückgezogen haben, werden darin unterstützt, sich telefonisch mit anderen in Verbindung zu setzen oder einen E-Mail-Kontakt mit einem Freund herzustellen, wieder eine Kirche oder einen Tempel aufzusuchen oder auch einer Buchgemeinschaft beizutreten.

Behaviorale Methoden beruhen größtenteils auf den Prinzipien der klassischen und operanten Konditionierung. Die bestehenden pathologischen Verstärkermechanismen (Kontingenzen) werden durch gesunde ersetzt. Beispielsweise lernen die Patienten, ihre Kontakte mit Freunden und der Familie über gemeinsame angenehme Aktivitäten zu gestalten, anstatt den Umgang mit ihnen über Aktivitäten zu pflegen, die von den körperlichen Beschwerden des Patienten bestimmt werden. Sportliche Übungen sind so gestaltet, dass sie angenehm und im richtigen Verhältnis zur körperlichen Belastbarkeit des Patienten stehen und eventuell durch inhärente natürliche Kontingenzen verstärkt werden. Insgesamt kann die Aneignung eines größeren Repertoires an Aktivitäten dazu dienen, das Selbstvertrauen jedes einzelnen Patienten in vielen Bereichen zu verstärken und Gefühle der Schwäche und Ohnmacht zu reduzieren.

Der Therapeut beginnt diesen Therapieabschnitt mit einer Verhaltensbeurteilung. Der Patient wird nach Aktivitäten befragt, die er zurzeit ausübt, und auch über solche, die er vermeidet. In der Beurteilung werden auch Aktivitäten bewertet, die in der Vergangenheit durchgeführt wurden. Der Therapeut konzentriert sich auf drei Kategorien von Aktivitäten: sinnstiftende Aktivitäten (z. B. bezahlte oder ehrenamtliche Arbeit, Vorhaben im Haushalt, Bildung), angenehme Aktivitäten (z.B. soziale Aktivtäten, Hobbys) und Sport. (Dies ist eine lockere praktische Taxonomie mit der Möglichkeit kategorialer Überschneidungen.)

Als Nächstes begründet der Therapeut den Vorschlag von Verhaltensänderungen. Der Therapeut sagt beispielsweise: „Viele von unseren Patienten berichten, dass sie wegen ihrer Symptome aufgehört haben zu arbeiten, sich nicht mehr mit Hobbys beschäftigen oder mit Freunden ausgehen. Und obwohl es Sinn macht, die Aktivitäten einzustellen, welche die Beschwerden verschlechtern, bleibt man mit einem ziemlich inhaltsleeren Leben zurück, wenn sie nicht durch andere erfreuliche oder sinnstiftende Aktivitäten ersetzt werden." Wenn der Patient diese Argumentation akzeptiert, arbeitet der Therapeut mit ihm oder ihr daran, die Möglichkeit einer Steigerung der angenehmen und/oder sinnstiftenden Aktivitäten ins Auge zu fassen. Auch die Wichtigkeit einer Teilnahme an einem Sportangebot, das die körperliche Fitness verbessert, wird betont.

Um einem Patienten dabei zu helfen, eine Aktivität zu beginnen oder erneut aufzunehmen, erfragt der Therapeut die gedanklichen Einstellungen über diese Aktivität und stellt sie, falls erforderlich, in Frage. Die Vorteile und Nachteile, sich auf die vermiedene Aktivität einzulassen, wie auch die schlimmste mögliche Folge eines Beginns mit der vermiedenen Aktivität werden diskutiert. Wenn der Patient unangenehme Folgen befürchtet, sollte der Therapeut nach Anhaltspunkten suchen, welche die Erwartungen des Patienten unterstützen oder diesen widersprechen. Wenn der Patient zu der Auffassung kommt, dass die Aufnahme einer Aktivität für ihn oder sie Spaß und/oder einen Nutzen bringen würde, fragt der Therapeut, was den Patienten davon abgehalten hat, sich damit zu beschäftigen.

Da die Ausübung von Sport die Stimmung verbessert, die Ausdauer und Schmerzschwelle erhöht sowie den Nachtschlaf fördert (Minor, 1991; Weyerer & Kupfer, 1994), empfehlen wir Sport als eine der wichtigsten Aktivitäten, die der Patient beginnen oder erneut aufnehmen sollte. Viele Patienten betreiben keinen Sport am Beginn der Therapie. (Wie im Kapitel 5 beschrieben, tritt der Therapeut innerhalb der ersten Therapiewochen mit dem Hausarzt in Kontakt. Die Empfehlungen, mit Sport zu beginnen, werden so lange zurückgehalten, bis der Hausarzt eine medizinische Unbedenklichkeit erklärt.) Zunächst geben wir dem Patienten eine Begründung für die Ausübung von Sport: Es reduziert Stress, verbessert die Symptome eines Chronic Fatigue Syndrome (CFS) sowie der Fibromyalgie und hebt die Stimmung. Außerdem zahlt man einen Preis für das Unterlassen von Sport, der den Verlust von Muskelkraft beinhaltet, die Reduktion von physischer und psychologischer Ausdauer und die Förderung und Aufrechterhaltung von sozialer Isolation, negativen Selbstgefühlen und Gewichtszunahme. Die Diskussion richtet sich auf die Vor- und Nachteile einer Sportausübung jeweils für einen bestimmten Patienten. Im Folgenden ermutigt ein Therapeut einen Patienten, mit der Sportausübung zu beginnen:

Therapeut: Es scheint so, als seien Sie beruflich und gesellschaftlich sehr beschäftigt. Eine Gruppe von Aktivitäten, die Sie nicht erwähnt haben, ist Sport.

Patient: Ja, ich musste damit aufhören, als meine Rücken- und Beinschmerzen begannen.

Therapeut: Welche Art von Sport haben Sie vorher ausgeübt?

Patient: Ich habe regelmäßig beim Lauftraining eines Laufclubs mitgemacht. Ich war in sehr guter Form und liebte es, draußen an der frischen Luft zu sein, selbst in der Winterzeit.

Therapeut: Haben Sie überhaupt noch einen Sport ausgeübt, nachdem Sie mit dem Laufen aufgehört haben.

Patient: Ich habe es mit „Walking" versucht, aber allein habe ich es nicht fortgesetzt. So habe ich aufgehört. Ich bin entsetzt über das ganze Gewicht, das ich seither zugenommen habe.

Therapeut: Wenn Sie aktuell Sport ausüben würden, gäbe es dabei irgendwelche Vorteile?

Patient: Also, wahrscheinlich würde ich etwas Gewicht verlieren. Aber ich bin mir sicher, dass jeder Sport, an dem ich wirklich Spaß hätte, zu Rückenschmerzen führen würde.

Therapeut: Okay. Also ein Vorteil von aktivem Sport ist die Kontrolle über das Körpergewicht. Auch einige andere Vorteile haben Sie vorhin angedeutet, etwa ein „Im-Freien-Sein" und das Erleben von Freude. Zwei mögliche Nachteile sind eine eventuelle Schädigung des Rückens und das Ausbleiben von Freude. Lassen Sie uns eine Notiz darüber machen und noch über einige andere Vor- und Nachteile von Sport nachdenken. (Der Therapeut und Patient fertigen eine umfassende Auflistung von Vor- und Nachteilen an, inklusive der oben genannten.) Es sieht so aus, als gäbe es viele mögliche Vorteile durch eine sportliche Betätigung, wenn sie nur einen Weg für sich herausfinden könnten, sich dabei nicht zu verletzen. Was, denken Sie, ist die schlimmste Sache, die passieren könnte, wenn Sie dreimal pro Woche für 30 Minuten in einem moderaten Schritttempo zu Fuß gingen?

Patient: Einmal wäre es wohl in Ordnung. Aber am Ende der Woche wäre ich zu Tode gelangweilt und würde mich so fühlen, als hätte ich Zeit vergeudet.

Therapeut: Gibt es irgendetwas, was Sie tun könnten, um die Langeweile zu reduzieren?

Patient: Nein, es ist einfach stumpfsinnig.

Therapeut: Sie hatten erwähnt, dass Sie üblicherweise in einem Laufclub trainiert haben. Sind Sie jemals allein gelaufen oder sind Sie immer mit anderen aus dem Club zusammen gelaufen?
Patient: Ich bin mehrmals in der Woche mit dem Laufclub gelaufen. Wenn nicht, habe ich Walkman beim Laufen gehört.
Therapeut: Oh. Würde es auch das Gehen interessanter machen, wenn Sie den Weg zusammen mit einem Freund gingen oder einen Walkman nutzten?
Patient: Ich vermute es. „Walking" ist einfach eine sehr armselige Form von Sport.
Therapeut: Okay. Vielleicht ist die erwartete Langeweile hier nicht der einzige Hinderungsgrund. Es scheint so, als wäre das, was Sie vom Gehen abhält, eher die eigene Überzeugung, dass „Walking" kein wirklicher Sport ist. Stimmt das?
Patient: Verglichen mit Laufen ist „Walking" nichts! Ich könnte genauso gut fernsehen.
Therapeut: Also lassen Sie uns einen genaueren Blick auf Ihre Überzeugung werfen, dass „Walking" kein wirklicher Sport ist.

Um Patienten davon zu überzeugen, sich auf bisher vermiedene Aktivitäten einzulassen, ist möglicherweise auch die Anwendung von Techniken der kognitiven Umstrukturierung nötig, wie im Kapitel 7 behandelt. So wie im vorangestellten Beispiel dargestellt, helfen Therapeuten den Patienten, diejenigen Überzeugungen, die ihre Aktivitäten verhindern, zu erkennen und in Frage zu stellen. Sobald der Patient eine Bereitschaft ausdrückt, sich mit einer neuen Aktivität zu beschäftigen, werden Verhaltensexperimente geplant, um die Wirkung der Verhaltensänderung auf die Stimmung und die körperlichen Symptome des Patienten abzuschätzen.

Schrittweiser Aktivitätenaufbau

Ein schrittweiser Aktivitätenaufbau (activity pacing) ist ein wichtiges Thema, das bei der Diskussion über den Beginn einer neuen Aktivität anzusprechen ist. Unsere klinische Erfahrung und einige Forschungsarbeiten weisen darauf hin, dass einige, wenn nicht viele Patienten mit Somatisierung eine Tendenz zum Perfektionismus zeigen und dadurch zu leistungsorientierten Verhaltensweisen angetrieben werden (Surawy, Hackmann, Hawton & Sharpe, 1995; Ware, 1993). Nach unserer Wahrnehmung könnten viele dieser Patienten die Schwierigkeit haben, ihre Aktivitätsniveaus angemessen zu regulieren; zeitweise überarbeiten sie sich und zu anderen Zeiten beschäftigen sich zu wenig. Zu dem

Zeitpunkt, an dem die Patienten eine psychotherapeutische Praxis aufsuchen, sind sie natürlich in wichtigen Bereichen ihres Lebens zu wenig aktiv. Wenn die Patienten jedoch erst einmal überzeugt werden konnten, eine Aktivität durchzuführen, neigen sie möglicherweise dazu, es zu übertreiben.

Dieser Verhaltensstil mit Überarbeitung und zu wenig Beschäftigung kann am Beispiel einer Patientin von uns veranschaulicht werden. Jane begann ihre Therapie, nachdem sie im Zusammenhang mit der Diagnose einer Fibromyalgie für einige Jahre Zahlungen einer Berufsunfähigkeitsrente erhalten hatte. Wie sie selbst und ihr Ehemann berichteten, verließ sie ihr Haus nur selten, mit Ausnahme der Arzttermine, von denen sie zuletzt zwei in der Woche vereinbarte. Dennoch ließ die äußerliche Erscheinung auf eine sehr leistungsfähige Frau schließen. Ihr Haar war geschickt gestaltet; ihr Make-up sorgfältig angelegt; sie besaß fehlerlos polierte Finger- und Zehennägel, und ihre Kleidung wurde um passenden Schmuck, Halstücher und Handtaschen ergänzt. Wenn sie nach ihren Alltagsaktivitäten befragt wurde, bestätigte sie, dass sie an den Tagen, an denen sie das Haus verließ, zwei Stunden damit verbrachte, sich „zusammenzusetzen". Ungeachtet der Erschöpfung und der Schmerzen, die durch das Schminken verursacht werden würden, erklärte sie dazu: „Ich bin nicht eine solche Person, die sich einfach irgendetwas überwerfen und aus dem Haus rennen kann. Ich möchte die Dinge eben richtig haben."

Da die Möglichkeit besteht, dass sich somatisierende Patienten während der Therapie übernehmen oder ein Perfektionsstreben zeigen, betont der Therapeut die Wichtigkeit von zunächst kleinen Veränderungen eines bestimmten Verhaltens. Erst im Anschluss daran wird ein stufenweiser Aufbau der gewünschten Aktivität über die Dauer der Behandlung begonnen. Wenn der Patient darin scheitert, seine Kräfte einzuteilen, wird er oder sie sich voraussichtlich überanstrengen, die negativen Annahmen über das Risiko von Aktivitäten bestätigt sehen und zukünftig wieder inaktiv werden. Wenn ein Patient beispielsweise über 10 Jahre keinen Sport mehr betrieben hat, sollte er oder sie nicht mehr als drei kurze und langsame Spaziergänge (vielleicht für die Dauer von jeweils nur 5–10 Minuten) in der ersten Woche ins Auge fassen. In gleicher Weise sollten die anfänglichen Arbeiten im Haushalt eher kleinen Schritten in Richtung des langfristigen Zieles entsprechen, angenehme und sinnstiftende Aktivitäten aufzubauen. Wenngleich der Therapeut dem Patienten einige Vorschläge für Hausarbeiten entlockt, bleibt es in der Verantwortlichkeit des Therapeuten, sicherzustellen, dass die wöchentlichen Aufgaben für den Patienten machbar sind. Bei der Entscheidung für eine Hausarbeit ist es vorzuziehen, sich mit der Aufforderung an die Patienten, weniger zu machen, zu irren, als sich mit der Bitte an die Patienten zu täuschen, so viel zu machen, dass sie die Erfahrung einer aversiven Über-

anstrengung oder eines Gefühls von Misserfolg machen. Wenn die in einer Woche als Aufgabe vereinbarte Hausarbeit dem Patienten nicht genügend abverlangt, kann die Aufgabe in der darauffolgenden Woche erweitert werden.
Eine weitere Methode, durch die ein schrittweiser Aktivitätsaufbau in die Therapie eingebaut werden kann, ist das Überzeugen der Patienten, sich häufige Pausen inmitten ihrer Alltagstätigkeiten zu gönnen. Einige Patienten müssen auch angehalten werden, das Tempo zu reduzieren, mit dem sie ihren Lebensalltag gestalten. Als Beispiel kann ein Patient von uns dienen, der als Ingenieur 50–55 Wochenstunden für ein kleines Unternehmen im Bereich Medizintechnik arbeitete. Mit der Behauptung, durch brennende Missempfindungen der Füße (als medizinisch nicht erklärbares Symptom) zu erschöpft und zu geplagt zu sein, um sich an Familienaktivitäten und Haushaltsaufgaben zu beteiligen, verbrachte er viel seiner Freizeit damit, sich auszuruhen und fernzusehen. Wenn er jedoch gefragt wurde, wie er seine Zeit am Arbeitsplatz einsetzte, spiegelte sich in seinen Gefühlen von Stolz und Selbstgerechtigkeit seine Auffassung wider, dass er es war, der das Unternehmen „über Wasser halte", wobei er seine Versagensängste gerade noch verdecken konnte. Nach seinen Worten war „die Arbeitsbelastung größer als die, welche die meisten Menschen bewältigen könnten". Obwohl es schwierig war, diesen Patienten von dem möglichen Nutzen einer Verlangsamung am Arbeitsplatz zu überzeugen, stimmte er irgendwann zu, mit kurzen Pausen für Atemübungen (abdominale Zwerchfellatmung) zu experimentieren und zu versuchen, nur noch mit 80 % der Leistungsfähigkeit (anstatt seines üblichen 100-prozentigen Leistungsvermögens) zu arbeiten.
Um die Wahrscheinlichkeit zu erhöhen, dass Verhaltensänderungen zu einer dauerhaften Komponente im Leben der Patienten werden, werden die Änderungen während der gesamten Behandlung immer wieder besprochen. In jeder Therapiewoche achtet der Therapeut auf alle veränderten Verhaltensweisen.

Krankheitsverhalten

Zur besseren Darstellung werden wir bereits jetzt unser therapeutisches Vorgehen in Bezug auf das Krankheitsverhalten behandeln, obwohl wir dieses Thema in der Behandlung nicht ansprechen, bevor der Patient einige der kognitiven Strategien erlernt hat, die im nachfolgenden Kapitel beschrieben sind.
Einer der kostenintensivsten Aspekte im Krankheitsverhalten von Patienten mit Somatisierung ist deren exzessive Inanspruchnahme von medizinischen Leistungen. Patienten,

die übermäßig um ihre Gesundheit besorgt sind, können häufig nicht beruhigt werden, wenn medizinische Untersuchungen es nicht vermögen, ein Problem zu klären. Vielmehr befassen sie sich häufig nur punktuell und missverstehend mit den ärztlichen Beruhigungen. Alternativ erinnern sie sich oft an Geschichten über medizinische Gegebenheiten aus dem Bekanntenkreis, bei denen über Jahre keine richtige Diagnose gestellt wurde und es dann doch zur Entdeckung einer verheerenden Krankheit kam. Deshalb kann eine ärztliche Beruhigung der Anlass für die Suche nach einer zweiten und dritten Meinung sein. Wiederholte ärztliche Konsultationen verstärken typischerweise die Aufmerksamkeitslenkung auf den eigenen Körper, die erhöhte Selbstbeobachtung, das Auftreten von Krankheitsbefürchtungen und den emotionalen Leidensdruck, wobei dadurch insgesamt seine oder ihre Schmerzsensibilität und Symptomverstärkung zunehmen kann. Solange dieser Teufelskreis von wachsenden Beschwerden und Arztbesuchen fortgesetzt wird, verschlechtert sich die Arzt-Patient-Beziehung in vorhersehbarer Weise. Beide Parteien neigen dazu, sich frustriert zu fühlen; der Patient bemerkt, dass seine Beschwerden nicht ernst genommen werden, und der Arzt empfindet, dass seine Zeit mit übertriebenen und vorgetäuschten körperlichen Beschwerden vergeudet wird.

Die körperlichen Symptome geben häufig Anlass für Arztbesuche, bei denen die Symptome nicht behoben, sondern möglicherweise verschlimmert werden. In der Hoffnung, dieses dysfunktionale Muster zu unterbrechen, leitet der Therapeut den Patienten dazu an, diejenigen Gedanken neu zu bedenken, die dieses Krankheitsverhalten forcieren. Unsere Patienten machen häufig Bemerkungen wie: „Da muss etwas mit mir nicht stimmen, was mein Arzt bisher noch nicht gefunden hat." Wenn eine solche Überzeugung bestimmend bleibt, ist die vernünftige Folge die Suche nach weiteren diagnostischen Untersuchungen. Solche Überzeugungen können dennoch angreifbar sein. Die Patienten werden deshalb aufgefordert, nach Hinweisen zu suchen, welche die Überzeugung stützen oder untergraben. Den Fragen: „Was veranlasst Sie zu denken, dass etwas medizinisch bei Ihnen nicht in Ordnung ist?" oder: „Welche Belege gibt es dafür, dass der Arzt etwas übersehen hat?" folgt die Frage: „Welche Anhaltspunkte gibt es dafür, dass Sie kein ernsthaftes medizinisches Problem haben könnten?". Die Patienten werden auch nach den Vor- und Nachteilen befragt, die mit einer weiteren diagnostischen Untersuchung verbunden sind. Sie werden gefragt, was sie davon überzeugen würde, dass sie nicht unter der befürchteten Krankheit leiden. Die Argumente für die Widerlegung von Überzeugungen werden umfassend untersucht, um zu demonstrieren, dass man sich niemals hundertprozentig einer vollkommenen Gesundheit sicher sein kann. Neben dem Infragestellen derjenigen Überzeugungen des Patienten, die das Krankheitsverhalten bestimmen, entwickelt der

Therapeut geeignete Verhaltensexperimente, durch die der Patient das Resultat eines Unterlassens (oder zumindest einer Verzögerung) weiterer Arztbesuche erproben kann. Begleitend werden Arbeitsblätter genutzt, mit denen die Symptomausprägung erfasst und damit auch die Bedeutung einer Veränderung dieses Aspektes des Krankheitsverhaltens beurteilt werden kann. Wenn Patienten einen Arztbesuch ausreichend lang hinauszögern können, klingt das Symptom einer Somatisierung, das zunächst Anlass dafür war, eine medizinische Behandlung in Anspruch zu nehmen, möglicherweise ab.

Zusätzlich zum Einsatz dieser direkten Interventionen zum Krankheitsverhalten kann die Behandlung auch indirekt die Inanspruchnahme des Gesundheitswesens reduzieren, insbesondere durch eine Unterstützung der Patienten beim Aufbau von sinnstiftenden und angenehmen Aktivitäten. Für einige unserer äußerst ernsthaft beeinträchtigten Patienten werden die Krankenrolle und das damit verbundene hilfesuchende Verhalten zum Lebensschwerpunkt. Denken wir dabei an die Patientin Sally, die aufgrund ihrer Fibromyalgie und eines Reizdarmsyndroms berentet worden war. Ihre erwachsenen Kinder lebten nicht länger mit ihr zusammen. Ihr Ehemann arbeitete Vollzeit in einem Beruf, der mit einer häufigen Reisetätigkeit verbunden war. Mit ihrer Ablehnung, in Restaurants oder bei Freunden zu essen, weil sie unter intensiven gastrointestinalen Beschwerden nach der Aufnahme der meisten Nahrungsmittel leiden würde, zog sich Sally auch von ihren Freunden zurück. Auf diese Weise besaß sie keine Arbeit und keine häusliche Verantwortlichkeiten, noch hatte sie irgendwelche anderen täglichen sinnvollen oder angenehmen Aktivitäten vor. Während der Anfangsphase der Behandlung stand Sally nur noch mit ihren Ärzten in einem regelmäßigen sozialen Kontakt. Jede Woche hatte sie mindestens zwei Arzttermine, zusätzlich zu ihrer Therapiestunde bei uns. Ihren Rheumatologen traf sie einmal jede Woche, ihren Hausarzt sah sie einmal im Monat. Auch verschiedene andere Ärzte, einschließlich eines Gastroenterologen, eines Zahnarztes, Chiropraktikers, Gynäkologen und eines Allergiespezialisten, behandelten sie regelmäßig. Ein großer Anteil der ihr wichtigen Kontakte mit anderen Menschen erfolgte bei den Terminen mit niedergelassenen Ärzten.

Im Verlauf einer dreimonatigen Behandlung begann Sally allmählich, mit einem zunehmenden Umfang von Aktivitäten außerhalb der Interaktion mit Fachleuten im Gesundheitswesen zu experimentieren. Als einen ersten Schritt stellten wir ihre Überzeugung in Frage, dass sie aufgrund der unberechenbaren und schwer beeinträchtigenden Eigenschaften ihrer körperlichen Symptome keine verpflichtenden sozialen Verabredungen treffen sollte:

Therapeut: Lassen Sie uns einen Blick auf Ihre Bedenken werfen, dass Sie sich deshalb nicht verbindlich für eine Aktivität oder eine Veranstaltung verabreden können, weil Ihre aufflackernden Symptome Sie so häufig dazu zwingen werden, wieder abzusagen. Wie oft haben Sie Ihre Arzttermine in den letzten beiden Monaten abgesagt?

Patient: Also, ich bin sehr bemüht, die Termine auf den Nachmittag zu legen. Dann fühle ich mich meistens besser. Deshalb habe ich wahrscheinlich in letzter Zeit keinen Termin abgesagt.

Therapeut: So weit ich mich erinnern kann, haben Sie überhaupt keine Termine bei mir abgesagt.

Patient: Ja, das stimmt. Arzttermine sind wichtig. Auch wenn ich einen schwierigen Tag habe, versuche ich wirklich, diese Termine nicht zu versäumen.

Therapeut: Okay, das ist interessant. Wenn Sie Aktivitäten, die Sie als wichtig einschätzen, für den Nachmittag vereinbaren, ist es für Sie wahrscheinlicher, die Termine auch wahrzunehmen. Gibt es irgendetwas, über das wir bereits gesprochen haben, wie z. B. das Anbieten oder die Teilnahme an einer Literaturgruppe, was Sie auf den Nachmittag legen könnten und wichtig genug wäre, sich selbst zur Teilnahme zu bewegen, auch an schlechten Tagen?

Patient: Ich würde wirklich gerne ehrenamtlich in einer Kirchengemeinde mitarbeiten. Aber ich hasse es, meine Verabredungen nicht einhalten zu können. Auch möchte ich mich nicht dazu verpflichtet fühlen, zu gehen, wenn ich sehr schmerzgeplagt bin.

Therapeut: Ja, vielleicht ist das aber etwas, was wir versuchen könnten. Was würden Sie dazu sagen, eine kleine Verpflichtung als ehrenamtlicher Mitarbeiter zu übernehmen, sagen wir ein bis zwei Stunden in der Woche und dann mal zu sehen, wie es klappt?

Patient: Könnte ich abspringen, wenn ich einen schlechten Tag habe?

Therapeut: Die Vorstellung wäre eher, eine kleine Verpflichtung einzugehen und diese wie einen Arzttermin zu handhaben. Schauen Sie, was passiert, wenn Sie versuchen, diese eine Verpflichtung zu erfüllen. Wir reden über keine große Veränderung, sondern nur über wenige Stunden in der Woche.

Mit der Zeit begann Sally, ihre Verpflichtungen gegenüber anderen auszuweiten, schließlich zweimal in der Woche ehrenamtlich in einer kirchlichen Nachmittagsbetreuung zu arbeiten, Spaziergänge mit ihren Nachbarn zu unternehmen und wöchentlich an einer Literaturgruppe teilzunehmen. Ihr erhöhtes Aktivitätsniveau ließ ihr weniger Zeit, Arzttermine zu vereinbaren. Diese Aktivitäten und die damit verbundenen sozialen Interaktionen begannen, ihre Arzttermine als ordnende Alltagsstruktur zu ersetzen. Während des

Behandlungsverlaufs wurde auch Sallys anderes Krankheitsverhalten wie das Ablehnen von Aktivitäten und Beziehungen als auch der Rückzug auf ihr Sofa oder Bett reduziert.

Koordination der Behandlung mit Hausärzten

Der Umgang mit dem Krankheitsverhalten wird idealerweise gemeinsam mit dem Hausarzt des Patienten abgesprochen. Nach dem Gespräch mit dem Hausarzt ist der Therapeut besser darüber informiert, wie er dem Patienten in Übereinstimmung mit den hausärztlichen Behandlungsempfehlungen helfen kann. Es ist unwahrscheinlich, dass Patienten medizinischen Empfehlungen folgen, wenn diese missverstanden, vergessen oder entwertet wurden. Angesichts der kurzen Zeitdauer vieler Behandlungstermine haben Ärzte oftmals Schwierigkeiten damit, ein völliges Verständnis oder eine sichere Einwilligung für die Empfehlungen zu erreichen. Viele ärztliche Empfehlungen stehen in Übereinstimmung mit dem Vorgehen einer systematischen Verhaltensmodifikation. Wenn der Arzt etwa Sport oder eine Änderung der Ernährungsgewohnheiten empfohlen hat, kann der Therapeut dies mit dem Patienten diskutieren und ihm bei der Umsetzung dieser Veränderungen assistieren. Wenn der Arzt eine medikamentöse Therapie verordnet hat, die der Patient nicht befolgt, werden die Gründe für die Non-Compliance erfragt und der Patient darin angeleitet, entweder der medikamentösen Empfehlung zu folgen oder die dahinterstehende Frage zur Medikation mit dem Arzt zu besprechen.

Um das Krankheitsverhalten und die Krankenrolle in einem späteren Behandlungsstadium ernsthaft zu diskutieren, ist es optimal, wenn Therapeut und Hausarzt weitgehend in der medizinischen Behandlung des Patienten übereinstimmen. Eine Zielsetzung unserer Therapie ist es deshalb, eine wirkungsvolle Zusammenarbeit zwischen Patient und Hausarzt herzustellen. Es gibt immer auch die Möglichkeit, dass ein Psychotherapeut als eine Einmischung wahrgenommen wird oder dass sich gegensätzliche Ansichten über die Erkrankung des Patienten herausstellen. Nach unserer Erfahrung sind solche Schwierigkeiten jedoch selten. Die Kernprobleme zwischen Patienten mit Somatisierung und ihren Hausärzten gehen häufig auf eine schlechte Kommunikation und eine unzureichende Zeit für die Problembestimmung bei den Patienten zurück. Nach unserer Erfahrung sind Ärzte und Patienten meist dankbar dafür, einen weiteren Experten zu haben, der sich mit der Begleitung, der Steuerung und Intensivierung der Behandlung beschäftigt. Sobald Therapeut und Hausarzt ein geeignetes Maß an medizinischer Versorgung für die vorhandenen Symptome des Patienten bestimmt haben, kann der Therapeut auch die Überzeugung des Patienten in Frage stellen, dass eine darüber hinausgehende Behandlung zu suchen sei.

Patient: Ich muss einen neuen Arzt aufsuchen, um herauszufinden, warum ich ohne jegliche Energie bin.

Therapeut: Sind die Dinge in letzter Zeit schlechter geworden?

Patient: Ich bin mir nicht sicher. Ich möchte aber, dass es mir besser geht und ich einige Erklärungen erhalte. Vielleicht hat ein anderer Arzt neue Ideen?

Therapeut: Das ist sicher möglich. Aber vorerst ist es entscheidend für unsere Arbeit, bei dem ursprünglichen Plan der vereinbarten Termine bei Ihrem derzeitigen Hausarzt zu bleiben, bis wir unsere therapeutische Arbeit zusammen zum Abschluss gebracht haben. Ein Teil dessen, was wir versuchen zu tun, ist, einen wiederkehrenden Ablauf, ein Verhaltensmuster, zu durchbrechen. Wenn Sie enttäuscht werden, gehen Sie üblicherweise zu einem neuen Arzt. Die Erwartung einer Besserung weckt bei Ihnen vorübergehend neue Hoffnungen, aber die tatsächliche Erfahrung bei der Konsultation eines neuen Arztes führt zu noch mehr Frustration, wenn Sie keine Besserung der Beschwerden erreichen. Unterdessen haben Sie sich verstärkt auf ihre Erkrankung konzentriert und einmal mehr eine erfolglose Erfahrung mit dem Gesundheitssystem gemacht. Wenn Sie keine Abnahme ihres Energieniveaus in der letzten Woche wahrgenommen haben, denke ich, sollten wir bei unserem Plan bleiben.

Als Therapeuten können wir uns aber nur dann sicher dabei fühlen, den Patienten von der Vereinbarung neuer medizinischer Konsultationen abzuraten, wenn wir ein gute Zusammenarbeit mit dem behandelnden Hausarzt etabliert haben und davon ausgehen können, dass sich der Patient weiter regelmäßig bei seinem Hausarzt vorstellen wird.

Der Umgang mit Schlafstörungen

Viele Patienten mit Syndromen einer Somatisierung berichten über erhebliche Schlafstörungen (Affleck, Urrows, Tennen & Higgins, 1996; Morriss, Wearden & Battersby, 1997; Roizenblatt, Moldofsky, Benedito-Silva & Tufik, 2001). Ein fehlender ausreichend erholsamer Nachtschlaf ist ein wesentlicher Begleitfaktor bei vielen psychiatrischen Störungen. Bei Patienten mit Somatisierung führt ein Verlust der Schlafqualität nahezu ausnahmslos zu einer Verschlechterung der Symptome. Inzwischen glauben wir, dass die frühzeitige

und offensive Behandlung der Insomnie ein Schlüssel zur erfolgreichen Behandlung der Somatisierung ist.
Viele unserer Patienten und insbesondere diejenigen, die nicht außerhalb ihrer Wohnung arbeiten, entwickeln ungünstige Schlafgewohnheiten, welche die Wahrscheinlichkeit von Schlaflosigkeit erhöhen können, z. B. das Schlafen während des Tages, unregelmäßige Schlafzeiten oder Fernsehen im Bett. Um diese schlechten Schlafgewohnheiten zu bekämpfen, bieten wir den Patienten ein kurzes psychoedukatives Training in Schlafhygiene und Stimuluskontrolltechniken an. Zu Beginn führt der Therapeut eine detaillierte Befragung zu den Schlafgewohnheiten des Patienten durch. Dann folgt ein Training entsprechend den Empfehlungen von Bootzin & Rider (1997) sowie Morin (1993). Die elementaren Leitsätze für eine leitlinengerechte Schlafhygiene sind die folgenden:

- Stehen Sie jeden Tag zur gleichen Zeit auf, an jedem der 7 Wochentage.
- Nutzen Sie das Bett nur zum Schlafen oder Sex. Schauen Sie im Bett kein Fernsehen, und vermeiden Sie stressige Diskussionen. Verbringen Sie keine Zeit mit Sorgen im Bett.
- Halten Sie das Schlafzimmer dunkel und angenehm kühl.
- Gehen Sie erst dann schlafen, wenn Sie sich müde fühlen.
- Wenn Sie nach etwa 20 Minuten nicht eingeschlafen sind, wechseln Sie den Raum und machen Sie etwas Entspannendes. Gehen Sie erst dann wieder ins Bett, wenn Sie sich schläfrig fühlen. Befolgen Sie diese Regel, wenn Sie nachts aufwachen.
- Trinken Sie sechs Stunden vor dem Schlafengehen keine koffeinhaltigen Getränke, Tee oder Alkohol.
- Nehmen Sie eine leichte Nachtmahlzeit vor dem Schlafengehen zu sich.
- Betreiben Sie regelmäßig Sport, jedoch nicht 4 Stunden vor dem Schlafengehen.

Zum Erreichen eines erholsamen Schlafes kann auch eine mit dem Hausarzt abgestimmte Behandlung erforderlich werden. Möglicherweise ist es notwendig, für kurze Zeit eine Schlafmedikation zu verschreiben, um die Folgen eines Schlafmangels zu beheben und die Fähigkeiten des Patienten bei unbeeinträchtigtem Nachtschlaf zu beurteilen. Obwohl wir uns des möglichen Risikos einer Schlafmittelabhängigkeit bewusst sind, muss dieser Nachteil gegenüber dem besonderen Nutzen eines erholsamen Schlafes für die Gesundung abgewogen werden. Derzeit sind wir an einer Evaluation beteiligt, welche die Bedeutung der Schlafmedikation als eine erste Intervention bei Somatisierung bewertet. Die Zeit wird zeigen, als wie wirksam sich dieser Therapiebaustein erweist, die vorläufigen Daten scheinen jedoch eine erhebliche Bedeutung für einige Patienten zu haben.

Kapitel 7

Das Arbeiten mit Kognitionen und Emotionen

In diesem Kapitel geben wir eine Beschreibung der kognitiven Therapietechniken, die wir nutzen, sowie eine ausführliche Darstellung der experimentellen emotionsfokussierten Therapieinhalte und des therapeutischen Angriffspunktes auf die Krankenrolle des Patienten. Ein Training der Wahrnehmungsfähigkeit von Emotionen und der Benennung von Gefühlen war bereits ein Inhalt des ursprünglichen Therapieprogramms über 10 Sitzungen. Wir kamen jedoch zu der Überzeugung, dass die emotionsfokussierten Methoden ausgedehnt werden und einen zentraleren Platz in der Therapie erhalten sollten, um sie wirksam und zusammen mit kognitiven Methoden in einem umfassenden Programm zur Emotionsregulation anwenden zu können. Auch im Therapieprogramm über 10 Sitzungen werden die verschiedenen kognitiven und behavioralen Techniken angemessen ausgeführt, aber die therapeutische Auseinandersetzung mit der Krankenrolle bleibt häufig vorläufig und eher begrenzt, ebenso wie es der Fall ist bei unseren Versuchen, die Patienten in diesem begrenzten Behandlungsformat für die eigenen Emotionen wahrnehmungsfähig zu machen. Ein Ergebnis bereits aus den Anfängen unserer therapeutischen Arbeit ist, dass das Einverständnis in eine emotionale Exploration und die Bereitschaft der Patienten, die habituellen Muster des Krankheitsverhalten zu ändern oder zum Eingeständnis eines sekundären Krankheitsgewinns zu kommen, durch eine vertrauensvolle therapeutische Beziehung erheblich erleichtert und durch eine oberflächliche, formale und aufgabenorientierte Therapeut-Patient-Beziehung behindert wird. Beide Zielsetzungen (d. h. das Explorieren von Emotionen und Erkennen von sekundärem Krankheitsgewinn) machen ein substantielles Vertrauen Seitens des Patienten notwendig, um es ihm oder ihr zu ermöglichen, verletzlich und transparent in der Therapie zu werden. Die aktuelle, erweiterte Behandlung erfordert eine wirklich vorhandene und engere Therapeut-Patient-Beziehung, als üblicherweise in einem Therapieprogramm über 10 Sitzungen aufgebaut werden kann, und setzt deshalb eine längere Beziehungsdauer zwischen Patient und Therapeut voraus.

IDENTIFIKATION, EXPRESSION UND MONITORING

Die Therapiebausteine zur Identifikation kognitiv-emotionaler Faktoren und deren Regulation haben das Ziel, dem Patienten bei der Unterscheidung und dem Verständnis ihrer Gedanken und Gefühle zu helfen, so dass sie erfolgreich mit ihrer Umwelt interagieren können. Die Atmosphäre der Therapiesitzungen mit dieser Zielsetzung ist mehr psychotherapeutisch und weniger psychoedukativ im Vergleich zu den vorhergehenden Sitzungen mit Schwerpunktsetzung auf Entspannungstraining und der Durchführung von Verhaltensänderungen. Kognitive und emotionsfokussierte Strategien (Greenberg, 2002; Kennedy-Moore & Watson, 1999) sind integriert und durch fallbezogene Themen bzw. Aufgabenstellungen individualisiert (Persons, 1989).
Diese Therapiephase wird von den Patienten durch die Beobachtung ihrer Gedanken und Gefühle begonnen, die mit Veränderungen ihrer körperlichen Symptome verbunden sind. Experimentelle Techniken wie „Focusing" (Gendlin, 1981) und Techniken der Gestalttherapie (Perls, 1973; Stevens, 1971) werden verwendet, um den Patienten bei der Beachtung, dem Erkennen und Bezeichnen sowie der Akzeptanz und dem Ausdruck ihrer Gedanken und Emotionen zu assistieren. Nach unserer Erfahrung sind Patienten mit Somatisierung typischerweise unwillig, sich intensiv auf ihr emotionales Erleben zu konzentrieren, aber sie sind oftmals doch dazu bereit, diejenigen Emotionen, die gleichzeitig mit ihren körperlichen Symptomen auftreten, zu erforschen und den Versuch zu unternehmen, durch Betrachtung der assoziierten Gedanken und Verhaltensweisen einen Sinnzusammenhang für diese Emotionen herzustellen.
Um Patienten zwischen den Therapiesitzungen zu helfen, ihre Aufmerksamkeit auf die eigenen Gedanken und Gefühle zu richten, werden Arbeitsblätter zum Symptommonitoring eingeführt (Abb. 7.1). Diese Arbeitsblätter sind analog zu den Protokollen dysfunktionaler Gedanken für depressive Patienten (Beck et al., 1979). Unsere Arbeitsblätter zum Symptommonitoring fordern den Patienten dazu auf, zwei spezifische Zeitpunkte an jedem Tag wiederzugeben: (1) wenn ihre körperlichen Symptome relativ stark ausgeprägt sind und (2) wenn ihre körperlichen Symptome relativ gering ausgeprägt sind und sie relativ größeres Wohlbefinden erleben. Da hier das Ziel ist, die Bewusstheit des Patienten zu erhöhen, mehr als die Beurteilung der Symptomschwere, ist es nicht entscheidend, dass der Patient die am „meisten unangenehme" oder „am wenigsten unangenehme" Tageszeit erfasst. Wir zielen auf einen Bericht über eine repräsentative, „körperlich unangenehme" und eine „körperlich weniger unangenehme" Episode. Idealerweise werden die Eintragungen zeitlich so unmittelbar wie möglich zum Auftreten eines Zustandes gemacht. Für

Abbildung 7.1 Arbeitsblatt zum Symptommonitoring (in der Therapie) nach Robert L. Woolfolk und Lesley A. Allen (Copyright CIP-Medien)

	Datum/Zeit	Körperliche Symptome *Intensität (0-5)*	Situation *Was taten Sie zu diesem Zeitpunkt?*	Gefühl (Emotion) *Was fühlten Sie? Intensität (0-100)*	Gedanken *Worüber dachten Sie zu diesem Zeitpunkt nach? Was ging Ihnen in diesem Moment durch den Kopf?*
Unangenehmer Zeitpunkt					
Relativ angenehmer Zeitpunkt					

Beurteilungsskala der körperlichen Symptome

0 = keine körperlichen Beschwerden
1 = leichte körperliche Beschwerden, die ignoriert werden können
2 = milde körperliche Beschwerden, die nicht ignoriert werden können, aber nicht behindern
3 = mäßige körperliche Beschwerden, welche die Konzentration erschweren
4 = schwere körperliche Beschwerden, die viele Aktivitäten behindern
5 = sehr schwere körperliche Beschwerden, die zur Bettruhe zwingen

Beurteilungsskala für Gefühle (Emotionen)

0 = keine Wahrnehmung eines bestimmten Gefühls
1 = die geringstmögliche Ausprägung eines bestimmten Gefühls
.
.
.
.
.
100 = die intensivste Wahrnehmung eines bestimmten Gefühls

Tage ohne wesentliche Variation in der körperlichen Beschwerdeausprägung erhalten die Patienten die Anweisung, die Episoden relativen Wohlbefindens und Unbehagens nachträglich auszuwählen. Bei der Abfassung des Berichtes notieren die Patienten die Tageszeit, das erlebte körperliche Symptom, die Umgebungsbedingungen sowie die Gedanken und Gefühle parallel zu den körperlichen Symptomen. Die Arbeitsblätter zum Symptommonitoring können genutzt werden, um die Symptommuster wie auch das wechselseitige Verhältnis zwischen Symptomen, Gedanken und Emotionen zu erkennen.
Auch wenn die Patienten die Arbeitsblätter zum Symptommonitoring vorrangig in Abhängigkeit von Veränderungen der Symptomatik ausfüllen, wird mit dieser Aufgabe ebenso beabsichtigt, das Bewusstsein der Patienten für die situativen Bedingungen, die Gedanken und Gefühle zu schärfen, die mit diesen Symptomfluktuationen einhergehen. Wegen der Tendenz dieser Personengruppe, sich exzessiv mit Körpersensationen zu befassen, ist es nicht unser Ziel, ein zusätzliches „body scanning" zu fördern, jedoch ist ein erhöhtes Bewusstsein für körperliche Veränderungen und für den psychosozialen Kontext, in welchen sie sich ereignen, hilfreich, die Zusammenhänge zwischen Symptomen und Stress herauszufinden.
Um die Verwendung der Arbeitsblätter zu demonstrieren, leitet der Therapeut den Patienten an, ein Arbeitsblatt für den vorangegangenen Tag auszufüllen. Zunächst erfragt der Therapeut, zu welcher Tageszeit die Symptome des Patienten besonders aversiv waren. Es sollte ein spezifischer Zeitpunkt, im Gegensatz zu einem Zeitintervall, für die jeweilige Ausprägung der Symptombeschwerden gewählt werden. Der Therapeut assistiert dem Patienten, eine konkrete Situation, in der Symptome auftraten, wie auch die erlebten körperlichen Sensationen, Gedanken und Gefühle (Emotionen) an diesem bestimmten Zeitpunkt zu erkennen und zu dokumentieren. Die Intensität von jedem zu diesem Zeitpunkt erlebten körperlichen Symptom wird auf einer sechsstufigen Skala (0–5) beurteilt und die Intensität von jedem erlebten Gefühl zu diesem Zeitpunkt wird auf einer 101-stufigen Skala (0–100) bewertet. Anschließend ergänzen der Therapeut und der Patient einen Eintrag für einen Zeitpunkt des vorangegangenen Tages, an dem die Symptome des Patienten weniger stark ausgeprägt waren.
Anfangs müssen die Patienten darin geschult werden, zwischen körperlichen Empfindungen (Sensationen) und Gefühlen zu unterscheiden und Gedanken von Gefühlen zu differenzieren. Wenn beispielsweise ein Patient sagt, dass seine oder ihre körperliche Empfindung auch Angst beinhalte, könnte der Therapeut erwidern: „Ich würde Angst als Gefühl auffassen, nicht als körperliche Empfindung. Also lassen Sie uns dies in die Spalte für Gefühl einsetzen. Allerdings haben Menschen manchmal körperliche Empfindungen, wel-

che die Angst begleiten. Fühlten Sie irgendetwas in Ihrem Körper, irgendeine körperliche Empfindung, die zeitlich mit der Angst zusammenfiel?" In gleicher Weise sollte der Therapeut, wenn ein Patient sagt, dass er oder sie sich dumm vorkam, (1) dieses Erleben als im Zusammenhang stehend mit der bewertenden Kognition „Ich bin dumm" kenntlich machen, dann (2) unterscheiden zwischen Kognition und Emotion und (3) den Patienten nach dem Gefühl befragen, welches koinzident mit dieser Kognition auftritt. Es wird Wert auf das Erlernen gelegt, zwischen den einzelnen Gefühlen zu differenzieren. (Die Patienten werden gebeten, spezifische Gefühlsbegriffe wie „traurig", „besorgt" oder „ärgerlich" zu verwenden, anstatt der mehr unklaren Gefühlsbegriffe wie „gestresst", „aufgebracht" oder „ungutes Gefühl".)

Viele Patienten mit Somatisierung mühen sich aufgrund von Schwierigkeiten bei der Identifikation und Differenzierung ihrer Gedanken und Gefühle mit den Übungen zur Selbstwahrnehmung ab. Was auch immer der Grund für diese Schwierigkeit ist (z. B. Alexithymie, repressives Coping-Verhalten), richtet sich unser Bestreben auf die verbesserte Wahrnehmung und Akzeptanz von Gedanken und Gefühlen. Viele Patienten empfinden das Erkennen und Äußern von Gedanken und/oder Gefühlen als den schwierigsten Bestandteil der Therapie. Dennoch müssen diese initialen Fähigkeiten beherrscht werden, bevor kognitive Umstrukturierungstechniken beigebracht werden können. Die Auseinandersetzung mit Kognitionen ist vergeblich, solange man nicht die eigenen Gedanken und Gefühle bestimmen kann.

Einige Patienten haben deshalb Mühe bei der genauen Bestimmung der Gedanken und/oder Gefühle, weil sie zum Teil gelernt haben, dass sie sich weniger gestresst fühlen, wenn sie sich von Gedanken und/oder Gefühlen ablenken. Tatsächlich werden einige Patienten recht geübt darin, die Gedanken und/oder Gefühle zu ignorieren. Wenn der Therapeut Anzeichen für eine uneingestandene Emotion hat (z. B. drückt der Patient nonverbal durch eine ärgerliche Stimmlage und Gesichtsausdruck einen negativen Affekt aus, bestreitet aber selbst die Erfahrung eines negativen Affektes), sollte er oder sie den Patienten behutsam in vergleichbarer Weise wie im folgenden Beispiel damit konfrontieren:

Therapeut: Also was sind Ihre Gefühle bei einer Auseinandersetzung mit Ihrer Schwiegermutter?

Patient: Ich fühle nichts. Aber ich will nicht, dass man in dieser Weise mit mir spricht. Meine Schwiegermutter ist keine nette Person. Sie ist wirklich ein Miststück.

Therapeut: Es hört sich so an, als hätten Sie Schwierigkeiten, Ihre Gefühle herauszufinden. Einerseits sagen Sie, dass Sie nicht viel wegen des Streites mit Ihrer Schwiegermutter empfunden haben. Andererseits habe ich bemerkt, dass Ihr Gesicht rot wurde und Ihre Stimmlage sich ärgerlich anhörte, wenn wir über den Streit im Gespräch waren. Ich frage mich, ob Sie sich irgendetwas Körperlichem bewusst sind, das Sie gerade jetzt erleben, genau zum gegenwärtigen Zeitpunkt.

Patient: Nein.

Therapeut: Sie müssen sich nicht so schnell entscheiden. Nehmen Sie sich einen Augenblick, um sich auf Ihr inneres Erleben und Ihre Körperfunktionen einzustellen. Achten Sie auf Ihr Gesicht, auf Ihren Nacken, auf die Schultern und Ihren Bauch.

Patient: Na ja! Hier drin fühlt sich etwas zu warm an. Ich scheine etwas zu schwitzen.

Therapeut: Okay. Fühlten Sie sich genauso, als wir vor einigen Minuten die Zwerchfellatmung übten?

Patient: Hm! Ich denke nicht. Ich habe es erst dann bemerkt, als Sie mich baten, mich darauf zu konzentrieren.

Therapeut: Okay. Was denken Sie über die Tatsache, dass Sie sich etwas warm und schwitzig fühlen.

Patient: Ich nehme an, dass ich etwas aufgeregt war, als ich über die Familie meiner Frau gesprochen habe.

Therapeut: Aufgeregt? Können Sie mir sagen, wie es sich anfühlt, aufgeregt zu sein?

Anfangs werden viele Patienten nicht imstande sein, ihre Gefühle in einer größeren Genauigkeit als der oben genannte Patient zu beschreiben. An dieser Stelle könnte der Therapeut dem Patienten eine Liste mit Gefühlsbezeichnungen geben (Abbildung 7.2) und ihn fragen, welche dieser Bezeichnungen am besten die Art seines Gefühls beschreibt.

Einige Patienten haben Schwierigkeiten, herauszufinden, was sie erleben. Diese Patienten könnten mit einem erstaunten Blick auf Fragen reagieren wie: „Was ging in diesem Moment durch Ihren Kopf?“ Wenn dies passiert, versuchen wir, die Gefühle in der Therapiesitzung durch emotionsfokussierte Techniken zu klären, etwa durch „Focusing“, Rollenspiel oder die Anwendung von Imaginationsübungen, um die Situation so ausführlich zu beschreiben, als würde sie sich gegenwärtig ereignen. Sobald der Patient sein(e) Gefühl(e) zum Ausdruck bringt, wird er zu seiner Interpretation der Situation befragt: „Was bedeutet diese Situation für Sie?“ oder: „Was ist schlecht an dieser Situation?“ Auch können die Gedanken des Patienten über die in der Situation erlebten Symptome exploriert werden: „Was denken Sie über Ihr (zu diesem Zeitpunkt erlebtes körperliches) Symptom? oder „Was bedeutet es für Sie, dieses Symptom wieder zu haben?“

Abbildung 7.2 Liste der Gefühlsbezeichnungen

abgewiesen	ängstlich	angeekelt
angeregt	ärgerlich	aufgeregt
bedrückt	befürchtend	begeistert
beschämt	besorgt	deprimiert
eifersüchtig	entmutigt	enttäuscht
erfreut	erleichtert	erschrocken
frustriert	gedemütigt	gelangweilt
gereizt	glücklich	interessiert
liebevoll	missmutig	neidisch
nervös	neugierig	schamhaft
schüchtern	schuldig	stolz
traurig	überrascht	unglücklich
verachtend	verhöhnt	verlegen
verletzt	verwirrt	verzweifelt
wütend	zufrieden	zuversichtlich

Manchmal kann ein Patient ausschließlich einen solchen Gedanken mit verstärkten körperlichen Symptomen assoziieren, der die Bewältigung der Symptome unterstützt. Gedankliche Bewältigungsstrategien („Coping“) treten typischerweise unmittelbar in der Folge eines zunehmend negativen Gedankens auf, den der Patient möglicherweise nicht beachtet hat. Als Beispiel kann ein Patient dienen, der unter Kopfschmerzen leidet, die er in die Spalte für körperliche Symptome einträgt und dazu den Gedanken aufschreibt: „Ich kann damit umgehen“. Als Reaktion auf diesen eingetragenen Gedanken könnte der Therapeut sagen:

Therapeut: Lassen Sie uns nochmal über den Moment sprechen, an dem Sie Ihre Kopfschmerzen bemerkten. Sie hängten gerade den Telefonhörer ein, als Sie den stechenden Schmerz an Ihrer Schläfe fühlten. Was ging als Nächstes durch Ihren Kopf?

Patient: Ich werde mit den Schmerzen schon umgehen können.

Therapeut: Was sagen Sie zu sich selbst, bevor Sie den Gedanken haben, „Ich werde damit schon umgehen können"?

Patient: Das weiß ich nicht.

Therapeut: Hm. Der Gedanke „Ich kann damit umgehen" bringt mich zu der Vermutung, dass Sie versuchen, sich selbst Mut zu machen, dass Sie von den Kopfschmerzen nicht außer Gefecht gesetzt werden, wenn Sie heftig werden.

Patient: Ja. Die können ab und zu wirklich schlimm werden.

Therapeut: Genau. Und dass ist ziemlich schwierig, wenn sie es werden. Also, es hört sich so an, als sei einer der Wege, die Sie gelernt haben, um mit den Kopfschmerzen fertig zu werden, sich selbst zu beruhigen. Vielleicht sind Sie eine Art eigener Coach oder Mutmacher. Sie erinnern sich selbst daran, dass Sie mit den Kopfschmerzen schon fertig werden. Stimmt das?

Patient: Ich nehme es an. Bisher hatte ich darüber wirklich nicht nachgedacht. Stimmt, da kann man nichts gegen einwenden.

Therapeut: Also könnte es sein, dass Sie gerade vor dem Gedanken „Ich kann damit umgehen" einen negativen Gedanken über die Kopfschmerzen haben, wie etwa „Oh nein, nicht wieder Kopfschmerzen"?

Patient: Wahrscheinlich irgendetwas Ähnliches.

Therapeut: Ist es ein anderer Gedanke, oder ist dies der richtige?

Patient: Nein. Es ist der richtige Gedanke. Es ist etwa so wie „nicht noch einmal".

Therapeut: Okay, gehen wir zurück in die Situation. Sie waren gerade dabei, den Telefonhörer aufzulegen, als Sie diese starken, stechenden Kopfschmerzen bemerkten.
Sie dachten bei sich, „oh nein, nicht wieder Kopfschmerzen". Was bedeutete die Erwartung von weiteren Kopfschmerzen für Sie?

Patient: Mein Tag ist zerstört. Ich werde mich den ganzen Tag elend fühlen.

Therapeut: Ja, das sind Gedanken, die sich so anhören wie die ersten, die durch Ihren Kopf gingen, auch wenn die Gedanken vielleicht nicht vollständig artikuliert wurden. Und mit dem unmittelbaren Gefühl oder der Voraussage eines durch Kopfschmerzen ruinierten Tages versuchen Sie, sich selbst dadurch Mut zu machen, dass Sie mit den Kopfschmerzen schon fertig werden. Stimmt das?

Patient: Ja, wenn ich jetzt darüber nachdenke, erfasst es das ziemlich genau.

Therapeut: Okay. Dies ist es, was ich Sie bitten möchte, in die Spalte für Gedanken auf ihrem Arbeitsblatt zum Symptommonitoring einzutragen. Ich bin an dem ersten Gedanken interessiert, dem bedrückenden Gedanken, dem unverarbeiteten, unzensierten Gedanken, demjenigen, auf den Sie versuchen, sich nicht zu konzentrieren, weil er Sie aus der Fassung bringt. Oder vielleicht ist es schwierig, den Gedanken zu erfassen, weil er so schnell vergeht oder kurzerhand von einem beruhigenden Gedanken ersetzt wird. (Der Therapeut trägt die Gedanken „Mein Tag ist zerstört. Ich werde mich den ganzen Tag elend fühlen" in die Spalte für Gedanken.)

Patient: Ich denke nicht, dass ich so auf meine Gedanken aufpasse.

Therapeut: Ich nehme an, dass Sie damit recht haben. Wahrscheinlich haben Sie erkannt, dass Sie sich entmutigt, verstimmt oder sogar ängstlich fühlen, wenn Sie sich auf diese Art von negativen Gedanken konzentrieren. Deshalb haben Sie gelernt, nach einer positiven Reaktion auf diese negativen Gedanken zu suchen. Meine Vermutung ist, dass das Herausfinden einer positiven Reaktion Ihnen geholfen hat, die Situation zu bewältigen. Ich möchte Ihnen das nicht nehmen. Aber ich kann Ihnen vielleicht dabei helfen, einige zusätzliche Bewältigungsstrategien zu entdecken, wenn ich weiß, welches der anfängliche negative Gedanke ist. Für einige Wochen werde ich Sie bitten, etwas langsamer in den Dingen zu werden, wenn ein körperliches Symptom auftritt, um auf die inneren Prozesse aufmerksam zu werden und zu versuchen, das, was Sie denken, zu erkennen, auch wenn sich der Denkprozess als negativ herausstellt. Dann schreiben Sie den Gedanken nieder mit der Erwartung und einem Verständnis dafür, dass Sie sich anfangs etwas schlechter damit fühlen könnten, während Sie das tun. Nochmals, der Zweck dieser Übung ist, Sie letztlich mit mehr Hilfsmitteln auszustatten, um die belastenden Gedanken und Gefühle zu bewältigen. Erscheint Ihnen das sinnvoll?

Es ist zweckmäßig, den Patienten bei der Identifikation von Gedanken zu helfen, die in zukünftigen Therapiesitzungen für eine Infragestellung und Realitätstestung der Gedanken genutzt werden können. Wenn Emotionen in den Gedanken enthalten sind, hilft der Therapeut, die Gedanken von Gefühlen zu unterscheiden. Der Gedanke „Ich war angepisst, dass er mich ignoriert hat" wird zerlegt in einen Gedanken („Er hat mich ignoriert und war dabei unhöflich") und eine Emotion („angepisst" oder wütend). Der tatsächliche Gehalt des Gedankens oder das Werturteil, das mit dem Gedanken „Er war unhöflich und unberechtigt, mich zu ignorieren" zum Ausdruck kommt oder die Bedeutung dessen könnte disputiert werden. Andererseits ist die mit dem Gedanken verbundene Emotion nicht anzuzweifeln. Welche Emotionen auch immer die Menschen fühlen, sie fühlen die

Emotionen unabhängig davon, ob die Emotionen berechtigt, angemessen oder das sind, was sie gerne fühlen würden.

Aus Gründen der taktischen und therapeutischen Zweckmäßigkeit werden die Gedanken, die als Fragen gestellt wurden, als rhetorische Fragen behandelt und in Aussagen transformiert. Wenn ein Patient eine Frage in die Spalte für Gedanken einträgt, wie zum Beispiel: „Werde ich wegen meiner Rückenschmerzen bettlägerig bleiben?", sollte der Therapeut dem Patienten helfen, die Frage in eine Aussage umzuformulieren, wie etwa: „Wegen meiner Rückenschmerzen könnte ich letzten Endes bettlägerig bleiben."

Um die emotionale Komplexität der inneren Welten von Patienten richtig zu erfassen, sollte der Therapeut darauf achten, ob die Stimmungen und begleitenden Gedanken kongruent sind. Zum Beispiel korrespondieren traurige Stimmungen typischerweise mit Gedanken an einen Verlust, Angstgefühle entsprechen üblicherweise den Gedanken an eine drohende Gefahr, und wütende Gefühle beziehen sich im Allgemeinen auf Gedanken über Ungerechtigkeit oder eine Verletzung von Rechten (Lazarus, 1994). Wenn die Gedanken des Patienten nicht kongruent zu seinen oder ihren Gefühlen sind, sollte der Therapeut nach zusätzlichen Gedanken und Gefühlen fragen.

Beispielsweise kann ein Patient aufschreiben, dass seine Stimmung „traurig" war und sein Gedanke „Es ist nicht fair, dass ich unter solch starken Schmerzen und Erschöpfung leide". Der Therapeut sollte dann versuchen, die Erinnerung auf Gedanken zu lenken, die mit dem Gefühl der Traurigkeit übereinstimmen (z. B. Gedanken an einen Verlust). Die hinzukommenden Stimmungen (z. B. Ärger), die sich auf den Gedanken „Es ist nicht fair" beziehen, sollten jedoch ebenfalls ermittelt werden. In all diesen Fällen sollte der Therapeut den Patienten als letzte Autorität anerkennen und nicht versuchen, dem Patienten eine Sichtweise über das Vorliegen oder die Abwesenheit eines bestimmten Gedankens oder einer Emotion in der berichteten Situation aufzudrängen. Im folgenden Beispiel versucht der Therapeut, nicht genannte Gedanken und Gefühle zu erkennen:

Therapeut: Sie nennen den Gedanken „Es ist nicht fair". Wenn Sie diesen Gedanken ausdrücken, „Es ist nicht fair", empfinde ich, dass noch eine andere Emotion neben Traurigkeit dazugehören könnte. Denken Sie einen Moment über diese Möglichkeit nach! Konzentrieren Sie sich auf einen Gedanken im Hier und Jetzt. Wägen Sie den Gedanken ab, um zu beurteilen, ob er mit dem eigenen Denken übereinstimmt. Probieren Sie den Gedanken aus, um zu sehen, ob er passt. Sie leiden mehr unter Schmerzen und fühlen sich erschöpfter als irgendjemand anderes, den Sie kennen, und Sie sind lediglich 35 Jahre alt. Können Sie diesen Gedanken denken – im Hier und Jetzt?

Patient: Ja. Ich denke es.

Therapeut: Wie fühlen Sie sich?

Patient: Traurig, deprimiert.

Therapeut: Was noch?

Patient: Weiß ich nicht.

Therapeut: Wir sollten uns für einen Moment mit der Traurigkeit beschäftigen. Meistens erleben Menschen irgendeine Form von Verlust oder Enttäuschung, wenn sie eine Traurigkeit spüren. Haben Sie Verluste erfahren, seitdem Ihr Schmerz und Ihre Erschöpfung begonnen haben, Sie in dieser Weise zu plagen.

Patient: Alles. Ich musste meine Arbeit aufgeben, weil ich mich derart schlecht fühle. Mein soziales Leben stinkt mir mittlerweile, weil ich zu müde bin, um irgendetwas zu machen. Ich mache nichts mehr!

Therapeut: Wie fühlen Sie sich jetzt?

Patient: Traurig.

Therapeut: Okay. Also solche Gedanken sind mit dem Gefühl von Traurigkeit verbunden. Diese Gedanken sollten wir aufschreiben. (Der Therapeut schreibt: „Ich musste meine Arbeit und mein soziales Leben wegen dieser Schmerzen und Erschöpfung aufgeben".) Lassen Sie uns nun den Gedanken „Es ist nicht fair" betrachten. Versuchen Sie es mal, mir zu sagen: „Es ist nicht fair."

Patient: Sie wollen, dass ich es Ihnen sage?

Therapeut: Ja.

Patient: Es ist nicht fair.

Therapeut: Sagen Sie es nochmal, und sagen Sie es etwas lauter.

Patient: Es ist nicht fair!

Therapeut: Nochmal.

Patient: Es ist nicht fair!

Therapeut: Stimmt diese Feststellung? Ist es das, was Sie meinen?

Patient: Ja. Es ist nicht fair.

Therapeut: Erkennen Sie etwas an Ihrer Stimme und Ihrem Gesichtsausdruck?

Patient: Ja. Ich bin angepisst.

Obwohl viele Patienten ihre Gefühle von Wut wahrscheinlich nur widerwillig zugeben, bejahen sie möglicherweise eine Verärgerung, eine Verstimmung oder das Gefühl, „angepisst" zu sein.

Für die Besprechung der Arbeitsblätter zum Symptommonitoring sind viele Therapiesitzungen vorgesehen, um die Selbstwahrnehmung der Patienten zu vertiefen. In diesen Sitzungen bittet der Therapeut den Patienten, die Eintragungen der Arbeitsblätter laut vorzulesen. Der Patient wird sowohl ermuntert, die berichteten Geschehnisse zu veranschaulichen, darzustellen und aufzuführen als auch die dazu in Bezug stehenden Gedanken, Gefühle und Symptome so zu beschreiben, als ereigneten sie sich im gegenwärtigen Augenblick. Hierbei hebt der Therapeut die emotionalen Erfahrungen des Patienten hervor. Die Aufmerksamkeit des Patienten wird auf seine oder ihre Haltung und nonverbales Verhalten gelenkt und auch auf die inneren körperlichen Empfindungen während der Therapiesitzung. Wenn die Arme eines Patienten beispielsweise fest über seinem Bauch verschränkt sind, könnte der Therapeut sagen: „Was machen Sie gerade mit Ihren Armen?" Der Therapeut könnte den Patienten auffordern, diese Körperhaltung noch weiter zu übertreiben, indem er sagt: „Können Sie sich selbst gerade noch etwas fester halten? Was erleben Sie jetzt, während Sie dies tun?" Der Therapeut beobachtet und beschreibt auch Änderungen in der Stimme des Patienten, beim Atmen und im Gesichtsausdruck, und er ermutigt den Patienten, die dazugehörigen Gefühle zu verbalisieren. Wenn der Patient eine Emotion zum Ausdruck bringt, wird er oder sie aufgefordert, sich weiter darauf zu konzentrieren: „Verweilen Sie für einige Augenblicke bei diesem traurigen Gefühl!" Diese intensivierte Selbstwahrnehmung des Patienten wird dadurch erleichtert, dass der Therapeut eine Infragestellung der Kognitionen unterlässt, bis eine vollständige Erhebung der Emotionen und deren begleitenden Kognitionen vorgenommen wurde. Wir wollen, dass Patienten während der Therapiesitzung die Möglichkeit erhalten, ihre Emotionen zu erleben und mitzuteilen. Diese Arbeit innerhalb der Therapiesitzung wird auf die Lebenssituation des Patienten außerhalb der Therapie erweitert, etwa durch die Vergabe von Hausaufgaben, die den Patienten dazu auffordern, Emotionen und begleitende Körpersymptome und Gedanken genau zu bestimmen und aufzuzeichnen.

Sobald das einzigartige Muster eines Patienten an kognitiven und emotionalen Reaktionen erkannt ist, wird eine individualisierte Aufgabenstellung entwickelt, um die Therapie fortzuführen. Das Erheben von Emotionen kann bedeutungsvoll sein, um bei der Integration von vorher abgelehnten oder uneingestandenen kognitiven und/oder emotionalen Erfahrungen zu helfen. Wenn beispielsweise übereinstimmend festgestellt wird, dass der Patient seine Ärgergefühle unterdrückt, können Teile der Therapiesitzungen und Hausaufgaben der Förderung von Introspektion, Identifikation, Bezeichnung und vielleicht dem Ausdruck von Ärger gewidmet werden. Alternativ können Strategien zur Emotionsregulation wie Entspannung, Ablenkung und kognitive Umstrukturierung für dysfunktionale, destruktive, übertriebene oder unkontrollierbare Emotionen in die Therapie eingebaut werden. Die Entscheidung darüber, welche Emotionen eines bestimmten Individuums in welchen Gegebenheiten hervorgerufen oder verstärkt werden und welche durch eine genauere Betrachtung der dazugehörigen Kognitionen abgeschwächt werden sollten, ist die zentrale Funktion einer Integration von kognitiven und emotionsfokussierten Methoden. Dazu folgt das Beispiel einer Frau, die schwere Bauchschmerzen nach einem Arbeitsunfall erlebte:

Patient: An meiner Arbeitsstelle bin ich am Mittwoch bei einem Treffen ziemlich mies behandelt worden. Mein Chef deutete vor allen Kollegen an, dass ich inkompetent wäre. Und dies in einer besonders abscheulichen, machohaften und sexistischen Weise.

Therapeut: Wie haben Sie sich gefühlt?

Patient: Ich empfand, dass er ein Trottel ist.

Therapeut: „Er ist ein Trottel" wäre ein Beispiel für einen Gedankeninhalt, eine bewertende Kognition, mit der Sie Ihre Meinung über ihn ausdrücken. Welche Emotion haben Sie gefühlt?

Patient: Ich war frustriert in der Situation.

Therapeut: Bedeutet „frustriert" auch genervt oder verärgert?

Patient: Ja, ich vermute es.

Therapeut: Ich möchte Sie nicht dazu bringen, nur zu vermuten. Bitte schließen Sie für einen Augenblick Ihre Augen und stellen Sie sich die Szene nochmal vor, als Ihr Chef Sie schlechtmachte. Können Sie es sich in Erinnerung rufen?

Patient: Ja, ich kann mich erinnern.

Therapeut: Was fühlen Sie, wenn Sie sich die Szene nochmal vorstellen? Wie reagieren Sie emotional auf diese Szene?

Patient: Ich ärgere mich über meinen Chef, aber fühle mich auch schlecht vor all diesen Kollegen.

Therapeut: Das hört sich so an, als würden Sie sich beschämt fühlen?

Patient: Ja, beschämt und gedemütigt.

In diesem Beispiel bittet der Therapeut den Patienten, ein früheres Ereignis in die momentane Therapiesituation einzubringen, es durch Imagination und den Gebrauch des Präsens im Hier und Jetzt so zu erleben, als ob sich die Situation während der Therapiesitzung ereignet hätte. Auch Methoden des Rollenspiels (Moreno, 1975) oder die Technik des „leeren Stuhls“ der Gestalttherapie (Perls, 1973) können genutzt werden, um die emotionale Selbstwahrnehmung zu unterstützen.

Fritz Perls (1973) sprach immer wieder vom Fehlen eines Affektes, den Klienten empfinden, wenn sie über frühere Ereignisse „plaudern“, anstatt die Ereignisse mit dem Durchspielen und Erleben des Ereignisses im Psychodrama während einer Therapiesitzung gegenwärtig werden zu lassen. Als Beispiel kann eine Patientin dienen, bei der es so wirkte, als empfinde sie Gefühle von Abneigung und Ärger gegenüber ihrem Ehemann (Jeff), welche sie aber während des Sprechens über frühere Geschehnisse nicht erleben zu können schien. Der Therapeut bat sie, ein Rollenspiel zu machen, um die Situation in das „Hier und Jetzt“ des gegenwärtigen Augenblicks zu bringen, im Gegensatz zu weiteren Erzählungen mit Bezug auf das entfernte „Dort und Dann“ der Vergangenheit. Dazu wurde die Technik des „leeren Stuhls“ verwendet.

Therapeut: Ich möchte Sie bitten, ein kleines Rollenspiel zu machen und sich vorzustellen, dass Jeff gerade jetzt hier sitzt. (Der Therapeut positioniert einen leeren Stuhl vor dem Patienten). Nun ist er offensichtlich nicht wirklich hier, um das zu hören und zu bedenken, was Sie sagen, so dass Sie Ihre Gefühle ohne irgendwelche Konsequenzen für Ihre Beziehung ausdrücken können. Möchten Sie dies versuchen?“

Patient: Ich weiß nicht. Das kommt mir sehr merkwürdig vor.

Therapeut: Stellen Sie sich vor, dass Jeff Ihnen gerade erzählt hat, dass er diesen Sonntag damit verbringen wolle, den ganzen Tag Fußball zu schauen (ein andauernder Streitpunkt zwischen beiden).

Patient: Ja, wahrscheinlich wird er es tun. Auf mich wirkt es egoistisch.

Therapeut: Erinnern Sie sich, dass er hier ist, auf dem Stuhl. Schauen Sie ihn an und sagen Sie ihm, wie Sie sich fühlen.

Patient: Es ist egoistisch, zwei Fußballspiele anzusehen, wenn dich die Mannschaften in irgendeinem der Spiele noch nicht mal interessieren. Ich mag keinen Fußball.

Therapeut: Welche Emotion fühlen Sie?

Patient: Dass er egoistisch ist.

Therapeut: Welche Emotion passt zu diesem Standpunkt?

Patient: Ich bin eben verärgert.

Therapeut: Dann sagen Sie es ihm.

Patient: Ich bin sehr verärgert.

Therapeut: Lassen Sie mich Ihnen einen Satz geben, den Sie probieren können, ob er passt. Sagen Sie ihm: „Ich ärgere mich über dich.“

Patient: „Ich ärgere mich über dich.“

Therapeut: Nochmal, dieses Mal etwa lauter.

Patient (lauter): „Ich ärgere mich über dich."

Therapeut: Passen diese Worte zu Ihren Gefühlen?

Patient: Ja, das tun sie.

Therapeut: Versuchen Sie dies: „Ich bin wütend."

Patient: „Ich bin wütend."

Therapeut: Passt das?

Patient: Ja. Ich fühle Wut.

Therapeut: Fühlen Sie die Wut jetzt gerade, auf Jeff?

Patient: Ja.

Manchmal zeigen Menschen komplexe oder dem Anschein nach widersprüchliche emotionale Reaktionen. Man kann jedoch die gleiche Person lieben und hassen. Die eine Emotion kann zugänglich sein, während eine andere, vielleicht mehr primäre Emotion nicht verfügbar ist. Die Hinwendung zum Inneren, um die eigenen Empfindungen zu prüfen, wie von Gendlin (1981) empfohlen, kann manchmal eine komplexe emotionale Reaktion an die Oberfläche heben.

Angela war eine Hochschulprofessorin in der Forschung einer bedeutenden Universität. Ihre Festanstellung hatte sie drei Jahre zuvor nur mit Mühe erhalten. Durch ein Taubheitsgefühl in ihren Extremitäten, Tinnitus und ausgeprägte Menstruationsbeschwerden wurde Angela immer wieder beeinträchtigt. Außerdem war sie Panikattacken ausgesetzt. Sie klagte über ihre Arbeit und ihre Kollegen und berichtete fortwährend, dass die Kollegen ihrer Lehrverpflichtung nicht nachkämen oder sich nicht ernsthaft um das Wohl der Studienanfänger sorgten. Dies waren schwere Fehler in ihren Augen. Angela war meistens in ihren Beziehungen enttäuscht. Manchmal vermutete der Therapeut, dass Angela gegenüber der Therapie und dem Therapeuten kritisch eingestellt war.

Therapeut: Dann also fühlen Sie sich wütend auf Ihren Kollegen?

Patient: Eher sauer als wütend, aber vielleicht doch auch ein bisschen wütend.

Therapeut: Lassen Sie uns versuchen, dies herauszufinden. Wann ist Ihr Gefühl, sauer zu sein, am stärksten?

Patient: Wahrscheinlich auf den Fakultätssitzungen. Auf diesen Sitzungen brüsten sich die „Primadonnen" wirklich mit ihrem Krempel.

Therapeut: Okay, bitte schließen Sie Ihre Augen und versuchen Sie, sich selbst auf einer Fakultätssitzung vorzustellen. Stellen Sie sich vor, irgendeiner brüstet sich mit seinem Krempel.

Patient: Alles klar, ich sehe es.

Therapeut: Vergessen Sie nicht zu atmen. Es ist sehr wichtig, dass „Sie atmen, während Sie sich die Szene vorstellen. Lassen Sie es zu, wirklich dort zu sein. Was fühlen Sie?

Patient: Der gleiche alte Krempel. Eine reine Zeitverschwendung für mich. Diese Leute denken, dass sie ein Geschenk Gottes sind. Ein Haufen von Narzissten.

Therapeut: Hören Sie in sich hinein, auf das, was Sie fühlen. Konzentrieren Sie sich auf Ihren Körper. Welche Empfindungen spüren Sie?

Patient: Etwas Anspannung in meiner Brust und den Schultern.

Therapeut: Überprüfen Sie den ganzen Körper, von Kopf bis Fuß. Welcher Art sind die Empfindungen?

Patient: Mein Hals fühlt sich unangenehm an. Ich fühle es so, als müsste ich schlucken, kann aber nicht.

Therapeut: Gibt es eine emotionale Tönung bei dieser Reihe von Empfindungen?

Patient: Ich weiß nicht.

Therapeut: Wütend sehen Sie gerade nicht aus.

Patient: Ich fühle mich schlecht.

Therapeut: Welche Art von schlechtem Gefühl erleben Sie gerade in diesem Augenblick?

Patient: Ich weiß nicht. Vielleicht traurig. Aber auch so, dass ich weglaufen will.

Therapeut: Ängstlich?

Patient: Nein, eher wie beschämt.

Ihre Anstrengungen zu der Zeit, als sie eine Festanstellung an ihrer Universität zu erhalten versuchte, hatte Angela als fürchterlich erlebt. Hauptsächlich aber war sie sich eines Grolls auf die Kollegen und ihre Universität bewusst. Dann aber stellte sich heraus, dass sie sich durch den langen Beurteilungsvorgang, den sie als assistierende Hochschullehrerin erlebte, auch gedemütigt und beschämt fühlte. Sie mochte ihre Kollegen nicht, hatte aber ebenso einige Vorbehalte gegenüber sich selbst.

ABLENKUNG

Wie in den vorhergehenden Kapiteln erörtert, zeigen Patienten mit Somatisierung eine Tendenz, ihre Aufmerksamkeit übermäßig auf ihren Körper zu richten und dadurch ihre Körperempfindungen zu verstärken. Unsere klinischen Beobachtungen haben erkennen lassen, dass viele Patienten dann die stärkste Beeinträchtigung erleben, wenn sie Aktivitäten streichen und sich stattdessen auf die Beachtung ihrer körperlichen Symptome konzentrieren. Die Zielsetzung von Ablenkung ist daher, den Patienten zu helfen, ihre Konzentration weg von den körperlichen Empfindungen neu auszurichten.

Wir bestärken den Therapeuten darin, sich der Diskussion über Ablenkung mit Umsicht zu nähern. Einige Patienten werden sich durch die daraus folgende Konsequenz angegriffen fühlen, dass ihre körperlichen Symptome nicht so unermesslich intensiv sind, als dass Ablenkung nicht möglich wäre. Andere werden erklären, dass sie bereits viel Zeit damit verbracht hätten, sich von ihren endlosen Beschwerden abzulenken. Der Therapeut sollte dennoch darauf beharren und zur Geltung bringen, dass der eigene Schwerpunkt der Aufmerksamkeit die Symptomintensität beeinflussen kann. Darüber hinaus ist es wahrscheinlich, dass negative Gedanken und Gefühle über die Symptome dann auftreten, wenn die Symptome desjenigen so schwer sind, dass er gezwungen ist, sich zu schonen und sich auf die Symptome zu konzentrieren. Diese Gedanken und Gefühle über die Symptome selbst können wiederum zur Verschlimmerung der Symptome beitragen.

Einige Patienten können sich zu bestimmten Zeiten exzessiv ablenken, während sie zu anderen Zeiten eine überhöhte Aufmerksamkeit auf ihre körperlichen Empfindungen richten. Einer der Patienten, die wir im vorhergehenden Kapitel 3 beschrieben, Rahim, der Computerprogrammierer, veranschaulicht dieses Muster. Während der Arbeit war er sich seiner Gedanken, Gefühle und körperlichen Empfinden nicht bewusst, zu Hause hingegen lenkte er eine übermäßige Aufmerksamkeit auf seine körperlichen Empfindungen. Wir schlagen dem Therapeuten vor, dem Patienten zu helfen, beide vorher genannten Muster zu erkennen, sowohl die exzessive Aufmerksamkeit für Körpersensationen als auch die Unaufmerksamkeit und Unempfindlichkeit gegenüber Körpersensationen. (Dabei ist zu beachten, dass wir Patienten von einer kompletten Unachtsamkeit gegenüber Körpersensationen abraten, einer Haltung, die zum Risiko einer Überanstrengung und Schädigung führen kann.)

Vor der Therapiesitzung, in der über Ablenkung diskutiert wird, sieht der Therapeut die Arbeitsblätter des Patienten zum Symptommonitoring durch, um zu bestimmen, ob der Patient berichtet hat, sich körperlich schlechter zu fühlen, während er sich auf seine Symptome konzentriert. Wenn Anzeichen für eine übermäßige Konzentration auf körperliche Symptome bestehen, macht der Therapeut den Patienten auf diese Anzeichen aufmerksam, nachdem er zunächst die Anstrengungen des Patienten anerkannt hat, die Schmerzen zu anderen Zeiten zu bewältigen.

Wenn der Patient während der Therapiesitzung den regelhaften Zusammenhang von besonderer Konzentration auf den Körper und Symptomverschlechterung bestätigt, erstellen Therapeut und Patient eine Liste mit ablenkenden Aktivitäten. Zu den Beispielen für ablenkende Aktivitäten gehören auch Telefonanrufe oder E-Mails an einen Freund, das Lesen eines packenden Romans, Spielen mit einem Haustier, Kopfrechnen, Schreiben einer Einkaufsliste und das Planen einer Reise. Nach Komplettierung der Liste sollte der Therapeut den Patienten fragen, ob er dazu bereit wäre, einen Versuch mit einer dieser Aktivitäten in der nächsten Woche zu unternehmen, statt auf dem Sofa oder im Bett zu liegen und sich auf die Beschwerden zu konzentrieren. Der Therapeut animiert den Patienten, diese Aufgabe als ein Experiment aufzufassen, als eine Maßnahme, die unternommen und bewertet werden müsse. Der Patient kann bestrebt sein, versuchsweise entweder eine oder mehrere der Aktivitäten zwischen den Therapiesitzungen anzuwenden und in der nächsten Therapiesitzung über die Wirkung zu berichten. Eine typische Diskussion über Ablenkung wird im Folgenden beschrieben:

Patient: Wenn mein Magen beginnt, verrückt zu spielen, ruiniert dies meinen ganzen Tag. Ich denke dann nur noch an den Magen, versuche herauszufinden, wie schlimm sich die Blähungen und die Schmerzen vermutlich noch entwickeln werden.

Therapeut: Was wäre, wenn wir ein Experiment versuchen würden, in anderer Weise an dies Problem heranzugehen?

Patient: Was meinen Sie damit?

Therapeut: Anstatt sich auf die Empfindungen von Blähung und Schmerz zu konzentrieren, die Schwere der Beschwerden zu beurteilen und die Gedanken über die nachteiligen Auswirkungen in den Mittelpunkt zu stellen, was wäre, wenn Sie sich einfach mit einer anderen Aktivität beschäftigten, möglichst mit etwas Angenehmen?

Patient: Es ist schwierig, an irgendetwas Spaß zu haben, wenn ich wirklich aufgebläht bin.

Therapeut: Das kann ich verstehen. Aber die Frage ist, ob es Tätigkeiten gibt, welche die Beschwerden mehr oder weniger tolerierbar machen können, wenn sich die Blähungen und der Schmerz wieder einmal entwickelt haben. Was würden Sie davon halten, wenn Sie das nächste Mal, wenn die Blähungen Sie treffen, in das Internet gehen und den bevorstehenden Winterurlaub planen.

KOGNITIVE UMSTRUKTURIERUNG

Wie bereits zusammenfassend dargestellt, neigen Patienten mit Syndromen einer Somatisierung dazu, dysfunktionale Überzeugungen von ihren körperlichen Empfindungen und oftmals von ihrer Leistungsfähigkeit zu haben. Die meisten Patienten zeigen einen dysfunktionalen Denkstil auch bei nicht gesundheitsbezogenen Themen. Die kognitiven Irrtümer der Patienten führen manchmal zu Verhaltensweisen, die den Schmerz und die Beschwerden verschlimmern. Die rigide Überzeugung einer Frau, dass „gute Freunde tun sollten, was immer sie können, um sich gegenseitig zu helfen", brachte sie beispielsweise dazu, sich an den Abenden und an den Wochenenden völlig fertigzumachen, indem sie ihre Freunde unterstützte.

Ein wichtiger Therapieinhalt besteht darin, den Patienten dabei zu helfen, ihre kognitiven Präferenzen zu revidieren. Nach einer mehrwöchigen Durchsicht von Arbeitsblättern zum Symptommonitorung eines Patienten wird der Therapeut eine Vorstellung von den typischen dysfunktionalen Denkmustern des Patienten haben. Die kognitiven Irrtümer, die wir feststellten, beinhalteten perfektionistische Gedanken, katastrophisierende Gedanken (über körperliche Symptome ebenso wie über andere Lebensereignisse), Überschätzung der Möglichkeit von negativen Folgen, „Sollte"-Aussagen und dichotomes Denken. Unsere Wahrnehmung ist, dass diese Irrtümer im Kern auf einer umfassend negativen Wahrnehmung der eigenen Person beruhen mit der Überzeugung, unzulänglich und nicht liebenswert zu sein. Auch wenn viele Patienten es möglicherweise nicht bestätigen, sich selbst als unzulänglich und nicht liebenswert anzusehen, insbesondere innerhalb eines Zeitraumes von zehn Wochen der manualisierten Kurztherapie, sind die Gedanken, schwach, verletzbar, unerwünscht, unattraktiv oder hilflos zu sein, möglicherweise nicht weit unter der Oberfläche, sobald die Bedeutung eines Gedankens exploriert wird.

Eine Anmerkung zur Wortwahl während der kognitiven Umstrukturierung gegenüber Patienten: Wir haben die Erfahrung gemacht, dass einige Patienten negativ reagieren, wenn ihre Gedanken als „irrational" beschrieben werden oder wenn wir vorschlagen, die eigenen Gedanken „anzuzweifeln" (zu disputieren). Patienten könnten diese Bezeichnungen als herabwürdigend interpretieren. Um derartige Reaktionen während der Erläuterungen zur kognitiven Umstrukturierung zu vermeiden, beschreiben wir diese Maßnahme als eine Untersuchung der Gedanken, die „tiefergehend" ist oder „aus verschiedenen Perspektiven" erfolgt.

Die Vermittlung von Fertigkeiten zur kognitiven Umstrukturierung wird dadurch begonnen, dass der Therapeut an einer Überzeugung des Patienten dessen kognitive Präferenz (Neigung) erkennbar macht. Als Nächstes beurteilen der Therapeut und Patient den Gedanken aus unterschiedlichen Perspektiven. Zuerst wird der Patient aufgefordert, Nachweise zu finden, die seine Überzeugung belegen. Danach wird den Aussagen konträr zur Überzeugung nachgegangen. Es können auch Verhaltensexperimente durchgeführt werden, um solche Informationen zu sammeln. Ein Gedanke, den wir bei vielen Patienten hinterfragt haben, ist die Vorstellung, dass jede Form von Sport zu einer Verschlimmerung ihrer Symptome führen wird. Nach der Berücksichtigung aller Anhaltspunkte, die diese Überzeugung unterstützen und widerlegen, planen wir ein Experiment, in welchem der Patient einige kurze und mäßig schwierige Sportübungen durchführt, wie etwa ein paar Spaziergänge über 10–15 Minuten.

Ein anderes Vorgehen, den Patienten zu helfen, mit mehr Objektivität auf ihre Gedanken zu blicken, ist, sie zu bitten, darüber nachzudenken, was sie einem Freund (oder Mitglied der Familie) sagen würden, der gleiche Überzeugungen in einer vergleichbaren Situation hat. Eine Mutter, die in Vollzeit arbeitete und zusätzlich das gesamte Putzen und Kochen für die Familie übernahm, erklärte dazu: „Eine gute Ehefrau und Mutter ist für die gesamte Hausarbeit verantwortlich. Wenn ich um Hilfe frage, habe ich versagt." Als sie aufgefordert wurde, über den Ratschlag nachzudenken, den sie ihrer Tochter gäbe, wenn ihre Tochter versuchen würde, Arbeit und Familie zu verbinden, war sie eher bereit, ihren rigiden und überfordernden Anspruch neu zu überdenken.

Eine pragmatische Kosten-Nutzen-Analyse darüber, eine bestimmte Überzeugung zu haben, bringt eine weitere Reihe von Fragen an den Patienten mit sich: „Was ist die Folge davon, von diesem Gedanken überzeugt zu sein? Was passiert, wenn Sie diesen Gedanken haben? Was würde passieren, wenn Sie nicht in dieser Weise denken?" Wie zuvor dargestellt, verursachen Gedanken über das Vorliegen einer ernsthaften Erkrankung sehr wahrscheinlich erhebliche Angstgefühle. Eine Betrachtung der Folgen solcher Gedanken, einschließlich einer Selbstbeobachtung der dazugehörigen Emotionen, körperlichen Empfindungen und Verhaltensweisen, kann Patienten die Augen öffnen.

Bei „entsetzlichen" und katastrophisierenden Gedanken unterstützt der Therapeut den Patienten dabei, das „Schlimmste anzunehmen", um in Betracht zu ziehen, was schlimmstenfalls passieren könnte, wenn die Überzeugung wahr wäre? Könnte der Patient es durchleben? Mit diesen Fragen stellt sich die als entsetzlich eingeschätzte Situation häufig als lästig und nicht wünschenswert heraus, aber nicht als desaströs. Wenn der katastrophisierende Gedanke in der Möglichkeit einer letalen Bedeutung des Symptoms endet („Dieser Kopfschmerz ist das Zeichen eines bis jetzt nicht diagnostizierten, aber zum Tode führenden Tumors"), hat diese Strategie an Fragen jedoch die Tendenz, angsterzeu-

gend und unergiebig zu sein. Dann ist es günstiger, einen Satz an Fragen hinsichtlich der Anhaltspunkte für und gegen diese Überzeugung zu bilden.
Der Patient und Therapeut diskutieren zusammen und protokollieren Antworten auf die Fragen, welche die Rationalität und die Auswirkungen der dysfunktionalen Überzeugungen beim Patienten abfragen. Nachstehend folgt ein Beispiel einer solchen Diskussion:

Patient: Ich hatte eine ganz schlechte Zeit am Samstag. Meine „Fibro" (Fibromyalgie) hat Ärger gemacht.

Therapeut: Was war passiert? Wie waren die Umstände?

Patient: Ich habe mich auf den Besuch meiner Kinder und Enkelkinder vorbereitet. Ich war im Stress. Es gab so viel zu tun.

Therapeut: Das klingt wie eine große Belastung. Was wäre passiert, wenn Sie nicht so schwer gearbeitet hätten?

Patient: Die Vorbereitung auf ein großes Essen macht viel Arbeit. Sie haben alle ihre Lieblingsessen. Ich will, dass es genauso besonders ist, wie es immer war.

Therapeut: Was folgt für Sie daraus, wenn Sie denken, dass das Essen wirklich besonders sein muss?

Patient: Ahhh. Ich werde dermaßen angespannt und gestresst.

Therapeut: Was wäre, wenn Sie den Umfang Ihrer Planung einschränken? Was wäre, wenn Sie weniger perfekt sein könnten?

Patient: Ich glaube nicht, dass sie zufrieden wären. Sie würden es nicht verstehen.

Therapeut: Was ist mit Ihnen selbst? Könnten Sie sich mit einem weniger aufwendigen und weniger superlativen Familienereignis begnügen?

Patient: Es wäre schwierig, zu reduzieren.

Therapeut: Hätten Sie sich weniger angespannt und gestresst gefühlt, wenn Sie nicht das perfekte Gericht hätten servieren müssen?

Patient: Vielleicht.

Therapeut: Vielleicht hat etwas von dem Stress seine Ursache in Ihren eigenen innerlichen Maßstäben.

Einige Patienten haben Schwierigkeiten, einen Gedanken zu erkennen, den es zu hinterfragen gilt. Eine gute Faustregel ist, einen Gedanken zu wählen, der mit einer intensiv gefühlten negativen Emotion verbunden ist, wie etwa ein Gefühl von Wut auf einen Freund in einer bestimmten Situation. Der Patient sollte den Gedanken, der die Wut hervorgerufen hat, sorgfältig prüfen. Fragen wie: „Was war so ärgerlich in dieser Situation?" können einen fragwürdigen Gedanken erkennen lassen. Geeignete Ziele für ein Infragestellen und Streitgespräch sind Gedanken, die mit einer negativen Emotion verbunden sind, bei welcher der Patient selbst meint, emotional unangemessen gewesen zu sein oder eine Überreaktion gezeigt zu haben. Wenn der Patient selbst meint, unverhältnismäßig über etwas besorgt zu sein, wäre demnach der besorgniserregende Gedanke das wahrscheinlich geeignete Ziel für eine kognitive Umstrukturierung.

Als Hausaufgabe wird der Patient gebeten, diejenigen Gedanken weitergehend zu betrachten (z. B. umzustrukturieren), die sich in den Arbeitsblättern zum Symptommonitoring wiederholt gezeigt haben. Der Patient und Therapeut können die wiederkehrenden Gedanken gemeinschaftlich während einer Therapiesitzung identifizieren. Auch über dieses Hinterfragen bestimmter Gedanken hinaus wird der Patient gebeten, die Arbeitsblätter zum Symptommonitorung weiterzuführen, um körperliche Symptome und begleitende Gedanken und Gefühle ausfindig zu machen. Wenn der Patient in den darauffolgenden Wochen weitere Gedanken erkennt, die besonders belastend sind, kann er diese anhand der aufgelisteten Fragen auf dem Handzettel „Gedanken prüfen“ tiefergreifend behandeln (Anhang F).

Der Therapeut sollte den Patienten, etwa mit einem Vergleich zur Bauchatmung, dahingehend vorwarnen, dass ein Kontrollieren und Überprüfen der Gedanken und der Versuch, die Gedanken in der genannten Weise zu modifizieren, eine Fähigkeit ist, für die es einige Zeit braucht, bis sie gemeistert wird. Der Therapeut sollte den Patienten informieren, dass für diese Therapietechnik nachgewiesen wurde, insbesondere für Patienten mit Chronischem Erschöpfungssyndrom (Chronic Fatigue Syndrome), Reizdarmsyndrom und chronischen Schmerzen, extrem hilfreich zu sein. Daher und auch, wenn es schwierig oder ungewöhnlich und vielleicht sogar wie eine Zeitverschwendung erscheint, sollte dem Patienten mitgeteilt werden, dass eine umfangreiche Forschung darauf hinweist, dass dieser Zugang zu den Kognitionen sehr hilfreich sein kann. Mit der Zeit wird der Patient dass Protokollieren der Gedanken und der rationalen Antworten nicht mehr brauchen. Der Prozess wird automatisch ablaufen. Während der initialen Lernphase, seine Gedanken mit größerer Objektivität zu sehen, sollte der Patient jedoch seine Antworten zu jeder einzelnen Fragestellung protokollieren.

Kapitel 8

Interpersonelle Methoden

In diesem Kapitel wird dargestellt, was wir der Kategorie „Interpersonelle Methoden“ zuordneten. Die hier diskutierten Interventionen umfassen die Modifikation der Krankenrolle, den Aufbau von Selbstbehauptung und gemeinsame Therapiesitzungen mit relevanten Bezugspersonen, um zu versuchen, im häuslichen Umfeld des Patienten zu intervenieren und Veränderungen zu erreichen.

DISKUSSION DER KRANKENROLLE

Das Ziel einer Diskussion über die Krankenrolle ist, den Patienten einige Einsichten in einen sekundären Krankheitsgewinn zu vermitteln, den diese aus dem Erleben von Schmerz und Beschwerden ziehen könnten, und die Möglichkeit zu prüfen, ob das Krankheitsverhalten habituell wurde. Sobald ein sekundärer Krankheitsgewinn identifiziert wurde, arbeiten der Therapeut und Patient zusammen daran, alternative Wege zum Erreichen dieser mit der Krankenrolle verbundenen Vorteile zu finden. Wenn der Ehegatte des Patienten beispielsweise immer dann besonders unterstützend handelt, wenn der Patient unter Schmerzen leidet, helfen wir dem Patienten dahingehend, direkt mehr Aufmerksamkeit und Zuneigung einfordern zu können.

Die Betrachtung von Vorteilen einer Krankenrolle ist ein heikles Thema, weil die Familie, Freunde und Hausärzte die Patienten beschuldigt haben könnten, seine Symptome vorzutäuschen, sich einzubilden oder zu übertreiben. Daher achtet der Therapeut darauf, dem Patienten gegenüber nicht anzudeuten, dass der Patient selbst das Auftreten von Symptomen begünstigen könnte. Die Diskussion wird unfruchtbar sein, wenn der Patient sich in die Defensive gedrängt fühlt. Aufgrund der Sensibilität des Gesprächsthemas schieben wir diese Diskussion üblicherweise bis zur achten Therapiesitzung auf.

Um das Entstehen einer Abwehrhaltung des Patienten bereits zu Beginn zu verhindern, werden am Anfang der Diskussion zunächst die Wahrnehmungen des Patienten von anderen Menschen mit Erkrankungen in den Mittelpunkt gestellt, von Menschen, die dem

Patienten gut bekannt sind oder waren. Der Therapeut fragt, wer in der Familie oder dem sozialem Umfeld des Patienten gesundheitliche Probleme während der Kindheit des Patienten hatte (oder im Erwachsenenalter, wenn niemand während der Kindheit des Patienten gesundheitliche Probleme hatte). Nach unserer klinischen Erfahrung, genauso wie in den wissenschaftlichen Arbeiten von Craig, Cox und Klein (2002), berichten viele Patienten, die die Kriterien für eine somatoforme Störung (nach DSM-IV) erfüllen, dass sie während ihrer Kindheit die Erkrankung entweder eines Familienmitgliedes oder eines engen Freundes intensiv miterlebten. Der Patient wird gebeten, die Person zu beschreiben, die erkrankt war, und darüber zu sprechen, in welcher Weise das Leben dieser Person durch die Erkrankung oder körperliche Beschwerden beeinträchtigt war. Der Therapeut fragt insbesondere nach verpassten Möglichkeiten und versäumten Erlebnissen der kranken Person und wie andere sich gegenüber der Person verhielten. Als Nächstes erkundigt sich der Therapeut nach der „guten Seite", welche das Kranksein für die kranke Person gehabt haben könnte: „Gab es irgendwelche Vorteile durch das Kranksein für die individuelle Person?" Wenn der Patient meint, dass es keine Vorteile gab, könnte der Therapeut speziell nach jeder der folgenden möglichen Vorteile fragen: Erhalten einer besonderen Aufmerksamkeit oder Pflege, Vermeidung unerwünschter Aktivitäten, Vermeidung von Streitigkeiten, Einnehmen einer speziellen Rolle innerhalb der Familie oder Reduzierung der eigenen Erwartungen an sich selbst. Meistens wird der Patient dann einräumen, dass die erkrankte Person einige Vorteile aus dem Kranksein ziehen konnte.

Nach der Diskussion über die Erfahrungen einer anderen Person mit Kranksein verlagert der Therapeut die Diskussion auf die Bedeutung von Krankheiten im Leben des Patienten. Der Therapeut beginnt mit Erkundigungen über die Kindheitserfahrungen des Patienten mit Kranksein: „Wie verhielten sich andere Ihnen gegenüber, wenn Sie als Kind krank waren und Schmerzen hatten?"; „Wurden Sie zum Arzt gebracht, oder haben Sie in der Schule gefehlt, wenn Sie krank waren?" Anschließend konzentrieren sich die Fragen auf die Bedeutung von Krankheiten im Erwachsenenalter des Patienten: „In den bisherigen Therapiesitzungen haben wir die vielen Nachteile Ihrer aktuellen gesundheitlichen Probleme besprochen. Gibt es auch irgendwelche Vorteile durch das Kranksein?"

Obwohl nahezu alle unsere Patienten bestätigten, dass einige Vorteile daraus erwachsen, krank zu sein, sind die Therapeuten während der Diskussion häufig beunruhigt, besonders wenn der Patient abwehrend reagiert. Es mag naheliegend erscheinen, dass die explizite Diskussion mit dem Patienten über dessen Krankenrolle die therapeutische Beziehung gefährden wird, in unserer Erfahrung hat jedoch kein Patient nach der Diskussion der Krankenrolle die Therapie vorzeitig abgebrochen. Auch wenn es ein sensibles Thema ist, kann es produktiv behandelt werden. Die häufigsten Hürden, denen wir in den Diskussionen der Krankenrolle begegneten, und unsere Empfehlungen für den Therapeuten sind im Folgenden beschrieben:

1. Der Patient verneint, in der Kindheit irgendjemanden gekannt zu haben, der unter einem chronischen gesundheitlichen Problem litt. In diesen Fällen werden die Patienten nach der Gesundheit der Eltern und Geschwister befragt: „Gab es irgendjemanden mit einem kleineren chronischen Gesundheitsproblem, wie etwa Asthma oder Migräne?" Einige Patienten werden jedoch selbst geringere gesundheitliche Probleme irgendeines Familienmitgliedes bestreiten. Ein Patient, der in seiner Familie keine Krankheit während des Aufwachsens erlebte, ist möglicherweise in einer Familie großgezogen worden, in der eher Belastbarkeit und Gleichmut geschätzt wurden. Solche Patienten können zu der Auffassung gekommen sein, dass das Unterliegen gegenüber einer Krankheit ein Zeichen von Schwäche ist.
   Falls der Patient niemanden mit chronischen Gesundheitsproblemen gekannt hat, führt der Therapeut die Diskussion von den Gesundheitsproblemen der anderen weg zu den eigenen Krankheitserfahrungen des Patienten. Wenn als Botschaft vom Patienten vermittelt wurde, niemals wegen einer Krankheit „nachzugeben", sollte der Therapeut den Patienten fragen, wie wohl er sich selbst mit den Werten seiner Herkunftsfamilie in Bezug auf Gesundheit und Krankheit fühlt. Auch werden die aktuellen Gedanken und Gefühle des Patienten über andere, die krank sind, exploriert: „Wie reagieren Sie auf andere Menschen, wenn sie kränkeln?"

2. Der Patient bestreitet, dass irgendwelche Vorteile aus den gesundheitlichen Problemen resultieren. Wenn diese Situation eintritt, sollte der Therapeut bei der Fortsetzung der Diskussion behutsam vorgehen; der Patient könnte begonnen haben, sich durch die Thematik bedroht zu fühlen. Es ist nicht die Absicht des Therapeuten, zu behaupten, dass der Patient seine Beschwerden erleiden will oder dass die Vorteile der körperlichen Beschwerden deren Nachteile überwiegen. Dennoch, trotz der vielen Belastungen durch körperliche Symptome besteht nach unserer Erfahrung gewöhnlich ein dazugehöriger Nutzen. Als Erläuterung kann der Therapeut an die erkrankte Person aus der Vergangenheit des Patienten erinnern und an den bei dieser Person zuvor in der Therapiesitzung wahrgenommenen Nutzen aus der Krankheit (sofern der Patient jemand anderes mit gesundheitlichen Problemen identifizierte). Selbst wenn der Patient keinen aus der Krankenrolle entstandenen Vorteil für eine Person aus seiner Ver-

gangenheit erkennen konnte, könnte der Patient für sich einen Vorteil bemerkt haben, den er aus einer eigenen Krankheit in der Kindheit zog, wie etwa eine liebevolle Behandlung, eine besondere Aufmerksamkeit, Geschenke, das Fehlen in der Schule oder das Vermeiden von lästigen Pflichten. In gleicher Weise, so könnte der Therapeut zu erkennen geben, erfahren erwachsene Patienten die Vorteile im Verlauf einer Krankheit, wie etwa eine Beachtung oder Pflege, die Vermeidung von unerwünschten Aktivitäten oder Streitigkeiten, den Erwerb eines bestimmten Status oder die Erlaubnis, es sich etwas einfacher zu machen. Wenn der Patient weiterhin bestreitet, dass es irgendwelche Vorteile von gesundheitlichen Problemen gibt, lenkt der Therapeut die Diskussion über die Krankenrolle zu einer Erörterung des weiten Themengebietes der Selbstbehauptung.

Ausgehend von der Diskussion über die Krankenrolle entsteht häufig eine Rationale für ein Selbstbehauptungstraining, weil Defizite in der Selbstbehauptung des Patienten deutlich werden. Wenn der Patient als Folge des Krankseins eine wesentliche Beachtung oder Pflege erfährt, ist er möglicherweise unzureichend befähigt, auch direkt nach Beachtung und Pflege zu fragen. Patienten, die durch ihr Kranksein unerwünschte Aktivitäten vermeiden, haben möglicherweise Schwierigkeiten, anderen Grenzen zu setzen. Ein Vorteil der Krankenrolle ist, dass Menschen belohnt werden, ohne dass sie direkt darum bitten müssen, was sie wollen. Die Krankenrolle hat die Tendenz, der Selbstbehauptung entgegenzuwirken und nur wenige Gelegenheiten zu bieten, die Fähigkeiten zur Selbstbehauptung zu verbessern, vielleicht mit der Ausnahme in der Interaktion mit Anbietern im Gesundheitsbereich.
Falls der Patient einräumt, dass die Krankenrolle eine „zweite Natur“ geworden ist, können wir eine Technik der Fixed-Role-Therapie (Kelly, 1955) übernehmen und lassen den Patienten versuchen, die Rolle einer gesunden Person in einer oder mehreren Aktivitäten zu spielen. Eine Methode ist, den Patienten aufzufordern, ein Vorbild für diese Rolle zu finden und das Verhalten dieser gesunden Person zu imitieren. Eine andere Methode ist, dass sich der Patient die Frage stellt: „Was würde eine gesunde Person in dieser Situation tun?“ und dann die Antwort durchspielen. Wie eine umfangreiche psychologische Forschung gezeigt hat, wird ein Wandel der inneren Einstellungen und Emotionen gelegentlich den Verhaltensänderungen folgen, eher als diesen vorauszugehen. Den Verhaltensspielraum des Patienten zu erweitern, bevor sich der Patient „gesund genug“ fühlt, kann wirksam sein, wenn dieses Vorgehen angemessen genutzt wird. Wie sehr Patienten mit Somatisierung gedrängt werden müssen, ihre Verhaltensmöglichkeiten zu erweitern,

ist eine Frage der klinischen Beurteilung. Gute therapeutische Entscheidungen in diesem Bereich tendieren dazu, die Behandlungsergebnisse zu optimieren.

SELBSTBEHAUPTUNG LEHREN

An dieser Stelle der Behandlung wird der Therapeut den Patienten bereits hinsichtlich seiner Defizite bei der Selbstbehauptung beurteilt haben. Einige Patienten behaupten sich selbst in wirksamer Weise und können sich ihre Bedürfnisse in vielen Situationen erfüllen, wenn auch nicht in allen. Einige Patienten können sich selbst nur hinsichtlich bestimmter Bedürfnisformen behaupten. Andere Patienten können ihre Bedürfnisse durchsetzen, wenn sie sich dieser bewusst sind, sind sich aber möglicherweise nicht immer bewusst, was ihre Bedürfnisse sind. Wieder andere Patienten zeigen bei der Fähigkeit zur Selbstbehauptung umfassende Defizite, die gleich einem Wesenszug für nahezu alle Lebensbereiche relevant sind. Alle Patienten mit Somatisierung erleben es nach unserer Erfahrung als Schwierigkeit, ihre Gedanken und Gefühle in zumindest einigen Situationen durchsetzungsstark zum Ausdruck zu bringen.
Der Therapeut beginnt mit der Definition von Selbstbehauptung und einer Erklärung zur Rationalen, warum dem Patienten geholfen werden soll, in einigen Situationen durchsetzungsfähiger zu handeln. Wir definieren Selbstbehauptung als einen offenen und aufrichtigen Ausdruck der eigenen Gedanken und Gefühle, bei dem das Beschuldigen und ein Angriff auf andere vermieden werden. Vieles in der bisherigen Behandlung entsprechend der Affektiven Kognitiv-Behavioralen Therapie (ACBT) hat die Grundlage dafür geschaffen, durchsetzungsfähig zu werden. Beispielsweise haben die Übungen zur Selbstwahrnehmung und die Arbeitsblätter zum Symptommonitoring den Patienten angeleitet, auf seine oder ihre Gedanken und Gefühle zu achten.

Ein erster Therapieschritt zum durchsetzungsfähigen Handeln beinhaltet die genaue Identifikation von Gedanken und Gefühlen. Der zweite Therapieschritt, die Wertschätzung der eigenen Gedanken und Gefühle, ist impliziert und wird durch einige behaviorale Techniken unterstützt. Mit Zeit zum Entspannen und zur Beschäftigung mit angenehmen Aktivitäten bestätigen die Patienten beispielsweise auch den Wert und die Legitimität, fürsorglich gegenüber sich selbst zu sein.
Vor dem Heranführen an den dritten Therapieschritt der Selbstbehauptung ist es möglich, dass Patienten eine ergänzende therapeutische Arbeit zu den ersten beiden Thera-

pieschritten benötigen. Insbesondere sollten die Patienten aufgefordert werden, ihre Gedanken und Gefühle zu verfolgen, wenn sie zwischen den Therapiesitzungen in Interaktion mit anderen sind. (An dieser Stelle der Behandlung berichten unsichere Personen oftmals, dass sie dann ihre Gedanken und Gefühle erkennen können, wenn sie allein sind. Während der Interaktion mit anderen aber haben sie möglicherweise Schwierigkeiten, selbstbewusst zu sein, insbesondere mit anderen, die daran gewöhnt sind oder erwarten, dass sie unsicher sind.) Eine Hausaufgabe könnte sein, zu fragen: „Was denke und fühle ich?" während der verschiedenen Begegnungen mit anderen. Bei Patienten, die anhaltende Schwierigkeiten haben, ihre Gedanken und Gefühle zu würdigen, sollte der Therapeut die im vorhergehenden Abschnitt dieses Kapitels beschriebene Technik der Fixed-Role-Therapie (Kelly, 1955) einsetzen. Die Patienten werden zu einem Rollenspiel in der realen Außenwelt angeleitet, um sich dabei so zu verhalten, als hätten sie wirklich gedacht, dass ihre Gefühle und Bedürfnisse wichtig wären. Durch diesen Kunstgriff kann durchsetzungsfähiges Verhalten mit einem überzeugenden Tonfall geübt und die oftmals erfolgreichen Ergebnisse des Verhaltens durch den Patienten beobachtet werden. Mitunter werden sich Patienten das Charakteristikum dieser durchsetzungsfähigeren Rolle aneignen und integrieren.

Der dritte Therapieschritt zur Entwicklung einer wirksamen Selbstbehauptung beinhaltet die Kommunikation der eigenen Gedanken, Gefühle, Wünsche und Bedürfnisse durch „Ich"-Aussagen. Der Therapeut schlägt dem Patienten die Verwendung des folgenden Aussagesatzes als Modell vor: „Ich fühle *(Emotion)*, wenn du *(Verhalten)*." Ein Beispiel für das Einsetzen in diese Aussageform ist: „Ich war (bzw. fühlte mich) besorgt, als ich gestern Abend keinen Anruf von dir bekam, dass du spät von der Arbeit kommen würdest." Mit der Wahl dieser Form der Aussage übernimmt die Person eine Verantwortung für ihre Gefühle, anstatt andere zu beschuldigen (z. B. „Du bist so egoistisch, dass du nicht angerufen hat!"). Die Aussage ist außerdem nicht zu bestreiten, weil es ein Ausdruck der emotionalen Reaktion des Patienten ist. Das Ergebnis ist, dass die angesprochene Person etwas weniger wahrscheinlich abwehrend reagiert als bei einer Beschimpfung oder expliziten Kritik und sich möglicherweise weniger dazu gedrängt fühlt, die Aussage als solche zu widerlegen.

Für viele Menschen ist es nicht natürlich oder angenehm, „Ich"-Aussagen über die eigenen Gefühle zu machen. Üblicherweise arbeiten wir in den Therapiesitzungen viel mit Rollenspielen, um den Patienten zu helfen, ein durchsetzungsfähiges, nachdrückliches Sprechen zu üben. Zunächst bestimmen wir eine Situation aus der jüngsten Vergangenheit im Leben des Patienten, in der er eine nachdrückliche Aussage hätte machen können.

Die Details der Diskussion werden eruiert. Als Nächstes führen wir ein Rollenspiel mit dieser Situation durch, in welcher der Therapeut die Rolle des Patienten übernimmt und nachdrückliche Aussagen an den Patienten richtet, der die Rolle des Gesprächspartners innehat. Anschließend tauschen wir die Rollen, wobei der Patient sich selbst spielt und nachdrücklicher spricht, als er es ursprünglich tat. Der Therapeut kann dem Patienten Verbesserungsvorschläge unterbreiten und ihn bitten, die Situation zu wiederholen (mitunter auch mehrmals).

Nach einigen Rollenspielen zu diesem Thema in der Therapiesitzung bestimmen Therapeut und Patient eine Hierarchie der Situationen, in denen der Patient nachdrückliche Aussagen machen konnte, von sehr einfach bis am schwierigsten. Beispielsweise kann das „Nein"-Sagen gegenüber dem eigenen Ehepartner sehr schwierig sein, wohingegen ein „Nein"-Sagen gegenüber einem Verkäufer relativ leichtfällt. Es werden Hausaufgaben kreiert und aufgegeben, in denen der Patient beginnen muss, durchsetzungsfähig zu handeln. Der Therapeut weist auch auf den klassischen Widerspruch hin, dass eine ausgeprägte Durchsetzungsstärke auf der Seite des Patienten möglicherweise nicht von jedem gutgeheißen wird. Eine verstärkte Durchsetzungsfähigkeit erfordert tatsächlich eine Betrachtung der Auswirkungen des durchsetzungsfähigen Verhaltens auf andere Menschen und eine vernünftige Abwägung der Nachteile und des Nutzens.

BERÜCKSICHTIGUNG DER BEZUGSPERSON IN DER BEHANDLUNG

Die Ziele bei der Einbeziehung der Bezugsperson (Lebens- oder Ehepartner) in die Behandlung sind vor allem, ergänzende Informationen über den Patienten zu erhalten, die Bezugsperson für eine Unterstützung der Behandlung zu gewinnen und dasjenige Verhalten der Bezugsperson zu modifizieren, das die Symptome oder das Krankheitsverhalten des Patienten aufrechterhalten könnte. Wir sehen diesen Behandlungsaspekt als so bedeutsam an, dass wir selbst bei der therapeutischen Arbeit innerhalb unseres auf 10 Sitzungen begrenzten Behandlungsformats die Bezugsperson bitten, an ein bis drei dieser 10 Sitzungen teilzunehmen.

Üblicherweise laden wir die Bezugsperson innerhalb des ersten Behandlungsmonats ein, an einer gemeinsamen Therapiesitzung teilzunehmen. Die Rationale für eine gemeinsame Sitzung mit dem Patienten und seiner Bezugsperson ist die Förderung eines offenen Dialogs. Nach unserer Erfahrung ist die therapeutische Beziehung nicht immer stabil genug, um eine getrennte Besprechung des Therapeuten mit der Bezugsperson zu tolerieren, weil einige Patienten leicht misstrauisch werden, dass andere das Ausmaß ihrer Beschwerden verkleinern. Auch wenn wir so bald wie möglich beginnen wollen, aus der Einbeziehung der Bezugsperson in die Behandlung einen Nutzen zu ziehen, zögern wir die erste gemeinsame Sitzung normalerweise aus organisatorischen Gründen hinaus, bis wir genügend Zeit haben, eine Beziehung zum Patienten auszubauen. Wir meinen, dass die dritte oder vierte Therapiesitzung für eine erste gemeinsame Sitzung gut geeignet ist.

In den gemeinsamen Sitzungen wird über die Behandlungsrationale diskutiert, Methoden zum Stressmanagement einzusetzen und wie eine solche Behandlung maximal hilfreich für den Patienten sein könnte. Der Therapeut bittet die Bezugsperson, den Einfluss von Stress auf die körperlichen Symptome des Patienten zu kommentieren. Ebenso wird der Einfluss der körperlichen Symptome des Patienten auf das Zusammenleben von Patient und Bezugsperson geprüft. Hierbei beabsichtigen wir, Informationen zu gewinnen und zu verstehen zu geben, dass sich die Einbeziehung der Bezugsperson in die Behandlung für beide Parteien positiv auswirken kann. Die Wahrscheinlichkeit zu reduzieren, dass die Bezugsperson die Behandlung untergräbt, ist entscheidend. Unsere Absicht ist, Diskussionen wie die folgende zu verhindern:

Patient: Mein Lieber, kannst du versuchen, in den nächsten 20 Minuten möglichst nicht ins Schlafzimmer zu kommen? Ich habe vor, meine Atemübungen zu machen.

Ehemann: Du machst wohl Witze. Der Krempel wird dir nicht helfen. Verschwende deine Zeit nicht damit. Schau lieber Fernsehen mit mir.

Nach Erläuterung der Therapierationale versucht der Therapeut festzustellen, ob sich die Beziehung zur Bezugsperson durch die Krankheit des Patienten verschlechtert hat. Die Tendenzen der Patienten mit Somatisierung, sich von Aktivitäten zurückzuziehen, verringert nicht nur bei ihnen selbst die Lebensfreude, sondern ebenso im Leben der Bezugspersonen. Wenn ein Patient die Aktivitäten mit dem Ehe- oder Lebenspartner aufgibt, wie etwa das Essen in einem Restaurant, Kinobesuche, Tanzen oder Wandern, leiden auch der Lebenspartner und die Beziehung darunter. Der Patient und die Bezugsperson werden aufgefordert, an Aktivitäten zurückzudenken, an denen sie einmal Gefallen gefunden hatten und an denen sie jetzt wieder gemeinsam Spaß haben könnten. Danach arbeiten das Paar und der Therapeut zusammen daran, einen Plan für den Aufbau von angenehmen gemeinsamen Aktivitäten zu entwickeln. Die erneute Beschäftigung mit diesen Aktivitäten kann die Zufriedenheit in der Beziehung verbessern und auch die Konzentration des Patienten auf seine Symptome reduzieren.

Therapeut: Danke, dass Sie gekommen sind. Es war mir aus verschiedenen Gründen wichtig, dass Sie sich mit uns zusammensetzen. Als Erstes möchte ich, dass Sie eine Vorstellung davon bekommen, von welcher Art diese Therapie ist, und Sie auf mögliche Fragen oder Bedenken ansprechen. Zweitens dachte ich, weil Sie über die ganze Zeit, in der Jessica (Patientin) symptomatisch war, mit ihr zusammengelebt haben, dass es hilfreich sein könnte, einen Eindruck von Ihrer Sichtweise auf die Probleme zu erhalten. Ich möchte auch gern etwas über Ihre Reaktionen auf die Schwierigkeiten von Jessica erfahren, da sie diese miterlebt haben und selbst dadurch beeinträchtigt waren. Als Drittes wollte ich sicher sein, dass wir alle auf dem gleichen Stand sind. Die Arbeit, die Jessica und ich zusammen vorhaben, wird viel erfolgreicher sein, wenn Sie mit im Boot sitzen und die Behandlung unterstützen. Gibt es Dinge, die Sie mir mitteilen wollen oder haben Sie Fragen?

Ehemann: Ich habe viele Fragen. Ich möchte wissen, ob Jessica wieder in der Lage sein wird, normale Dinge zu tun. Ich möchte wissen, ob wir jemals wieder so sein werden, wie wir waren.

Therapeut: Also war das auch für Sie sehr schwer?

Ehemann: Nun ja! Man nimmt es, wie es kommt. Aber es ist kein Spaziergang im Park. Für Jessica ist es schlimmer gewesen.

Therapeut: Aber auch für Sie kein Spaziergang im Park?

Ehemann: Das stimmt.

Ein zusätzliches Ziel der gemeinsamen Therapiesitzung ist, sich mit der *Kommunikation* des Paares über die körperlichen Symptome des Patienten zu befassen. Zunächst bittet der Therapeut das Paar, einige der letzten Diskussionen über die körperlichen Symptome des Patienten zu schildern. Beide Partner werden aufgefordert, das wiederzugeben, was jeder zu dem Zeitpunkt zu dem Symptom sagte und was jeder für sich dachte und fühlte. Anschließend fasst der Therapeut zusammen und reflektiert die Kommunikation des Paares über das Symptom des Patienten und gibt Anregungen für alternative Formen der Interaktion, die weniger wahrscheinlich das Krankheitsverhalten verstärken.

Einige der dysfunktionalen Kommunikationsmuster, die wir zwischen Patienten mit Somatisierung und ihren Bezugspersonen beobachtet haben, werden unten beschrieben. Unsere Empfehlungen für das Ansprechen dieser Kommunikationsmuster in einer Kurztherapie wurden der Darstellung beigefügt.

1. Einige Bezugspersonen wirken emotional distanziert, außer in Situationen, in denen der Patient über Schmerzen oder andere Beschwerden klagt. In diesen Zeiten ist die Bezugsperson aufmerksam, pflegend und unterstützend. Wenn das fürsorgliche Verhalten der Bezugsperson in dieser Weise das Krankheitsverhalten des Patienten belohnt und zu verstärken scheint, werden zwei Empfehlungen gegeben. Erstens fragt der Therapeut, ob das Paar bereit ist, die Gesundheit des Patienten als Gesprächsthema in ihren Unterhaltungen zu meiden. Als eine Alternative zu den Gesprächen über Krankheit wird das Paar darin bestärkt, über andere interessante Themen zu diskutieren und sich mehr mit gemeinsamen angenehmen Aktivitäten zu beschäftigen. Während der Therapiesitzung erstellen das Paar und der Therapeut mehrere Listen über mögliche Diskussionsthemen und angenehme Freizeitaktivitäten. Beide Ehe- oder Lebenspartner müssen an den Diskussionsthemen oder Aktivitäten tatsächlich interessiert sein oder bereit sein, diesen jeweils einen Versuch zuzugestehen, so dass sie sich beide auf die Aktivitäten einlassen können. Theoretisch entstehen durch diese alternativen Diskussionen und Aktivitäten günstige Gelegenheiten für ein Gemeinschaftserleben, das nicht krankheitsbezogen ist.

2. Einige Patienten erwecken den Anschein, insbesondere während oder unmittelbar vor unangenehmen Aktivitäten oder Gesprächen über ihre Gesundheit zu klagen. Aufgrund dieser Beschwerden lässt die Bezugsperson möglicherweise zu, dass der Patient die Aktivität oder Diskussion vermeidet. Diese interpersonelle Dynamik zeigt einen weiteren Weg auf, wie das Verhalten des Ehe- oder Lebenspartners das Krankheitsverhalten des Patienten verstärken kann (z. B. das Klagen über Gesundheitsprobleme). Wenn Situationen entstehen, in denen der Patient dazu tendiert, im Zusammenhang mit der Vermeidung eines aversiven Ereignisses über ein Symptom zu klagen, wird er gebeten, davon abzusehen. Stattdessen wird der Patient aufgefordert, entweder die Situation auszuhalten oder eine alternative Begründung zu finden, die Situation zu vermeiden.

3. Eine andere interpersonelle Dynamik ist mit einer Bezugsperson verbunden, die den Patienten ignoriert, wenn dieser über Beschwerden klagt und den Patienten mit dem Gefühl der Kränkung und/oder Wut über die Zurückweisung durch die Bezugsperson zurücklässt. Dieses Interaktionsmuster kann den Patienten dazu veranlassen, das Krankheitsverhalten durch vermehrtes Klagen, verlängerte Ruhezeiten und/oder die Suche nach Beachtung durch Freunde und Ärzte noch weiter zu steigern. Zur Ände-

rung dieses Interaktionsmusters wird die Bezugsperson angeleitet, die Beschwerden des Patienten anzuerkennen, ohne diese übermäßig zu dramatisieren. Außerdem legt das Paar für jeden Tag eine längere Zeitspanne fest, in der es gesundheitsferne Themen diskutiert, bei denen von der Bezugsperson erwartet wird, aufmerksam und unterstützend zu sein.

Therapeut: Wenn wir können, sollten wir den Versuch machen, herauszufinden, was in der Beziehung passiert, wenn die Symptome von Jessica schlimmer werden. Jeder von Ihnen beiden kann mir sagen, was üblicherweise passiert oder mir ein bestimmtes Beispiel dazu geben.

Patient: Ed (der Ehemann) ist während der meisten Zeit hilfsbereit. Er ist sehr verständnisvoll. Aber manchmal wird er etwas ungehalten, wenn er auch meistens unterstützend ist.

Therapeut: Ed, was machen Sie, wenn der Schmerz von Jessica sehr schlimm ist?

Ehemann: Ich bringe ihr etwas Tee oder Diätlimonade. Falls sie sich ins Bett zurückziehen muss, übernehme ich die Kinder. Manchmal reibe ich die Füße ein.

Therapeut: Sind Sie jemals weniger unterstützend, wenn Jessica unter Schmerzen leidet?

Ehemann: Ja, Sie hat recht. Manchmal bin ich wirklich sauer. So ähnlich wie im letzten Jahr, als ich Karten für ein Konzert hatte und wir nicht gehen konnten. Sie forderte mich auf, auch ohne sie zu gehen, aber ich konnte sie in dieser Verfassung nicht zurücklassen. Wir blieben zu Hause, aber ich bin ausgerastet. Ich war verärgert. Du erinnerst dich?

Therapeut: Haben Sie Jessica Ihre Verärgerung mitgeteilt?

Patient: Er hat mich angebrüllt.

[Die Beziehung zwischen Jessica und Ed war das, was man eine wenig intensive, emotional nahezu indifferente Beziehung nennen könnte. Die am intensivsten ausgeprägte Intimität, positiv und negativ, schien im Bezug zu den Symptomen von Jessica aufzutreten. Weil die Behandlung kurz zu sein hatte, zog es der Therapeut vor, das Ehepaar mit dieser Beobachtung nicht zu konfrontieren, stattdessen aber damit zu beginnen, alternative Gelegenheiten für eine Vertrautheit zu schaffen, bei der es sich nicht um die Symptome von Jessica drehte.]

ABSCHLUSS UND REVISION DER FERTIGKEITEN

Bei einer Kurztherapie über 10 Sitzungen ist der Abschluss aufgrund der kurzen Behandlungsdauer und weil die begrenzte Zeit der Behandlung wiederholt mit dem Patienten besprochen wurde, normalerweise weniger traumatisch als bei Langzeittherapien mit offenem Behandlungsende. Dennoch erleben viele Patienten eine gewisse Traurigkeit, Sorge und sogar Frustration beim Abschluss der Behandlung. Der Therapeut sollte die Gedanken und Gefühle des Patienten über den Abschluss eruieren und unterstützend reflektieren. Wenn der Patient über irrationale Gedanken im Zusammenhang mit dem Therapieende berichtet (wie z.B. „Ohne Sie werde ich es nicht schaffen"), kann der Therapeut den Patienten dazu anleiten, diese Kognition in Frage zu stellen. Der Patient sollte daran erinnert werden, dass jede Verbesserung, die während der Behandlung erreicht wurde, vor allem ein Ergebnis der eigenen Anstrengungen des Patienten zwischen den Therapiesitzungen ist. Auch kann der Therapeut dem Patienten versichern, dass viele Patienten, die diese Kurztherapie abschließen, in den Monaten und Jahren unmittelbar nach der Behandlung sogar noch weitergehende Verbesserungen erreichen (wenn sie damit fortfahren, die gelernten Techniken anzuwenden). Deshalb ist die Erwartung eher eine stetige Verbesserung und nicht ein Rückfall.
Unabhängig davon, ob die Patienten mit unserer Kurztherapie über 10 Sitzungen behandelt werden oder innerhalb einer erweiterten Intervention, das Behandlungsziel, den Patienten bei der Umsetzung von Veränderungen in ihrer Lebensführung zu helfen, wird über das Behandlungsende hinaus Gültigkeit besitzen. Deshalb werden die Patienten durchgehend während der gesamten Behandlung, sobald eine einzelne Fertigkeit beherrscht wird, dazu gedrängt, die Fertigkeiten in ihren Alltag zu übernehmen. Zum Abschluss der Behandlung legt der Therapeut ein noch stärkeres Gewicht auf den Erhalt der erworbenen Fertigkeiten und Techniken. In der (den) letzten Therapiesitzung(en) werden die Patienten nach Situationen befragt, in denen sie die verschiedenen Techniken nutzten, und nach der Auswirkung jeder einzelnen Technik auf ihre Symptome. Auf dieser Grundlage wird ein Plan erarbeitet, wie jede Technik in Zukunft genutzt werden kann. Dem Patienten wird auch vermittelt, die Warnsignale zu beachten, wenn sich seine Gedanken oder Verhaltensweisen in Richtung der früheren Zustände rückläufig entwickeln und sich die damaligen Muster im Krankheitsverhalten erneut zeigen. Einige Beispiele für Warnzeichen sind: (1) Der Patient hat sich mehr als einmal im Monat bei der Arbeit krank gemeldet, (2) die „Macke" des Patienten tritt seiner Ansicht nach wieder auf, (3) der Patient verbringt einen Tag des Wochenendes auf dem Sofa. Nachdem die poten-

tiellen Warnzeichen identifiziert wurden, entwerfen der Patient und Therapeut geeignete Strategien zur Modifikation dieses Patientenverhaltens, um auf solche eventuellen Entwicklungen reagieren zu können.

Auch die Möglichkeit einer weitergehenden Behandlung wird diskutiert. Eine ergänzende Therapie kann in Form einer Nachsorge oder „Verstärker"-(booster-)Sitzungen angeboten werden. Einige Patienten äußern das Interesse, eine ergänzende Therapie zu anderen Themen fortzuführen, mit denen sich entweder nicht ausreichend oder überhaupt nicht in der bisherigen Behandlung befasst wurde. Falls indiziert, kann der Therapeut eine Überweisung zur weiterführenden Behandlung besprechen.

Kapitel 9

Verschiedene klinische Inhalte

In diesem Kapitel beschreiben wir verschiedene Themen, die zwar für eine Darstellung der Behandlung nicht essentiell sind, die aber dennoch einen gewissen Kontext bzw. Hintergrund für die Behandlung bilden. Außerdem diskutieren wir verschiedene Variationen von grundlegenden Therapiethemen.

PATIENTEN, NICHT KLIENTEN

Wir bezeichnen die Menschen, die wir behandeln, eher als „Patienten", weniger als „Klienten". Dies entspricht nicht unserer eigenen Vorliebe, die vielleicht eher entgegengesetzt wäre. Vielmehr stammt diese Entscheidung aus der Befragung der Menschen, die wir behandeln, sie entspricht deren klaren Präferenzen. Für die meisten von ihnen impliziert die Bezeichnung „Patient" mehr Pflege und Fürsorge als die unpersönlichere Beschreibung „Klient" und deren Assoziationen mit der Rechts- und Geschäftswelt. Unser Klientel ist es gewöhnt, in medizinischen Einrichtungen behandelt zu werden, wo die Bezeichnung „Patient" für alle Personen mit somatischen Beschwerden verwendet wird. Tatsächlich bevorzugen es viele Menschen, unsere Behandlung eher als medizinische Stressbewältigungsintervention anzusehen, denn als eine Intervention, die psychologische Themen anspricht.

THERAPEUTENTRAINING

Der ideale Kliniker für die Durchführung unserer Behandlung wäre eine intelligente, empathische Einzelperson mit Training sowohl in kognitiver Verhaltenstherapie (KVT) als auch in erfahrungsorientierter Psychotherapie (experiential psychotherapy) mit wenigstens fünf Jahren Therapieerfahrung und der Kenntnis der meisten Formen

von Psychopathologie bei Erwachsenen. Von den ca. 20 Personen, die wir bisher in der Durchführung der Behandlung trainiert haben, erfüllte keiner alle genannten Kriterien. Größtenteils zeigte sich jedoch, dass diese sehr effektiv mit Patienten mit Somatisierung arbeiten konnten. Was genau sind dann die wichtigsten fachlichen Voraussetzungen?
Um das 10-Sitzungen-Programm durchführen zu können, müssen Therapeuten eher aufgabenorientiert und diszipliniert sein. Diskussionen mit Patienten können nicht endlos sein; es gibt nicht genug Zeit, um dem „Fluss der Therapie" zu folgen. Therapeuten, die mit anderen Formen der manualisierten KVT oder kurzen psychodynamischen Therapien vertraut sind, gehen mit einem Sinn für die Form, Struktur und Geschwindigkeit der therapeutischen Bemühungen ans Werk. Therapeuten, die keine Erfahrungen mit zeitlich begrenzter Therapie haben, könnten für ihren Einstieg in die Kurztherapie Patienten mit Somatisierung als eher schwierige Personen ansehen. Denn solche Patienten zeigen häufig multidimensionale und refraktäre Probleme sowie eine schwere komorbide Psychopathologie, einhergehend mit einer gewissen Aufsässigkeit und Verstocktheit.

Vielleicht ist die schwierigste Aufgabe der Behandlung die Übung der kognitiven und emotionalen Bewusstheit. Nahezu alle unsere Patienten haben Probleme damit, ihre Gedanken und Gefühle, ihre Kognitionen und Emotionen zu identifizieren und zu unterscheiden. Aber gleichzeitig ist es so, dass die meisten der von uns trainierten Personen, deren therapeutische Erfahrung nur in KVT besteht, es auch nicht immer leicht damit haben, Kognition und Affekt zu analysieren. Daher schlagen wir vor, dass ein gewisses Training in beiden Verfahren, in KVT als auch erfahrungsorientierter Psychotherapie, von Vorteil wäre. Unserer Erfahrung nach sind Personen, die nur mit KVT vertraut sind, teilweise unzureichend auf die emotionalen Nuancen eingestellt und können daher weniger geschickt darin sein, Affekte zu benennen und zu explorieren, um dadurch den Patienten zu ermöglichen, ihre Emotionen zu erfahren. Während der Herstellung von Zusammenhängen zwischen Kognitionen und Emotionen sollten Therapeuten lange genug beim Affekt innehalten, um alle verschiedenen Gefühle verstehen zu können, die mit einem Gedankenmuster verknüpft sein könnten. Wenn es zum Beispiel um Ärger geht, kann dieser Ärger untergeordnet zu Gefühlen von Verletzung, Traurigkeit, Angst oder Scham sein. Die heutige Ausbildung in KVT kann entweder dazu führen, sehr auf die dysfunktionalen Kognitionen des Patienten zu achten, oder dass man zu verfrühten Validierungen der Gefühle des Patienten neigt, d.h. zu einer Validierung, bevor ein adäquates Verständnis erreicht und hinreichende Empathie gezeigt wurde. In unserer Behandlung fördern wir die emotionale Intelligenz unserer Patienten. Wir versuchen, ihnen dabei zu helfen, ihre Gefühle als wichtige Indikatoren zu verstehen und in Bezug auf die Frage wertzuschätzen, wer sie sind und wie sie auf die Umwelt reagieren. Einige negative Affekte sind hoch dysfunktional und haben wenig oder keinen Nutzen, aber andere sind essentiell für das Wissen der Patienten um sich selbst und müssen daher erkundet, erfahren, verstanden, akzeptiert und manchmal auch kommuniziert werden. Die Strategie, zu den Kognitionen zu eilen, um sie zu ändern, ist daher schädlich für unseren Ansatz.

MEDIZINISCHES WISSEN

Um unser Training durchführen zu können, braucht man keine medizinische Ausbildung. Dennoch sind die Kenntnis des Körpers und das Wissen um organische Krankheiten, deren Symptome den Beschwerden von Patienten mit Somatisierung ähneln, sehr hilfreich. Die Arbeit mit solchen Patienten führt also zwangsläufig zu einem gewissen informellen medizinischen Wissen. Die Patienten selbst bringen oft hoch elaborierte, medizinisch klingende Erklärungen ihrer Symptome vor, die mal mehr, mal weniger korrekt sind. Die am häufigsten von unseren Patienten berichteten (wenn auch oft anschließend vom behandelnden Arzt widerlegten) Diagnosen sind Migräne, Arthrose und Refluxösophagitis. Ein wenig Hintergrundwissen über Psychophysiologie, insbesondere über Stress und seine physiologischen Effekte, ist sehr hilfreich, um die Beschwerden der Patienten zu verstehen und ihnen Erklärungen bieten zu können.

MEDIKATION

Auch wenn die Forschung zur Pharmakotherapie bei Somatisierung bisher wenig Aufschluss über den Weg zu sehr erfolgreichen Behandlungen ergab, könnten kürzlich durchgeführte Studien eine höhere Evidenz für den Nutzen pharmakologischer Interventionen zeigen. In der klinischen Praxis werden oft Antidepressiva unter der Annahme verschrieben, dass diese Schmerzen bessern sowie die Stimmung und den Schlaf beeinflussen. Unter den Antidepressiva ist der empirische Beleg für Schmerzreduktion am stärksten für Amitriptylin. Es gibt ein zunehmendes Interesse am Einsatz von Serotonin/Noradrenalin-Wiederaufnahmehemmern (SNRIs), wie z. B. Duloxetin und Venlafaxin, für Somatisierungssyndrome, und auch die Daten unterstützen deren Einsatz (Arnold et al., 2004, 2005; Gendreau et al., 2005; Kroenke et al., 2006). Die neueren Antikonvulsiva, wie z. B.

Gabapentin und Pregabalin, sind aufgrund ihrer Sicherheit und bekannten sedierenden Eigenschaften in letzter Zeit zu einer weit verbreiteten Behandlung für Fibromyalgie geworden. Es gibt eine kleine, aber wachsende Evidenzlage, welche die Wirksamkeit dieser Mittel für Neuralgie (Pappagallo, 2003) und Fibromyalgie (Crofford et al., 2005) unterstützt. Viele Patienten mit Somatisierung werden mit verschiedenen pharmakologischen Mitteln behandelt. Antidepressiva werden oft gegen gleichzeitig auftretende Depressionen oder Ängste verschrieben ebenso wie gegen Schmerzen. Angst und Insomnie können mit Tranquilizern und Hypnotika behandelt werden, am gebräuchlichsten sind Benzodiazepine, Zolpidem und Eszopiclon. Schmerz kann mit freiverkäuflichen oder verschreibungspflichtigen Medikamenten (z. B. Narkotika, nichtsteroidale Entzündungshemmer, Antikonvulsiva) behandelt werden. Ebenfalls gängig ist der Gebrauch von gastrointestinalen Mitteln (z. B. Laxanzien, Antidiarrhoika, krampflösende Mittel, H_2-Blocker). Therapeuten werden daher mit der Medikation ihrer Patienten sowie der Indikation für diese vertraut sein wollen.

Wir empfehlen, dass Therapeuten mit den Patienten ebenso wie mit deren Ärzten über die Medikation sprechen. Für diejenigen Patienten, die von mehreren Ärzten behandelt werden, welche verschiedene Medikamente verschreiben, möchte der Kliniker möglicherweise Hilfe anbieten, die Versorgung zu koordinieren. Therapeuten können die Compliance des Patienten gegenüber den Medikamenten erfassen, ebenso wie die wahrgenommenen Wirkeffekte. Einige Patienten nehmen Medikamente, die sowohl negative als auch positive Effekte haben. Zum Beispiel können Schmerzmittel gastrointestinale Symptome des Patienten verschlimmern, während sie verschiedene Schmerzsymptome lindern. Der Gebrauch von Paracetamol kann Kopfschmerzen zeitweise verringern, während dadurch weitere Kopfschmerzen wahrscheinlicher werden. Opiate und Beruhigungsmittel können falsch angewendet oder missbraucht werden. Wir schlagen nicht nur vor, nach den somatischen Effekten der Medikamente zu fragen, wir wollen von den Patienten auch ihre Gedanken und Gefühle über ihre Medikamenteneinnahme wissen. Negative Ansichten können die Medikamentencompliance beeinflussen und daher Ziele für Veränderung in der Therapie sein. Außerdem können sie ein Thema sein, das mit dem verschreibenden Arzt diskutiert werden sollte.

WIDERSTAND UND NON-ADHÄRENZ

Wie wir bereits in früheren Kapiteln diskutiert haben, zeigen Patienten mit Somatisierung oft einigen Widerstand gegenüber dem Behandlungsrational und eine gewisse Non-Adhärenz zur Behandlung. Die Therapeuten, die wir trainiert haben, reagierten auf dieses Verhalten damit, dass sie Empathie für das Leid und die Beschwerden des Patienten zeigten, während sie ihn dazu anspornten, alternative Perspektiven zu bedenken und mit neuen Verhaltensweisen zu experimentieren. Wie schon genannt, empfanden wir viele Patienten mit Somatisierung als weniger beratungsresistent, als ihr Ruf besagt, vor allem nachdem Vertrauen und Glaubwürdigkeit etabliert waren. Die Rückmeldungen, die wir von Patienten erhalten haben, weisen darauf hin, dass die Bekräftigung, der Respekt und die Besorgnis, die wir ihnen entgegenbringen, in vielen Patienten ein Gefühl der Wertschätzung hervorrufen, welches sie in ein zunehmendes Bemühen umwandeln, Veränderungen herbeizuführen. Einige Patienten sind so frustriert von der medizinischen Standardbehandlung, dass ihnen ein alternativer Ansatz willkommen ist. Andere wiederum glauben nicht an die Möglichkeit, dass Veränderungen in ihrem Verhalten oder ihren Kognitionen ihre Beschwerden reduzieren könnten. Skepsis dieser Art kann Widerstand und/oder Non-Adhärenz unterstützen.

Weil Widerstand ein schwer fassbarer Begriff sein kann, beschränken wir unsere Analysen und Diskussionen auf den weniger theoriebeladenen Begriff der Non-Compliance. Non-Compliance zeigt sich typischerweise in Diskussionen um die Durchführung von Hausaufgaben. Non-Compliance gegenüber Aktivitäten, die während der Therapiesitzung durchgeführt werden sollen, entsteht mit größerer Wahrscheinlichkeit während der emotionsfokussierten Teile der Behandlung und deren potentiell schambesetzten Rollenspiel- und Gestalttherapietechniken.

Wie in der gesamten Literatur zur Verhaltenstherapie diskutiert wurde, ist ein essentielles Element, um Hausaufgaben effektiv in der Therapie benutzen zu können, dass der Therapeut diese auch wieder aufgreift. Es ist entscheidend, die Erfahrungen des Patienten mit jeder Hausaufgabe in der Sitzung zu diskutieren, die unmittelbar auf jene Sitzung folgt, in der die Aufgabe gestellt wurde. Wenn Therapeuten dies nicht tun, implizieren sie, dass die Hausaufgabe nicht wichtig war und dass zukünftige Aufgaben ebenfalls nicht beachtet werden könnten. Wenn Patienten es nicht schaffen, eine Hausaufgabe zu erledigen, gilt allgemein, dass wir eine gewisse Zeit der folgenden Sitzung darauf verwenden, gemeinsam einen Teil der Aufgabe abzuschließen oder die Hinderungsgründe zu diskutieren, die der Durchführung im Wege standen (mit der Intention, diese in der Zukunft zu minimieren).

Eine zweite weit verbreitete Annahme über Hausaufgaben in der Therapie ist, dass Hausaufgaben, die gemeinsam von Therapeut und Patient erdacht wurden, wahrscheinlicher durchgeführt werden als solche, die nur vom Therapeuten allein gestellt wurden. Sein eigenes Verhalten zu ändern ist schwierig. Compliance gegenüber vorgeschlagenen Veränderungen kann verbessert werden, indem man den Patienten dazu anregt, diese Veränderungen mitzubestimmen. Wenn ein Patient beispielsweise damit anfangen soll, eine Entspannungsmethode oder Übungen durchzuführen, sollte er daran teilhaben zu entscheiden, wo, wann, wie lange und wie oft er dies tun sollte.
Compliance gegenüber Hausaufgaben kann ebenfalls gesteigert werden, indem man den Patienten bittet, sich vorzustellen und zu planen, dass er diese Aktivität ausführt. Der Therapeut sollte dabei Fragen stellen: „Wie wird das sein, wenn Sie sich morgen Abend hinsetzen, um die Zwerchfellatmung durchzuführen? Wo werden Sie sich befinden? Wo wird der Rest Ihrer Familie sein? Welche Gedanken werden Ihnen durch den Kopf gehen?" Bevor der Patient das Büro des Therapeuten verlässt, sollte er potentielle Hindernisse, die der Durchführung der Aufgabe im Weg stehen, diskutieren; nach deren Identifikation planen Therapeut und Patient, wie diese zu vermeiden oder zu bewältigen sind.
Sogar wenn Hausaufgaben gemeinsam erarbeitet und im Detail durchgesprochen worden sind, werden einige Patienten diese nicht zu Ende bringen. Nachdem sichergestellt wurde, dass der Patient die Begründung für die Aufgabe verstanden hat, kann der Therapeut den Patienten bitten, die Pros und Kontras zu bedenken, die mit der Fertigstellung der Aufgabe verbunden sind. Manchmal kann der Therapeut einen abgeneigten Patienten davon überzeugen, sich ein wenig mehr zu bemühen, die Hausaufgaben durchzuführen. Folgende Strategien sind manchmal hilfreich:

1. *Nutzen Sie die kurze Dauer der Behandlung (z. B. „Jetzt oder nie").* Bei zeitlich begrenzter Therapie werden die Patienten daran erinnert, dass die Behandlung nach einer bestimmten Dauer endet, nach der sie kaum von den Strategien profitieren werden, wenn sie diese nicht während der Behandlung etabliert haben.

2. *Erinnern Sie Patienten an ihre Vorgeschichte der medizinischen Behandlung:* „Nichts anderes hat gewirkt."

3. *Erinnern Sie Patienten an die Zeit und den Aufwand, den sie bisher für die Therapie aufgebracht haben.* Sich nur teilweise der Therapie zu verpflichten, könnte nicht ausreichend sein, um die erwarteten Vorteile daraus ziehen zu können. In einigen Fällen

haben wir sogar angedeutet, dass Pateinten besser dran seien, wenn sie gar nicht zu Therapiesitzungen kämen und die Zeit stattdessen für Zwerchfellatmung oder Übungen nutzen würden.

4. *Ermutigen Sie Patienten dazu, Hausaufgaben als Experimente anzusehen.* Patienten sind manchmal eher bereit zuzustimmen, ihr Verhalten für einen begrenzten Zeitraum zu verändern, etwa ein oder zwei Wochen, als sich im Gegensatz für ein Leben lang zu verpflichten. Am Ende dieser festgelegten Zeit können sie den Grund für ihr Zögern und die Non-Compliance neu bedenken.

FRUSTRATION DES THERAPEUTEN

Es gibt eine beträchtliche Anzahl von abwertenden Bezeichnungen, die Mitarbeiter im Gesundheitswesen nutzen, um sich auf Patienten mit Somatisierung zu beziehen, wie z.B. chronisch Klagende, Problempatienten und maligne Persönlichkeiten. Diese Bezeichnungen offenbaren die Gefühle von Frustration und Hilflosigkeit, die von Klinikern erfahren werden, die sehr schwer arbeiten, um ein Nachlassen der Symptome zu erreichen, die sich als resistent gegenüber Veränderung herausstellen. Wenn sich die Symptome von Patienten nicht verbessern, werden auch die Patienten selbst frustriert und beschweren sich bei ihren Behandlern. Manche Patienten machen sogar das Gesundheitspersonal für das Ausbleiben von Verbesserung verantwortlich.

Unser Ansatz war zu versuchen, die Symptome und nicht die Patienten als Herausforderung anzusehen. Wir müssen zugeben, dass diese Strategie nicht immer erfolgreich ist. Es hilft dennoch, angemessene Erwartungen zu haben und auf Verbesserung hinzuarbeiten, aber keine Heilungen zu erwarten.

Ein Kliniker, der es gewöhnt ist, mit traditionelleren Psychotherapie-Patienten zu arbeiten, mag alle Patienten mit Somatisierung als abwehrend und resistent gegenüber einer Introspektion erleben und beginnt vielleicht, ihnen die Schuld dafür zu geben. Wenn das passiert, ist die beste Strategie für den Therapeuten, seine eigenen dysfunktionalen Kognitionen anzugehen und zu beschließen, Empathie für die Beschwerden des Patienten zu empfinden – „seine Schmerzen zu spüren". Therapeuten sollten im Allgemeinen annehmen, dass der Patient es so gut macht, wie er kann.

ERWERBSUNFÄHIGKEIT

Viele Patienten mit schweren oder chronischen Symptomen einer Somatisierung haben Schwierigkeiten, ihren beruflichen Verpflichtungen nachzukommen. Einige streben die Erwerbsunfähigkeit an. Unsere Einstellung dazu ist, dass längerfristige Erwerbsunfähigkeit für unsere Patienten nicht von Vorteil ist. Wir sehen diese sogar als unethisch an, bedenkt man unser Ziel, den Patienten bis zu einem individuellen Höchstmaß an Lebensaktivitäten wiederherzustellen. Die Abwesenheit einer sinnstiftenden und produktiven Lebensbahn kann ein Faktor sein, der dazu beiträgt, dass die Somatisierung aufrechterhalten wird. Unterstützungszahlungen bei Erwerbsunfähigkeit stellen einen finanziellen Anreiz dar, die Krankenrolle beizubehalten. Menschen gewöhnen sich an Erwerbsunfähigkeit, so wie sie sich an Inaktivität oder das Fehlen von Struktur oder Verantwortung gewöhnen. Wiederherstellung der Funktionsfähigkeit nach einer langen Periode von subventionierter Erwerbsunfähigkeit ist eine sehr schwierige klinische Herausforderung.

Wenn Patienten uns darum bitten, einen Bericht für ihre Berufsunfähigkeitsversicherung zu schreiben, weisen wir dies aus taktischen Gründen zurück. Stattdessen sagen wir, dass wir ihnen gern helfen würden, ihr Aktivitätsniveau zu erhöhen. Unser Ziel ist es, Patienten zu unterstützen, ohne dabei die Krankenrolle zu fördern. Einige Patienten beginnen die Therapie, nachdem ihnen schon eine dauerhafte Erwerbsunfähigkeit bescheinigt wurde. In diesen Fällen wollen wir Patienten helfen, aktiver darin zu werden, sinnstiftende Aufgaben auszuführen. Idealerweise würde das Ziel sein, eine Veränderung im Grad ihrer Erwerbsunfähigkeit zu erreichen.

TRAUMA IN DER ANAMNESE UND PSYCHIATRISCHE KOMORBIDITÄT

Wie in Kapitel 2 beschrieben, berichten einige Patienten mit multiplen, medizinisch nicht erklärbaren Symptomen auch über ein Trauma in der Anamnese. Einige dieser Patienten sind bereit, sich mit ihrer Vergangenheit zu befassen. Für diejenigen, die über Gefühle der Verzweiflung im Zusammenhang mit ihrer Missbrauchsgeschichte berichten, empfehlen wir eine Kognitive Verhaltenstherapie (KVT), welche eine Exposition mit dem Trauma vorsieht. Diesen Ansatz beinhaltet dieses Buch nicht. Bei jenen, die es ablehnen, ihre traumatische Vergangenheit zu bearbeiten, führen wir die Behandlung in gleicher Weise durch, wie sie hier beschrieben wird.

Wie bereits in vorangegangenen Kapiteln beschrieben, erfüllt die Mehrheit der Patienten mit Somatisierung die DSM-IV-Kriterien für weitere psychische Störungen, typischerweise Depressionen und/oder Angststörungen. Solche klinische Komplexität stellt den Therapeuten vor die Wahl, ob er die Somatisierung oder die andere(n) psychische(n) Störung(en) gezielt behandeln soll. Wir empfehlen, die Behandlung mit einer umfassenden Erhebung der psychosozialen Situation zu beginnen, die auch die medizinische Vorgeschichte beinhaltet. Am Schluss dieser Beurteilung fragen wir die Patienten, welche Symptome sie am meisten belasten und ihr Leben am stärksten beeinträchtigen. Die Antworten der Patienten auf diese Fragen bestimmen den Fokus der Behandlung.

GRUPPENTHERAPIE

Wie in Kapitel 2 dargestellt, wurde KVT für Somatisierungssyndrome sowohl in Gruppen- als auch in Einzelformaten durchgeführt. In der einzigen Studie, die die Wirksamkeit von Gruppen- versus Einzel-KVT für solche Patienten vergleicht (eine Studie mit Patienten mit Reizdarmsyndrom), übertraf keine Modalität die andere, während scheinbar beide jeweils wirksamer waren als die Kontrollbehandlung (Vollmer & Blanchard, 1998). Offensichtlich haben Einzel- und Gruppentherapieformate eine therapeutische Wirkung. In den letzten Jahren haben wir begonnen, unsere Einzeltherapie mit einer Gruppenintervention zu kombinieren. Unsere Konzeptualisierung und Entwicklung der Gruppenbehandlung basierte auf zwei Arten von Überlegungen, die wir beide als wichtig erachten: Therapeutische Wirksamkeit und Kosteneffizienz. Obwohl es letztlich von einer gesundheitspolitischen Kosten-Nutzen-Perspektive wichtig wäre, zu bestimmen, ob Gruppentherapie für Somatisierung den Patienten als alleinige Intervention helfen kann, haben wir unseren Fokus auf die Anwendung von Gruppenbehandlung in Verbindung mit Einzeltherapie gesetzt, um maximalen therapeutischen Nutzen zu generieren. Wir halten es für angemessen, dass Patienten, die eingangs unsere Einzeltherapie erhalten haben, anschließend an der Gruppentherapie teilnehmen. Diese Vorgehensweise ist nicht unüblich: Die Überweisung an eine Gruppentherapie nach der Einzeltherapie ist seit mehreren Jahrzehnten gängige Praxis. Im Falle unserer besonderen Patientenpopulation eignet sich das Gruppenformat aus mehreren Gründen besonders gut, um die therapeutischen Erfolge, die Patienten in der Einzeltherapie erzielt haben, zu verstärken und beizubehalten.

Erstens haben Patienten mit multiplen, medizinisch nicht erklärbaren physischen Symptomen beeinträchtigte soziale Beziehungen (Zoccolillo & Cloninger, 1986). Diese Patienten fühlen sich von Ärzten und Familienmitgliedern möglicherweise missverstanden, die oft die Beschwerden und die Beeinträchtigung des Patienten herunterspielen. Psychotherapiegruppen, die ausschließlich aus Patienten mit Syndromen einer Somatisierung bestehen, können potentiell einen unterstützenden interpersonellen Kontext bieten, in dem die Patienten Gefühle ausdrücken, Erfahrungen vergleichen und Rückmeldung von Menschen mit ähnlichen Problemen erhalten können. Patienten mit Somatisierung neigen dazu, sich isoliert und einzigartig in ihrer Krankheit zu fühlen. Sie beschreiben Gefühle von Entfremdung, da „niemand ihre physischen Leiden versteht". Beziehungen zu anderen Menschen zu knüpfen, die die Erfahrungen des Betroffenen nicht als ungewöhnlich oder abnorm ansehen, kann validierend für den Patienten sein.

Zweitens hat soziale Unterstützung einen starken Einfluss auf Verhalten: Wenn Patienten in der Gruppentherapie davon berichten, ihr Verhalten adaptiv verändert zu haben, werden die Gruppenmitglieder wahrscheinlich ermutigend und unterstützend reagieren. Positive Reaktionen von Selbstbetroffenen (Peers) können weitere adaptive Veränderungen fördern. Außerdem entwickeln sich meist Gruppennormen, die hilfreich für therapeutische Veränderungen sind. Der soziale Druck, sich zu verändern, und sogar Ächtung von Non-Compliance dienen als therapeutische Anreize und Abschreckungsmaßnahmen.

Drittens können sich Gruppenmitglieder gegenseitig als Modell für funktionales Verhalten dienen. Die Forschung legt nahe, dass Modelle, die sich in bestimmten Charakteristika wie Alter, Geschlecht und Erscheinung ähneln, wahrscheinlicher Verhaltensänderungen hervorrufen als unähnliche Modelle (Bandura, 1986). Gruppenmitglieder könnten als Rollenmodelle günstiges Verhalten besser fördern als Therapeuten, die den Patienten weniger ähneln als andere Patienten.

Viertens kann eine Therapiegruppe als Mikrokosmos für die interpersonelle Welt eines Klienten dienen. Gruppenmitglieder können sich gegenseitig loben, angreifen, beleidigen, kritisieren oder fördern. Solche Interaktionen zu besprechen und zu untersuchen, insbesondere in Hinblick auf die ausgelösten Kognitionen und Emotionen, kann therapeutisch sehr wertvoll sein. Für Klienten, die Schwierigkeiten haben, ihre Emotionen in der äußeren Welt auszudrücken, kann die Gruppe eine relativ sichere Umgebung sein, in der erste Anstrengungen für einen offenen und authentischen Gefühlsausdruck gemacht werden können. Durch die Rückmeldung und Unterstützung der Gruppenmitglieder können Patienten außerdem größere Effektivität in ihren Interaktionen mit Familie, Freunden, Kollegen und Gesundheitspersonal entwickeln.

Fünftens ist es ein essentieller Bestandteil der Affektiven Kognitiv-Behavioralen Therapie (ACBT), den Patienten beizubringen, ihre Gedanken und Schlussfolgerungen auf irrationale Annahmen oder Rückschlüsse zu untersuchen (Beck, 1976; Ellis, 1962). In der Gruppenform der ACBT wird es den Patienten ermöglicht, ihre Kognitionen zusätzlich anhand der Beiträge von Gruppenmitgliedern zu bestimmen. Die Gruppenmitglieder können sich gegenseitig helfen, dysfunktionale Annahmen zu identifizieren und in Frage zu stellen. Hier dienen Patienten als zusätzliche Augen und Ohren, wie sie auch in weiteren therapeutischen Rollen fungieren. Oft wird die Rückmeldung von Gruppenmitgliedern als unparteiischer und objektiver angesehen als die des Therapeuten.

Schließlich bestätigt die Gruppentheorie, dass interpersonelle Schwierigkeiten am besten in einer Kleingruppe behandelt werden, wo Probleme klar umrissen, Lösungen generiert und Pläne für Veränderungen implementiert werden können (Rose, 1977). Da Patienten mit Somatisierung dazu neigen, gravierende interpersonelle Schwierigkeiten zu haben (Zoccolillo & Cloninger, 1986), könnte Gruppentherapie das ideale Setting bieten, um ihr soziales Funktionsniveau zu verbessern. Um ein Beispiel zu nennen, ist die Rollenspielkomponente des Selbstbehauptungstrainings, obwohl sie in der Einzeltherapie oft unangenehm ist, in einer Gruppensituation leicht einzuführen und wird sogar vereinfacht durch die Verfügbarkeit von Gruppenmitgliedern, die verschiedene Rollen im Training übernehmen können, während der Therapeut als Coach oder Leiter fungiert.
Gruppentherapie verstärkt und erweitert die kognitiven, behavioralen und erfahrungsorientierten Methoden der Einzelbehandlung und fördert die Entwicklung von interpersonellen Fertigkeiten. Die Gruppe, die wie eine Übergangsumgebung zwischen Einzeltherapie und der realen Welt wirkt, hilft Patienten, ihre neuen kognitiven, emotionalen und Verhaltensfertigkeiten ins tägliche Leben zu übertragen. Jede Gruppensitzung beinhaltet einen Therapiebaustein zur Anwendung von Fertigkeiten, in dessen Verlauf die Patienten ihre Erfahrungen bei der Anwendung ihrer kognitiven, Verhaltens- und affektiven Fertigkeiten in ihrem täglichen Leben diskutieren. Der Rest jeder Gruppensitzung wird genutzt, um Patienten zu helfen, ihre Gedanken und Gefühle zu identifizieren und vor der Gruppe auszudrücken. Dieser Teil der Gruppensitzung bietet Patienten die Möglichkeit, durch Rollenspiele oder andere Übungen eine größere Bewusstheit über, Vertrautheit mit

und andere Sichtweisen auf ihre Gedanken und Gefühle zu entwickeln. Auch wenn der Fokus der Gruppenbehandlung nicht komplett auf den gegenwärtigen Interaktionen zwischen Gruppenmitgliedern oder auf dem Gruppenprozess liegt, ist immer irgendein Element der Interaktion zwischen Gruppenmitgliedern vorhanden und wird untersucht und genutzt, da es die Eigenschaft besitzt, den Patienten zu helfen, Gedanken und Gefühle zu identifizieren und mitzuteilen. Gruppenmitglieder geben und erhalten eine Rückmeldung, oft interpretiert und vereinfacht durch den Gruppentherapeuten. Patienten reagieren besonders auf diejenigen Einzelpersonen, deren Schwierigkeiten ihren eigenen ähneln. Sie werden ermutigt, eigene Reaktionen gegenüber solchen Personen zu erkunden und auszudrücken. In der Gruppe erfahren Patienten die Reaktionen von Menschen, denen sie sonst selten begegnen, nämlich von gleichermaßen Betroffenen, deren persönliche leidvolle Erfahrungen ihren Betrachtungsweisen eine Glaubwürdigkeit verleihen, welche die Ansichten von Familienmitgliedern und Gesundheitsmitarbeitern möglicherweise nicht besitzen.

Die Begründung dafür, unsere Intervention mit Einzeltherapie zu beginnen, ist folgendermaßen: Trotz der Evidenz, dass die Somatisierungsstörung (nach DSM-IV) eine eigenständige Krankheit ist (Katon et al., 1991), können Patienten mit Somatisierungsstörung in ihren spezifischen somatischen Beschwerden, fehlangepassten Verhaltensweisen und dysfunktionalen Vorstellungen sehr verschieden sein (Bass & Murphy, 1991; Kirmayer, Robbins & Paris, 1994; Smith et al., 1986a). Jeder Patient kann außerdem ein singuläres Muster an komorbiden Störungen zeigen. Die Behandlung mit Einzelsitzungen zu beginnen, ermöglicht, diese zu individualisieren. Des Weiteren ist Einzelbehandlung wünschenswert, um eine starke therapeutische Allianz zu etablieren und die Selbstverpflichtung des Patienten zur Therapie zu erleichtern. Wir haben festgestellt, dass sich viele Patienten mit Somatisierung pessimistisch darüber äußern, ob ihre Einschränkungen als real und ernsthaft angesehen werden bzw. auch gewissenhaft und systematisch in der Therapie adressiert werden. Sie sind außerdem pessimistisch, was die Fähigkeit von „Gesprächstherapie“ angeht, ihre somatischen Symptome zu verbessern (Kirmayer & Robbins, 1996; Lipowski, 1988). Diese verschiedenen Formen von Pessimismus werden am besten in der Einzeltherapie angesprochen und zerstreut, besonders wenn einige Besserungen im Funktionsniveau und hinsichtlich der Beschwerden eingetreten sind.

FAZIT UND AUSBLICK

Aufgrund der enormen Kosten der Somatisierungsstörung und verwandter Syndrome für die Patienten und das Gesundheitswesen besteht eine dringende Notwendigkeit für effektive Behandlungen. Die vorangegangenen Abschnitte vervollständigen die Darstellung der klinischen Beschreibung und des Rationals für unsere Behandlung. Unser Vorgehen entwickelt sich, sogar während dies geschrieben wird, und die Zukunft könnte weitere aufregende Entwicklungen mit sich bringen. Die Kombination der altbewährten Methoden der Kognitiven Verhaltenstherapie mit einem Fokus auf den Affekt und erfahrungsorientierte therapeutische Techniken erschien einigen als fragwürdiges Unterfangen. Unsere eigene Wahrnehmung ist, dass der erfahrungsorientierte Schwerpunkt das bereitstellt, was die KVT vermissen ließ; wenn die Synthese der beiden Ansätze von einem begabten Praktiker angewendet wird, gibt es große Vorteile für Patienten. Mittlerweile haben wir eine randomisierte klinische Studie beendet, in der die 10-Sitzungen-Version der Behandlung Wirksamkeit zeigte (Allen et al., 2006). Diese Studie wird in Anhang B beschrieben. Eine zweite klinische Studie (Escobar et al., 2006), die in der medizinischen Grundversorgung durchgeführt wurde, ist nun beendet, und wir sind mitten in der Auswertung, um die erweiterte Affektive Kognitiv-Behaviorale Therapie (ACBT) zu testen.
Es sind viele Jahre nötig, um die Nützlichkeit jeglicher Therapie adäquat zu testen. Es muss Zeit ins Land gehen, bevor der anfängliche Enthusiasmus der Entwickler, die Hawthorne-Effekte, die mit den „neuesten wissenschaftlichen Innovationen" einhergehen, und die starke Loyalität von frühen Befürwortern verblassen und keine Faktoren in der Steigerung von Wirksamkeit und Effektivität mehr sind. Die Zeit wird es zeigen.

Verzeichnis der Anhänge

Anhang A

Behandlungsmanual über 10 Sitzungen

Anhang A stellt einen Behandlungsleitfaden für jede Therapiesitzung zur Verfügung.

Anhang B

Clinical Trial Assessing the Efficacy of Affective Cognitive-Behavioral Therapy (ACBT)

Anhang B beschreibt die erste klinische Studie, die die Wirksamkeit unserer Affektiven Kognitiv-Behavioralen Therapie (ACBT) über 10 Sitzungen für die Somatisierungsstörung erfasst.

Anhang C

Schweregradskala Somatischer Symptome (Severity of Somatic Symptom Scale)

Anhang C ist ein Selbstbeurteilungsinventar, das die Schwere von somatischen Symptomen erfasst, die häufig bei Somatisierungssyndromen vorkommen. Gesamtwerte über 40 sind hinweisend auf wenigstens mittelgradige (moderate) Ausprägungen von körperlichen Beschwerden.

Anhang D

Fragebogen Somatischer Symptome (Somatic Symptom Questionnaire)

Anhang D ist ein Selbstbeurteilungsfragebogen, der konzipiert wurde, um das Vorhandensein von Somatisierungssyndromen zu beurteilen. Gesamtwerte über 5 weisen auf eine mindestens moderate Somatisierung hin.

Anhang E

Instruktionen zur Kurzform der Progressiven Muskelentspannung (PMR)

Anhang E gibt systematische Instruktionen für den Kliniker zur Durchführung von PMR. Diese Instruktionen können dem Patienten gegeben werden, um die Übung von PMR zu Hause zu erleichtern.

Anhang F

Überprüfen von Gedanken

Anhang F stellt eine Liste von Fragen zur Verfügung, die Patienten benutzen können, um ihre Gedanken zu überprüfen.

ANHANG A

Behandlungsmanual über 10 Sitzungen

Was folgt, ist eine Zehn-Sitzungen-Version unserer Behandlung. Die Behandlung, die in diesem Anhang beschrieben wird, ist aufgrund der praktischen Erfordernisse knapp bemessen und höchst strukturiert. Die Behandlung über 10 Sitzungen, welche Entspannungstraining, Verhaltensmodifikation, emotionale Bewusstheit, kognitive Umstrukturierung und Training interpersoneller Fähigkeiten beinhaltet, ist eine verkürzte Teilmenge der gesamten Interventionen, die wir bei Patienten mit Somatisierung anwenden. Sie ist in einem kognitiv-verhaltenstherapeutischen „Breitband"-Modell konzipiert mit besonderem Schwerpunkt auf der Änderung von Krankheitsverhalten und den Kognitionen, die damit verbunden sind.

Das Behandlungsmanual, das hier dargestellt wird, ist nicht als unabhängiges oder „schlüsselfertiges" psychoedukatives Therapieinstrument gedacht, welches effektiv auch von Gesundheitspflegern angewendet werden könnte, die über keine Grundlagen zu den angewandten psychotherapeutischen Methoden verfügen, kein Training in der Anwendung der Methoden bekommen oder gleichzeitige Supervision erhalten. Es wurde als Entwurf für eine randomisierte klinische Studie erstellt, welche die empirische Evaluation einer kurzen, standardisierten psychosozialen Intervention für die Somatisierungsstörung ermöglichen sollte. Die Anwendung des resultierenden Behandlungsprogramms über 10 Sitzungen ist unter Gesichtspunkten der Kosteneffektivität gerechtfertigt, die in der heutigen Gesundheitslandschaft allgegenwärtig sind, und wird außerdem durch die Ergebnisse der empirischen Forschung (Allen et al., 2006; Escobar et al., 2006) abgesichert. Dennoch sehen wir diese kurze Behandlung lediglich als eine verkürzte Version einer umfassenderen Form von Behandlung an, die erforderlich sein könnte, um klinisch bedeutsame und dauerhafte Ergebnisse mit Somatisierungspatienten zu erzielen. In Kapitel 5 bis 9 werden die Methoden beschrieben, die in der Behandlung über 10 Sitzungen angewendet werden, ebenso wie die zusätzlichen Methoden, die in der längerfristigen Arbeit mit dieser Patientengruppe genutzt werden. Dieser Anhang macht nähere Angaben über die spezifischen, für jede Sitzung festgelegten Vorgehensweisen, die von unseren Therapeuten in den Studien eingehalten wurden, welche die Wirksamkeit dieser Kurzversion über 10 Sitzungen unserer Behandlung untersuchten (Allen et al., 2006; Escobar et al., 2006).

SITZUNG 1

In der ersten Sitzung hat der Therapeut fünf Ziele: (1) eine vertrauensvolle Beziehung (Rapport) zum Patienten aufbauen, (2) einen Überblick über die Behandlung und deren Therapierational geben, (3) die physischen Symptome des Patienten in dem Kontext erfassen, in dem diese auftreten, (4) die Arbeitsblätter zum Symptommonitoring einführen und (5) die Zwerchfellatmung beibringen. Der Therapeut sollte jede Anstrengung unternehmen, diese Ziele in 75 bis 90 Minuten zu erreichen. (Folgende Sitzungen sollten 60 Minuten dauern). Wenn es aus Zeitgründen nötig sein sollte, kann der Therapeut das Beibringen der Zwerchfellatmung auf die zweite Sitzung verschieben.

Beziehungsaufbau

Wie bereits beschrieben, ist es entscheidend, dass sich Somatisierungspatienten auf die Therapie verbindlich einlassen. Wenn der Therapeut spürt, dass der Patient während der ersten Sitzung „mit einem Fuß draußen" ist, muss der Therapeut möglicherweise beides an den Patienten „verkaufen", sowohl die Therapie als auch sich selbst als Therapeut. Wenn ein solches Verkaufen der Therapie nötig ist, sollte der Therapeut versuchen, dies mit einer „sanften Verkaufstechnik" zu tun. Das heißt, dass der Therapeut zuerst empathisch zuhören muss, wenn der Patient seine physischen Beschwerden und sein emotionales Leiden, unter solchen Beschwerden leben zu müssen, beschreibt. Zweitens sollte der Therapeut die Beschwerden und das Leiden des Patienten sowie die Bemühungen des Patienten, die Symptome zu bewältigen, anerkennen. Drittens beschreibt der Therapeut die Behandlung und deren Therapierational, ohne dabei dem Verständnis des Patienten von seinen Symptomen zu widersprechen.

Therapierational

1. Besprechen Sie die physiologischen Konsequenzen von akutem und chronischem Stress.
2. Beschreiben Sie, wie Stress physische Symptome verschlimmert.
3. Stellen Sie heraus, dass chronische physische Symptome selbst Stressoren sein können.
4. Stellen Sie die These auf, dass die Reduktion von Stress physische Beschwerden verbessern könnte.
5. Bitten Sie den Patienten darzustellen, wie sich Stress auf seine Gesundheit auswirkt.

Überblick über die Behandlung

1. Erklären Sie, dass die Behandlung aus zehn Sitzungen bestehen wird, eine pro Woche.
2. Beschreiben Sie die Behandlung als eine auf den Erwerb von Fertigkeiten fokussierte Intervention.
3. Erklären Sie, dass die Beherrschung der kognitiven und Verhaltensfertigkeiten einige Übung zwischen den Sitzungen und nach dem Ende der Behandlung benötigt.
4. Stellen Sie heraus, dass die Behandlung auf einer Zusammenarbeit zwischen Patient und Therapeut beruht.

Besprechung der Zielsymptome

1. Besprechen Sie die aktuellen physischen Beschwerden des Patienten und die Unannehmlichkeiten und Beeinträchtigungen, die davon hervorgerufen werden.
2. Identifizieren Sie den Beginn jedes Symptoms.
3. Besprechen Sie vorherige Behandlungen, die der Patient für jedes Symptom durchlaufen hat.
4. Identifizieren Sie die Vorboten und Konsequenzen jedes Symptoms.
5. Fragen Sie nach den Hypothesen des Patienten über die Ursachen des Symptoms.
6. Besprechen Sie die Gedanken und Gefühle des Patienten über die Symptome.

Vorstellung der Arbeitsblätter zum Symptommonitoring

1. Geben Sie eine Begründung dafür, die Arbeitsblätter zum Symptommonitoring auszufüllen.
2. Vervollständigen Sie während der Sitzung ein Arbeitsblatt für ein Ereignis innerhalb der letzten 24 Stunden, bei dem der Patient eine nennenswerte Erhöhung seiner körperlichen Beschwerden erlebte, ebenso wie für eine Zeitspanne, während der er relativ wenig Beschwerden empfand.

Beibringen der Zwerchfellatmung

1. Geben Sie eine Begründung für die Zwerchfellatmung.
2. Beginnen Sie, die Zwerchfellatmung zu üben.

Hausaufgaben

1. Tägliches Ausfüllen eines Arbeitsblattes zum Symptommonitoring.
3. Übung der Zwerchfellatmung zweimal am Tag für jeweils 15 Minuten.

SITZUNG 2

Die Ziele von Sitzung 2 sind es, die Reaktionen des Patienten auf die erste Sitzung zu thematisieren, die Hausaufgaben (Arbeitsblätter zum Symptommonitoring und Zwerchfellatmung) zu besprechen, das Aktivitätsniveau des Patienten zu erfassen und zu einem Aufbau von Aktivität zu ermutigen (wenn es angemessen ist) und/oder eine Strukturierung der Aktivitäten anzuregen (wenn es angemessen ist).

Reaktionen auf die erste Sitzung

1. Erfragen Sie die Reaktionen des Patienten dazu, eine psychosoziale Behandlung zu beginnen.
2. Durchdenken Sie das Behandlungsrational nochmal gemeinsam und bewerten Sie die Reaktionen des Patienten darauf.

Besprechung der Symptom-Beobachtungsbögen

1. Besprechen Sie die Reaktionen des Patienten beim Ausfüllen der Arbeitsblätter zum Symptommonitoring.
2. Validieren Sie die Frustration und Schwierigkeiten des Patienten beim Ausfüllen der Arbeitsblätter und schätzen Sie diese als normal ein.
3. Besprechen Sie nochmals die Begründung für das Ausfüllen der Arbeitsblätter.
4. Wenn nötig, besprechen Sie die Hindernisse, die dem Ausfüllen der Arbeitsblätter im Wege standen.
5. Wenn nötig, lösen Sie Probleme für das Ausfüllen der Arbeitsblätter während der kommenden Woche.
6. Besprechen Sie im Detail zwei oder drei der Einträge des Patienten auf den Arbeitsblättern.
7. Besprechen Sie Muster, die der Patient erkannt hat als Folge davon, dass er in dieser Woche die Arbeitsblätter ausfüllte (z. B. dass seine Symptome abends oder nach Streitigkeiten schlechter sind).
8. Bieten Sie eine zusätzliche Übung an, wie man die Arbeitsblätter korrekt ausfüllt (z. B. physische Symptome, Gedanken und Emotionen korrekt identifizieren).

Besprechung der Zwerchfellatmung

1. Wiederholen Sie die Begründung für die Zwerchfellatmung.
2. Besprechen Sie die Atemübungen des Patienten (wann, wo, wie lange, wie oft wurde geübt?).
3. Fragen Sie nach den emotionalen und physischen Reaktionen des Patienten während der Zwerchfellatmung.
4. Wenn nötig, besprechen Sie die Hindernisse, die der Zwerchfellatmung im Wege standen.
5. Wenn nötig, lösen Sie Probleme für die Durchführung der Entspannung während der nächsten Woche.
6. Bitten Sie den Patienten, die Zwerchfellatmung während der Sitzung für zwei bis drei Minuten durchzuführen.
7. Besprechen Sie die Erfahrungen des Patienten während der Zwerchfellatmung in der Sitzung.
8. Erörtern Sie Ihre Beobachtungen als Therapeut über die Atmung des Patienten während der Sitzung.

Beurteilung von Aktivität und Veränderung

1. Führen Sie eine detaillierte Beurteilung des Verhaltens durch. Wie verbringt der Patient seine Zeit?
2. Fragen Sie, wie die physischen Symptome des Patienten seine Aktivitäten beeinflusst haben.
3. Besprechen Sie die Begründung dafür, Verhaltensänderungen durchzuführen.
4. Arbeiten Sie mit dem Patienten zusammen daran, langfristige und kurzfristige Verhaltensziele als Aufgabenstellungen zu identifizieren, sowie auch Ziele für sinnstiftende und angenehme Aktivitäten.
5. Besprechen Sie den strukturierten Aufbau von Aktivitäten (z. B. Veränderungen langsam herbeiführen, Pausen machen).
6. Erarbeiten Sie mit dem Patienten einen spezifischen Aktivitätenplan für die nächste Woche.

Hausaufgaben

1. Übung der Zwerchfellatmung zweimal am Tag für jeweils 15 Minuten.
2. Weiterhin tägliches Ausfüllen der Arbeitsblätter zum Symptommonitoring.
3. Umsetzen des neuen Aktivitätenplans und des strukturierten Aufbaus von Aktivitäten.

SITZUNG 3

(MIT EHEPARTNER/PRIMÄRER BEZUGSPERSON)

Das primäre Ziel von Sitzung 3 ist es, die Wahrscheinlichkeit zu erhöhen, dass die signifikante Bezugsperson des Patienten die Behandlung unterstützt und nicht untergraben wird. Durch das Kennenlernen der Bezugsperson kann der Therapeut weitere Informationen über die Symptome und das Funktionsniveau des Patienten erfahren. Schließlich, wenn die Zeit es in dieser oder in zukünftigen gemeinsamen Sitzungen erlaubt, versucht der Therapeut, dem Paar zu helfen, kleine Änderungen in seinem Verhalten und/oder der Interaktion vorzunehmen.

Einführung für die Bezugsperson

1. Besprechen Sie die Begründung für eine Stressbewältigungsbehandlung.
2. Fragen Sie die Bezugsperson nach ihren Beobachtungen zur Bedeutung von Stress für die Symptome des Patienten.

Besprechung der Zwerchfellatmung

1. Wiederholen Sie die Begründung für die Zwerchfellatmung.
2. Üben Sie die Zwerchfellatmung mit dem Patienten (und der Bezugsperson, wenn sie das möchte).
3. Besprechen Sie die Erfahrungen der Patienten mit der Zwerchfellatmung in dieser Woche.

Besprechung der Verhaltensaufgabe

1. Besprechen Sie die Begründung dafür, Aktivitäten zu erhöhen und geplant durchzuführen.
2. Besprechen Sie die Hausaufgabe zum Verhalten des Patienten (wann, wo, wie lange, wie oft wurden Aktivitäten durchgeführt?).
3. Diskutieren Sie über die emotionalen und physischen Reaktionen des Patienten, die während der Durchführung der Hausaufgabe zum Verhalten auftraten.

Planung angenehmer Paaraktivitäten

1. Besprechen Sie die Begründung dafür, angenehme Paaraktivitäten zu erhöhen.
2. Nehmen Sie eine Bewertung der aktuellen und vergangenen gemeinsamen Aktivitäten des Paares vor.
3. Erarbeiten Sie gemeinsam mit dem Patienten und der Bezugsperson eine Liste potentieller angenehmer Aktivitäten.
4. Ermutigen Sie das Paar, einen spezifischen Plan über die Paaraktivitäten für den kommenden Monat zu erstellen.

Besprechung der Kommunikation des Paares über Symptome (wenn die Zeit es zulässt)

(Beachten Sie: Die zeitlichen Limitierungen führen normalerweise dazu, dass eine Diskussion über die Kommunikation des Paares in die zweite gemeinsame Sitzung verschoben wird. Wenn das Paar allerdings schon zu Beginn der Behandlung angenehme Paaraktivitäten durchführt, wird der Therapeut die Zeit haben, mit der Diskussion über die Kommunikation des Paares bereits in der ersten gemeinsamen Sitzung zu beginnen.)

1. Besprechen Sie eine kürzlich stattgefundene Interaktion zwischen dem Patienten und der Bezugsperson über die Symptome des Patienten.
2. Identifizieren und besprechen Sie mit dem Paar die Formen der Kommunikation, die in der genannten Situation erkennbar wurden (siehe Beispiele in Kapitel 8).
3. Bitten Sie das Paar, alternative Kommunikationsstile in der Sitzung im Rollenspiel durchzuspielen.
4. Planen Sie „Kommunikationsexperimente“, die das Paar zu Hause durchführen kann.

Hausaufgaben

1. Übung der Zwerchfellatmung zweimal am Tag für jeweils 15 Minuten.
2. Weiterhin tägliches Ausfüllen der Arbeitsblätter zum Symptommonitoring.
3. Umsetzen des neuen Aktivitätenplans und des strukturierten Aufbaus von Aktivitäten.
4. Versuche mit Kommunikationsexperimenten durchführen, wenn dies in der Sitzung besprochen wurde.

SITZUNG 4

Atmung in das tägliche Leben integrieren

1. Besprechen Sie die Zwerchfellatmung des Patienten in der vergangenen Woche.
2. Besprechen Sie die Begründung für die Zwerchfellatmung während alltäglicher Aktivitäten.
3. Lassen Sie den Patienten versuchen, während der gesamten heutigen Sitzung die Zwerchfellatmung durchzuführen.
4. Prüfen Sie mit dem Patienten während der Sitzung alle 5 bis 10 Minuten die Atmung.
5. Blicken Sie am Ende der Sitzung zurück auf die Erfahrungen des Patienten, seine Atmung während der Sitzung zu beobachten.
6. Planen Sie spezifische Situationen, in denen der Patient die Zwerchfellatmung mit anderen Aktivitäten kombiniert.

Besprechung weiterer Hausaufgaben

1. Besprechen Sie kurz die Reaktionen des Patienten auf die Paarsitzung.
2. Besprechen Sie eine vereinbarte individuelle Aktivität des Patienten und seinen Fortschritt hinsichtlich der lang- und kurzfristigen Verhaltensziele, die in der zweiten Sitzung identifiziert wurden.
3. Besprechen Sie zwei der Einträge des Patienten auf den Arbeitsblättern zum Symptommonitoring.

Schlafhygiene und Stimuluskontrolltechniken

1. Führen Sie eine Beurteilung der Schlafqualität durch. (Wenn der Patient keine Schlafprobleme zu haben scheint, lässt der Therapeut den restlichen Abschnitt zum Schlaf aus. Wenn nicht, fährt der Therapeut fort.)
2. Besprechen Sie die Begründung für Schlafhygiene und Stimuluskontrolltechniken.
3. Erarbeiten Sie zusammen mit dem Patienten einen Plan zur Anpassung der Schlafenszeit und zur Veränderung von Beschäftigungen im Schlafzimmer, um den Schlaf zu verbessern.
4. Ermutigen Sie den Patienten, die Zwerchfellatmung zur Entspannung zu nutzen, wenn er nachts im Bett liegt.

Ablenkung

1. Besprechen Sie die Begründung für Ablenkung.
2. Arbeiten Sie mit dem Patienten zusammen, um eine Liste mit potenziell ablenkenden Aktivitäten zu erstellen.
3. Helfen Sie dem Patienten, spezifische Ablenkungsexperimente als Hausaufgabe zu planen.

Hausaufgaben

1. Üben der Zwerchfellatmung zweimal am Tag für jeweils 15 Minuten, während Sie ruhig sitzen.
2. Verwenden der Zwerchfellatmung während anderer Aktivitäten (z.B. beim Fernsehen, Telefonieren, während Sie den Computer nutzen).
3. Weiterhin tägliches Ausfüllen der Arbeitsblätter zum Symptommonitoring.
4. Umsetzen des Aktivitätenplans und des strukturierten Aufbaus von Aktivitäten.
5. Anwendung von Maßnahmen zur Schlafhygiene und von Stimuluskontrolltechniken, wie oben besprochen.
6. Durchführen von Ablenkungsexperimenten drei- oder viermal diese Woche.

SITZUNG 5

Besprechung der Hausaufgaben

1. Besprechen Sie die Erfahrungen des Patienten mit der Zwerchfellatmung während alltäglicher Aktivitäten.
2. Besprechen Sie eine vereinbarte individuelle Aktivität des Patienten und seinen Fortschritt hinsichtlich der lang- und kurzfristigen Verhaltensziele, die in der zweiten Sitzung identifiziert wurden.
3. Besprechen Sie die Erfahrungen des Patienten mit den Maßnahmen zur Schlafhygiene und mit Stimuluskontrolltechniken, wenn es zutreffend ist.
4. Besprechen Sie die Erfahrungen des Patienten bei der Anwendung von Ablenkung.
5. Besprechen Sie einen der Einträge auf den Arbeitsblättern zum Symptommonitoring

Kognitive Umstrukturierung

1. Besprechen Sie die Begründung für eine kognitive Umstrukturierung, die für die Patienten als ein „tiefergehendes Untersuchen der Gedanken“ bezeichnet wird.
2. Wählen Sie einen Gedanken von den Arbeitsblättern des Patienten zum Symptommonitoring, der hinterfragt werden soll. Der Therapeut versucht, einen Gedanken auszuwählen, den der Patient wiederholt vorgebracht hat.
3. Regen Sie den Patienten dazu an, die Fragen des Handzettels „Überprüfen von Gedanken“ (Anhang F) als Mittel zum Hinterfragen von Gedanken laut vorzulesen und zu beantworten.
4. Wenn die Zeit es erlaubt, leiten Sie den Patienten (mit dem Handzettel „Überprüfen von Gedanken“) zum Hinterfragen eines zweiten Gedankens von den Arbeitsblättern zum Symptommonitoring an.

Hausaufgaben

1. Üben der Zwerchfellatmung zweimal täglich für je 15 Minuten, während Sie ruhig sitzen.
2. Verwenden der Zwerchfellatmung während anderer Aktivitäten (z. B. beim Fernsehen, Telefonieren, während Sie den Computer nutzen).
3. Weiterhin tägliches Ausfüllen der Arbeitsblätter zum Symptommonitoring.
4. Tiefergehendes Untersuchen von Gedanken (d.h. Infragestellen der Kognitionen).
5. Umsetzen des Aktivitätenplans und des strukturierten Aufbaus von Aktivitäten.
6. Weitere Anwendung von Maßnahmen zur Schlafhygiene und von Stimuluskontrolltechniken, wenn es zutreffend ist.
7. Weiterhin Anwendung von Strategien zur Ablenkung, wenn es geeignet erscheint.

SITZUNG 6

Besprechung der Hausaufgaben

1. Besprechen Sie die Erfahrungen des Patienten mit der Zwerchfellatmung während alltäglicher Aktivitäten.
2. Besprechen Sie die Hausaufgabe des Patienten zum Aktivitätenaufbau.
3. Besprechen Sie die Erfahrungen des Patienten mit den Maßnahmen zur Schlafhygiene und mit Stimuluskontrolltechniken, wenn es zutreffend ist.
4. Besprechen Sie die Erfahrungen des Patienten bei der Anwendung von Ablenkung, sofern diese Maßnahme geeignet erscheint.

Besprechung der kognitiven Umstrukturierung

1. Besprechen Sie die Erfahrungen des Patienten damit, Gedanken tiefergehend zu untersuchen (d. h. kognitive Umstrukturierung).
2. Besprechen Sie jeden Gedanken, den der Patient als Hausaufgabe untersucht hat.

Verkürzte Progressive Muskelentspannung (PMR) beibringen

1. Besprechen Sie die Begründung für Progressive Muskelentspannung.
2. Leiten Sie den Patienten durch eine Übung zur Progressiven Muskelentspannung (Anhang E).

Hausaufgaben

1. Üben der Progressiven Muskelentspannung in ruhiger Umgebung zweimal täglich.
2. Verwenden der Zwerchfellatmung während anderer Aktivitäten (z. B. beim Fernsehen, Telefonieren, während Sie den Computer nutzen).
3. Weiterhin tägliches Ausfüllen der Arbeitsblätter zum Symptommonitoring.
4. Tiefergehendes Untersuchen von Gedanken (d.h. Infragestellen der Kognitionen).
5. Umsetzen des Aktivitätenplans und des strukturierten Aufbaus von Aktivitäten.
6. Weitere Anwendung von Maßnahmen zur Schlafhygiene und von Stimuluskontrolltechniken, wenn es zutreffend ist.
7. Weiterhin Anwendung von Strategien zur Ablenkung, wenn es geeignet erscheint.

SITZUNG 7

(MIT EHEPARTNER/PRIMÄRER BEZUGSPERSON)

Besprechung der Hausaufgaben

1. Besprechen Sie die Erfahrungen des Patienten mit der Anwendung von Progressiver Muskelentspannung (PMR).
2. Besprechen Sie die Erfahrungen des Patienten mit der Zwerchfellatmung während alltäglicher Aktivitäten.
3. Besprechen Sie die vereinbarte individuelle Aktivität des Patienten und seinen Fortschritt hinsichtlich seiner Verhaltensziele.
4. Besprechen Sie die Erfahrungen des Patienten mit den Maßnahmen zur Schlafhygiene und mit Stimuluskontrolltechniken, wenn es zutreffend ist.

(Bemerkung: Ablenkung und kognitive Umstrukturierung werden in gemeinsamen Sitzungen nicht besprochen.)

Besprechung der positiven Aktivitäten des Paares

1. Besprechen Sie die Begründung dafür, angenehme Aktivitäten als Paar durchzuführen.
2. Besprechen Sie die Erfahrungen des Paares damit, angenehme Aktivitäten durchzuführen, wie in Sitzung 3 besprochen.
3. Helfen Sie dem Paar dabei, zukünftige gemeinsame Aktivitäten zu planen.

Besprechung der Kommunikation des Paares

1. Begründen Sie, warum es wichtig ist, die Kommunikation zwischen Patient und Bezugsperson zu verbessern.
2. Diskutieren Sie über die Kommunikationsfertigkeiten und -probleme des Paares.
3. Bitten Sie das Paar, in der Sitzung alternative Kommunikationsstile im Rollenspiel zu üben.
4. Planen Sie Kommunikationsexperimente, die das Paar zu Hause durchführen soll.

(Es ist wichtig, dem Patienten und der Bezugsperson zu vermitteln, dass zu wenige Sitzungen vorgesehen sind, um nennenswerte Veränderungen im Verhalten des Paares zu bewirken. Eine Paartherapie kann als Option für die Zukunft diskutiert werden, wenn sie indiziert ist.)

Hausaufgaben

1. Anwendung von Progressiver Muskelentspannung und/oder Zwerchfellatmung in ruhiger Umgebung und während anderer Aktivitäten.
2. Durchführung von Kommunikationsexperimenten, wenn dies in der Sitzung besprochen wurde.
3. Weiteres Umsetzen der Pläne für Aktivitäten (den eigenen und den des Paares).
4. Weiterhin tägliches Ausfüllen der Arbeitsblätter zum Symptommonitoring.
5. Weitere Anwendung von Maßnahmen zur Schlafhygiene und von Stimuluskontrolltechniken, wenn es zutreffend ist.

SITZUNG 8

Besprechung der Hausaufgaben

1. Besprechen Sie die Erfahrungen des Patienten mit der Anwendung von Progressiver Muskelentspannung (PMR) und der Zwerchfellatmung.
2. Besprechen Sie die vereinbarten individuellen und gemeinsamen Aktivitäten.
3. Besprechen Sie die Erfahrungen des Patienten mit den Maßnahmen zur Schlafhygiene und mit Stimuluskontrolltechniken, wenn es zutreffend ist.
4. Besprechen Sie die Erfahrungen des Patienten bei der Anwendung von Ablenkung, sofern diese Maßnahme geeignet erscheint.
5. Besprechen Sie ein oder zwei Gedanken, die der Patient während der vergangenen zwei Wochen untersucht (d. h. hinterfragt) hat.

Diskussion der Krankenrolle

1. Bitten Sie den Patienten, über andere ihm gut bekannte Personen nachzudenken, die krank gewesen sind.
2. Fragen Sie nach den Vor- und Nachteilen von Krankheit für diese Menschen.
3. Bitten Sie den Patienten, den Einfluss von Krankheit auf seine vergangene und aktuelle Lebensperiode zu bedenken (einschließlich der Vor- und Nachteile der Symptome für den Patienten).

Lehren von Fertigkeiten zur Selbstbehauptung

1. Besprechen Sie die Begründung für und die Definition von Selbstbehauptung.
2. Führen Sie den Gebrauch von Ich-Botschaften ein, um eigene Gedanken und Gefühle auszudrücken.
3. Helfen Sie dem Patienten dabei, eine Situation auszuwählen, in der er sich in der Vergangenheit unsicher verhalten hat.
4. Führen Sie ein Rollenspiel mit dem Patienten durch, um durchsetzungsfähigere Reaktionen in dieser Situation zu demonstrieren.
5. Führen Sie Rollenspiele mit dem Patienten durch, um durchsetzungsfähigere Reaktionen in ein oder zwei anderen Situationen zu demonstrieren, wenn die Zeit es erlaubt.
6. Helfen Sie dem Patienten dabei, Verhaltensexperimente zum Thema Selbstbehauptung zu planen, die er in der nächsten Woche durchführen kann.

Hausaufgaben

1. Anwendung von Progressiver Muskelentspannung und/oder Zwerchfellatmung in ruhiger Umgebung und während anderer Aktivitäten.
2. Weiteres Umsetzen der Pläne für Aktivitäten.
3. Weiterhin tägliches Ausfüllen der Arbeitsblätter zum Symptommonitoring.
4. Tiefergehendes Untersuchen von Gedanken (d. h. Umstrukturieren von Kognitionen).
5. Weitere Anwendung von Maßnahmen zur Schlafhygiene und von Stimuluskontrolltechniken, wenn es zutreffend ist.
6. Weiterhin Anwendung von Strategien zur Ablenkung, wenn es geeignet erscheint.
7. Durchführung der Übungsaufgabe zur Selbstbehauptung, die in der Sitzung besprochen wurde.

SITZUNG 9

Besprechung der Hausaufgaben

1. Besprechen Sie die Erfahrungen des Patienten mit der Anwendung von Progressiver Muskelentspannung (PMR) und der Zwerchfellatmung.
2. Besprechen Sie die vereinbarten individuellen Aktivitäten des Patienten und den Fortschritt hinsichtlich der lang- und kurzfristigen Verhaltensziele des Patienten.
3. Besprechen Sie die Erfahrungen des Patienten mit den Maßnahmen zur Schlafhygiene und mit Stimuluskontrolltechniken, wenn es zutreffend ist.
4. Besprechen Sie die Erfahrungen des Patienten bei der Anwendung von Ablenkung, sofern diese Maßnahme geeignet erscheint.
5. Besprechen Sie ein oder zwei Gedanken, die der Patient während er vergangenen zwei Wochen untersucht (d.h. hinterfragt) hat.

Besprechung der Fertigkeiten zur Selbstbehauptung

1. Besprechen Sie die Erfahrungen des Patienten bei der Übungsaufgabe zur Selbstbehauptung.
2. Führen Sie ein zusätzliches Selbstbehauptungstraining durch, meistens in mehreren Rollenspielen.
3. Planen Sie zusammen mit dem Patienten weitere Aktionen zur Erprobung von durchsetzungsfähigem Verhalten

Hausaufgaben

1. Anwendung von Progressiver Muskelentspannung und/oder Zwerchfellatmung in ruhiger Umgebung und während anderer Aktivitäten.
2. Weiteres Umsetzen der individuellen Pläne für Aktivitäten.
3. Tiefergehendes Untersuchen von Gedanken (d.h. Hinterfragen von Kognitionen).
4. Weitere Anwendung von Maßnahmen zur Schlafhygiene und von Stimuluskontrolltechniken, wenn es zutreffend ist.
5. Weiterhin Anwendung von Strategien zur Ablenkung, wenn es geeignet erscheint.
6. Durchführung der Übungsaufgabe zur Selbstbehauptung, die in der Sitzung besprochen wurde.

SITZUNG 10

(MIT EHEPARTNER/PRIMÄRER BEZUGSPERSON, WENN MÖGLICH)

Besprechung der Hausaufgaben

1. Besprechen Sie die Erfahrungen des Patienten mit der Anwendung von Progressiver Muskelentspannung (PMR) und der Zwerchfellatmung.
2. Besprechen Sie die vereinbarten individuellen und gemeinsamen Aktivitäten und zukünftigen Verhaltensziele.
3. Besprechen Sie die Erfahrungen des Patienten mit den Maßnahmen zur Schlafhygiene und mit Stimuluskontrolltechniken, wenn es zutreffend ist.
4. Besprechen Sie die Übungsaufgabe zur Kommunikation des Paares.

Überprüfen der Fertigkeiten zur Stressbewältigung

1. Bewerten Sie den gegenwärtigen Einsatz der einzelnen Fertigkeiten zur Stressbewältigung durch den Patienten, die im Verlauf der Behandlung diskutiert wurden (d. h. Zwerchfellatmung, Progressive Muskelrelaxation, Erhöhung von Aktivitäten für sich allein und mit der Bezugsperson, Steigerung der sportlichen Betätigung, Strukturierung von Aktivitäten, Ablenkung, Hinterfragen von Gedanken, Schlafhygiene, Kommunikationsfertigkeiten mit der primären Bezugsperson und Selbstbehauptung).
2. Besprechen Sie die Warnzeichen, die anzeigen, dass der Patient Hilfe von anderen benötigen könnte (z. B. Freunden, Familie, Gesundheitswesen), um Stress zu bewältigen.
3. Besprechen Sie die Möglichkeit einer weiteren oder Auffrischungsbehandlung.

Besprechung der Beendigung

1. Besprechen Sie die Gefühle des Patienten über die Beendigung der Behandlung.
2. Verabschieden Sie sich.

ANHANG B/APPENDIX B – ORIGINAL

Clinical Trial Assessing the Efficacy of Affective Cognitive-Behavioral Therapy

What follows is an abbreviated, reader-friendly report of an elaborate clinical trial. We have omitted some variables studied and analyses conducted.

We conducted a randomized, controlled treatment trial in which 84 patients diagnosed with full somatization disorder received one of two treatments: either (1) the control intervention, augmented standard medical care, or (2) our 10-session affective cognitive-behavioral therapy (ACBT) combined with augmented standard medical care. In both treatment conditions, standard medical care was augmented by sending to patients' primary care physicians the psychiatric consultation letter employed by Smith and colleagues (1986b) with minor modifications to make it applicable to our research environment. The study thus employed an additive design, in which a treatment to be tested is added to another treatment to determine whether the treatment added produces an incremental improvement over the first treatment.

Participants, recruited from medical clinics and community advertisements, were evaluated during screening and baseline interviews. Afterward, they were randomly assigned to one of the two treatment conditions. Patients were reassessed at a posttreatment assessment, which occurred 3 months after baseline, and at two separate follow-up evaluations, 6 months and 12 months following the posttreatment assessment (i.e., 9 and 15 months after baseline). By augmenting both the control and experimental patients' standard medical care, the present study established a relatively conservative test of the treatment's efficacy, in that significant findings would be obtained only if the psychosocial treatment produced improvements over and above those resulting from the psychiatric consultation letter intervention, an efficacious intervention in previous research (Rost et al., 1994; Smith et al., 1986b, 1995).

Methods

Participants

Eighty-four men and women, aged 18–70 years and meeting DSM-IV criteria for somatization disorder, were included in the study. Potential participants were excluded on the following bases: (1) having a serious and unstable medical condition, (2) having a history of psychotic disorder or organic brain syndrome, or (3) having a current alcohol or substance use disorder. Patients meeting DSM-IV criteria for affective disorders, anxiety disorders, or eating disorders comorbid with somatization disorder were included unless patients indicated their comorbid psychiatric disorder(s) caused greater distress or functional impairment than did the physical discomfort resulting from their unexplained symptoms. Use of concurrent medication was permitted, as long as it had been stabilized for 2 months prior to study entry. Also, participants were requested not to alter their medication regimens during the study.

Treatments

Affective Cognitive-Behavioral Therapy for Somatization Disorder

The treatment was 10 weekly 60-minute sessions of our manualized intervention, outlined in Appendix A. When available, the patient's significant other/ partner was invited to participate in as many as three of the 10 treatment sessions.

Augmented Standard Medical Care

All 84 study participants were allowed to receive medical treatment as needed for their physical distress throughout the study. The medical treatment is referred to as «augmented standard medical care» (ASMC) because standard medical care was supplemented by the psychiatric consultation intervention that has shown efficacy in previous research (Rost et al., 1994; Smith et al., 1986b, 1995). This letter was sent to all patients' primary physicians. It stated that the patient met DSM-IV criteria for a diagnosis of somatization disorder and provided the following recommendations for treatment:

1. Schedule regular appointments every 4-6 weeks with the patient.
2. At each visit, conduct a physical examination in the organ system or body part relevant to the presenting complaint.
3. Avoid unnecessary diagnostic procedures, invasive treatments, and hospitalizations.
4. Avoid making disparaging statements such as «Your symptoms are all in your head.»

Therapists and Training

Four therapists, either masters- or doctoral-level psychologists experienced in cognitive-behavioral therapy, conducted the treatment. All therapists participated in didactic and clinical training with at least one of the authors prior to treating a study participant. The training included a detailed review and explanation of the treatment manual and participation as a co-therapist in treating nonstudy patients. Also, therapists received weekly individual supervision by one of us based on reviewing audiotaped treatment sessions.

Assessments

Participants were evaluated at the screening and baseline appointments as well as 3 months after baseline (posttreatment), 6 months after posttreatment, and 12 months after posttreatment. The interviewers conducting all assessments were blind to the participants' treatment condition.

At the screening appointment, eligibility for the study was determined by reviewing patients' medical and psychiatric histories. First, patients described their medical histories. Afterward, the Structured Clinical Interview for DSM-IV Axis I Disorders (SCID-I; First et al., 1997) was administered to confirm the diagnosis and to ascertain psychiatric history. The physician most central in the treatment of the patient's unexplained physical symptoms (usually the patient's primary care physician or rheumatologist) was contacted by telephone to confirm physical diagnoses.

For eligible participants there were four assessments in addition to the screening appointment. At each of the other four assessment appointments (baseline, posttreatment, 6 months following posttreatment, and 12 months following posttreatment) identical assessment batteries were administered that provided the data for evaluating the treatment's efficacy. At each of these appointments, the various measures of somatic symptoms and physical functioning were administered as described below.

The study's primary outcome measure was an independent evaluator's judgment of the severity of somatization, measured by the Clinical Global Impression Scale for Somatization Disorder (CGI-SD). The CGI-SD yields a composite symptom severity rating made by a trained rater after questioning the patient about the current frequency of, intensity of, and impairment caused by the 33 somatic symptoms that are assessed in assigning a DSM-IV diagnosis of somatization disorder. At baseline, the CGI-SD consists of one item, a se-

verity item. At the other three assessment sessions, the CGI-SD consists of two items, a severity and an improvement item. Severity is rated on a 7-point Likert-type scale ranging from 1 (no somatization) to 7 (very severe, among the most extreme cases of somatization). Improvement is rated on another 7-point Likert-type scale ranging from 1 (very much improved) to 7 (very much worse). Treatment response was defined as a rating of a 1 (very much improved) or a 2 (much improved) on the CGI-SD Improvement scale.
The physical functioning subscale of the Medical Outcomes Study 36-Item Short Form Health Survey (MOS SF-36; Ware & Sherbourne, 1992) was administered at each of the four assessment sessions to measure impairment in physical activities, such as in climbing stairs, kneeling, or walking various distances. Chapter 4 provides additional information about the MOS SF-36.
Somatic symptoms were measured by self-reports recorded in daily symptom diaries and by the Severity of Somatic Symptoms scale. In the symptom diaries, at the end of each day, patients recorded the maximum severity of their physical symptoms on that day. Ratings were made on 6-point Likert-type items (0 = no physical discomfort to 5 = extreme physical discomfort). Mean maximum discomfort scores were computed from subjects' ratings for the 7 consecutive days immediately prior to each of the assessment sessions (baseline, posttreatment, 6 months following posttreatment, and 12 months following posttreatment). Also, at these four assessment sessions, patients completed a self-report inventory of somatization symptoms, the Severity of Somatic Symptoms scale (SSS). The SSS requires subjects to rate on 8-point Likert-type items the degree to which they were troubled, over the previous month, by each of 40 somatization symptoms. (See Chapter 4 for a description of the symptom diaries and the SSS.)
Healthcare utilization was assessed by examining participants' medical records for the 12-month interval prior to baseline and for the 15-month interval following baseline. At the baseline appointment, patients were asked to sign a consent form allowing the research team to obtain information from all insurance carriers and healthcare providers (physicians/nonphysicians, physical/mental health providers, inpatient/outpatient facilities) they had used over the previous 12 months. At each assessment point, participants were asked to review and revise their list of insurers and providers to include all new providers and/or insurers. A list of all services and costs of services provided during the pretreatment year and the 15 months of the study was requested from both insurance companies and providers. These requests were made multiple times, when necessary, to obtain the information.

Results

Treatment Groups at Baseline

There were no significant differences in baseline characteristics between the two treatment groups (Table B. I). The majority of participants were middle-aged women who had suffered from unexplained physical symptoms for an average of 25 years.

An examination of participants' referral sources revealed that 59 participants (70.2 %) were recruited from healthcare practitioners (i. e., physician referrals) and 25 (29.8 %) were recruited from public advertisements (self-referrals). No demographic nor clinical differences were observed between physician referrals and self-referrals. The two treatment conditions were not different in the proportion of physician referrals versus self-referrals.

Attrition

Attrition rates were low throughout the study. Only seven patients (8.3 %) withdrew before the posttreatment assessment, four from the ACBT and three from the control condition. A total of 11 participants failed to complete the 6-month follow-up; 12 participants were unavailable for the 12-month follow-up assessment. The two treatment conditions did not differ from each other in the number of participants who failed to attend any of the posttreatment or follow-up sessions. Dropouts were not significantly different from treatment completers on any clinical measure.

Treatment Outcome

Mixed-model repeated-measures analysis of variance (ANOVA) on the intent-to-treat sample was the primary analytic approach with parametric variables. For the primary outcome measure, CGI-SD severity, this analysis resulted in statistically significant effects for treatment condition ($F1,82 = 5.86$, $p = .02$), for time ($F3,82 = 29.96$, $p < .001$), and for the treatment-by-time interaction ($F3,82 = 11.00$, $p < .001$). Planned contrasts revealed significantly greater reductions in CGI-SD severity scores for ACBT participants than for control participants between baseline and each of the follow-up evaluations: posttreatment ($F1,82 = 16.33$, $p < .001$), 6 months posttreatment ($F1,82 = 27.08$, $p < .001$), and 12 months posttreatment ($F1,82 = 22.55$, $p < .001$). The effect sizes for the treatment effect on CGI-SD severity were $d = 0.60$ at posttreatment, $d = 0.95$ at 6 months posttreatment, and $d = 0.92$ at 12 months posttreatment.

TABLE B.1. Baseline Characteristics of the Participants

	ACBT + ASMC (n = 43)	**ASMC (n = 41)**	**p**
Age, mean (SD), years	45.47 (8.45)	47.85 (10.99)	.27
Female, No. (%)	36 (83.72)	39 (95.12)	.09
Race/Ethnicity, No. (%)			
White	36 (83.72)	33 (80.49)	
African American	1 (2.33)	2 (4.88)	.94
Hispanic	5 (11.63)	5 (12.20)	
Other	1 (2.33)	1 (2.44)	
Education, No. (%)			
Graduate degree	6 (13.95)	7 (17.07)	
College degree	16 (37.21)	9 (21.95)	
Some college	9 (20.93)	14 (34.15)	.46
High school degree	11 (25.58)	9 (21.95)	
Some high school	1 (2.33)	2 (4.88)	
Married, No. (%)	23 (53.49)	22 (53.66)	.99
Employed, No. (%)	23 (53.49)	23 (56.10)	.81
Receiving disability, No. (%)	9 (20.93)	7 (17.07)	.65
Hollingshead SES, mean (SD)	47.70 (9.65)	45.49 (9.59)	.30
Current comorbid DSM-IV Axis I disorder, No. (%)	30 (69.77)	24 (58.54)	.28
Duration of symptoms, mean (SD), years	24.95 (11.54)	25.00 (15.12)	.99
Referred by physician, No. (%)	32 (74.42)	27 (65.85)	.39

NOTE. ACBT, affective cognitive-behavioral therapy; ASMC, standard medical care augmented by a psychiatric consultation letter; Hollingshead SES, Hollingshead Socioeconomic Status scale score; DSM-IV, Diagnostic and Statistical Manual of Mental Disorders, fourth edition.

All parametric secondary endpoints were analyzed with same mixed-model repeated-measures ANOVA described above. On self-reported physical functioning (MOS SF-36) this analysis resulted in significant effects for time ($F_{3,82} = 8.70$, $p < .001$) and for the treatment-by-time interaction ($F_{3,82} = 3.66$, $p = .02$). Planned contrasts showed that ACBT participants' scores improved significantly more than control participants' scores between baseline and each follow-up assessment: posttreatment ($F_{1,82} = 9.82$, $p = .002$), 6 months posttreatment ($F_{1,,82} = 6.19$, $p = .01$), and 12 months posttreatment ($F_{1,82} = 6.74$, $p = .01$). The effect sizes for the treatment effect on the MOS SF-36 were $d = 0.22$ at posttreatment, $d = 0.30$ at 6 months posttreatment, and $d = 0.32$ at 12 months posttreatment. For the symptom diary, significant effects were obtained for time ($F_{3,82} = 6.67$, $p < .001$) as well as for the treatment-by-time interaction ($F_{3,82} = 6.89$, $p < .001$). Planned contrasts revealed greater decreases in somatic symptom severity, recorded in daily diaries, for ACBT than for control participants at each follow-up assessment: posttreatment ($F_{1,82} = 8.18$, $p = .008$), 6 months posttreatment ($F_{1,82} = 19.80$, $p < .001$), and 12 months posttreatment ($F_{1,82} = 9.92$, $p = .002$). The effect sizes for the treatment effect on the symptom diary were $d = 0.66$ at posttreatment, $d = 0.91$ at 6 months posttreatment, and $d = 0.75$ at 12 months posttreatment. Similarly, for the Severity of Somatic Symptoms (SSS) Scale, there was a significant effect for time ($F_{3,82}$ 15.73, $p < .001$) and for the treatment-by-time interaction ($F_{3,82} = 3.97$, $p = .01$). Planned contrasts on the SSS showed greater reductions in retrospectively recorded somatic symptom severity at each follow-up assessment in favor of ACBT: posttreatment ($F_{1,82} = 9.01$, $p = .003$), 6 months posttreatment ($F_{1,82} = 9.70$, $p = .002$), and 12 months posttreatment ($F_{1,82,} = 8.01$, $p = .005$). The effect sizes for the treatment effect on SSS were $d = 0.35$ at posttreatment, $d = 0.50$ at 6 months posttreatment, and $d = 0.34$ at 12 months posttreatment.

Responder analyses conducted on the CGI-SD improvement scale revealed a significantly greater proportion of ACBT participants were rated by an independent evaluator as „much improved" or „very much improved" at each of the assessments following treatment (all three Fisher's exact test ps < .001) as compared with control participants (Figure B. 1).

Complete healthcare records were obtained for 56 (67.5 %) of the study sample. There were no differences in baseline demographic or clinical characteristics between participants for whom complete healthcare records were obtained and those for whom healthcare records were either unavailable or incomplete. Among participants with complete healthcare records, there were no differences on baseline demographic or clinical measures between participants in the ACBT and control conditions. Exploratory nonparametric tests were

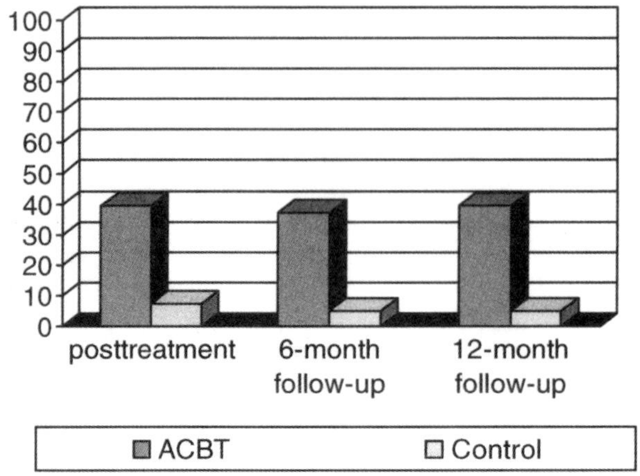

FIGURE B. 1. : Percent of participants rated as „much improved" or „ very much improved" on the Clinical Global Improvement Scale (CGI-I).

performed on the other measures of healthcare utilization. Mann-Whitney tests revealed a greater reduction in total costs ($Z = 2.45$, $p = .01$) for ACBT participants than for control participants. Between-group differences in favor of ACBT approached significance on the number of physician visits ($Z = 1.84$, $p = .07$). The two groups did not differ on the number of diagnostic procedures conducted after the treatment phase of the study.

Discussion

Our study is the first randomized clinical trial that has successfully treated patients with full somatization disorder as defined by DSM-IV. We found statistically significant effects for our treatment on several measures of symptom severity and physical functioning. On the CGI-SD, the magnitude of an effect rated as clinically meaningful was more frequently observed in the ACBT group than in the control group.

This report of the clinical trial is preliminary and more data remain to be analyzed. The findings are consistent with those of another study at our center (Escobar et al., 2006) that utilized our 10-session treatment in a primary care setting to treat successfully a sample of heterogeneous and, on average, less impaired patients with somatization.

Future Directions

Given the success of the brief, manualized ACBT in two different investigations, there is indication that this treatment should be disseminated and subjected to further tests of efficacy and effectiveness. Comparisons between our brief treatment and other interventions (e.g., conventional psychotherapy or pharmacotherapy) are obvious targets for future research. As discussed in Chapters 5 through 9, we have expanded the treatment. Our more comprehensive treatment is currently being evaluated in a clinical trial that is funded by the National Institute of Mental Health (No. R21 MH066831).

ANHANG C

Schweregradskala Somatischer Symptome

Kreisen Sie die Zahl ein, die dem Maß an Beeinträchtigung entspricht, das Sie durch jedes der folgenden Symptome im vergangenen Monat erfahren haben. Wenn Sie das Symptom in diesem Monat überhaupt nicht erlebt haben, kreisen Sie bitte 0 ein.

1. Unterleibs- oder Bauchschmerzen (ohne Berücksichtigung von Zeiten der Menstruation)

0 1 2 3 4 5 6 7

überhaupt nicht — so sehr, dass ich es kaum aushalten konnte

2. Rückenschmerzen

0 1 2 3 4 5 6 7

überhaupt nicht — so sehr, dass ich es kaum aushalten konnte

3. Gelenkschmerzen (Knie, Ellbogen etc.)

0 1 2 3 4 5 6 7

überhaupt nicht — so sehr, dass ich es kaum aushalten konnte

4. Schmerzen in Armen oder Beinen, abgesehen von Gelenkschmerzen

0 1 2 3 4 5 6 7

überhaupt nicht — so sehr, dass ich es kaum aushalten konnte

5. Brustschmerzen

____

0 1 2 3 4 5 6 7

überhaupt nicht — so sehr, dass ich es kaum aushalten konnte

6. Kopfschmerzen

____

0 1 2 3 4 5 6 7

überhaupt nicht — so sehr, dass ich es kaum aushalten konnte

7. Extrem schmerzhafte Menstruationsbeschwerden

____

0 1 2 3 4 5 6 7

überhaupt nicht — so sehr, dass ich es kaum aushalten konnte

8. Schmerzen beim Urinieren – d. h. beim Wasserlassen

____

0 1 2 3 4 5 6 7

überhaupt nicht — so sehr, dass ich es kaum aushalten konnte

9. Brennende Schmerzen in den Geschlechtsteilen

____

0 1 2 3 4 5 6 7

überhaupt nicht — so sehr, dass ich es kaum aushalten konnte

10. Irgendwelche anderen Schmerzen, die nicht in Frage 1-9 beschrieben wurden (beschreiben Sie hier:____)

____

0 1 2 3 4 5 6 7

überhaupt nicht — so sehr, dass ich es kaum aushalten konnte

11. Erbrechen

0	1	2	3	4	5	6	7

überhaupt nicht — so sehr, dass ich es kaum aushalten konnte

12. Übelkeit – d. h., einen Brechreiz im Magen zu verspüren, ohne tatsächlich zu erbrechen

0	1	2	3	4	5	6	7

überhaupt nicht — so sehr, dass ich es kaum aushalten konnte

13. Flüssiger Stuhlgang oder Durchfall

0	1	2	3	4	5	6	7

überhaupt nicht — so sehr, dass ich es kaum aushalten konnte

14. Starke Blähungen, geblähter Magen oder Blähbauch

0	1	2	3	4	5	6	7

überhaupt nicht — so sehr, dass ich es kaum aushalten konnte

15. Unvermögen, einige Arten von Lebensmitteln zu essen, weil diese Sie krank machten

0	1	2	3	4	5	6	7

überhaupt nicht — so sehr, dass ich es kaum aushalten konnte

16. Verlust der Sehfähigkeit auf einem oder beiden Augen in dem Ausmaß, dass Sie für einige Sekunden oder länger überhaupt nichts sehen konnten

0	1	2	3	4	5	6	7

überhaupt nicht — so sehr, dass ich es kaum aushalten konnte

17. Verschwommenes Sehen für einige Zeit, nicht wegen der Notwendigkeit einer Brille oder einer veränderten Brillenstärke

0	1	2	3	4	5	6	7
überhaupt nicht							so sehr, dass ich es kaum aushalten konnte

18. Verlust des Hörvermögens für einige Zeit

0	1	2	3	4	5	6	7
überhaupt nicht							so sehr, dass ich es kaum aushalten konnte

19. Gehstörung

0	1	2	3	4	5	6	7
überhaupt nicht							so sehr, dass ich es kaum aushalten konnte

20. Gefühllosigkeit in einem Arm oder Bein (zu einem anderen Zeitpunkt als gerade beim Einschlafen oder Taubwerden einer Gliedmaße, weil sie zu lange in einer Position war)

0	1	2	3	4	5	6	7
überhaupt nicht							so sehr, dass ich es kaum aushalten konnte

21. Unfähigkeit, einen Teil Ihres Körpers für wenigstens einige Minuten zu bewegen

0	1	2	3	4	5	6	7
überhaupt nicht							so sehr, dass ich es kaum aushalten konnte

22. Verlust der Stimme für 30 Minuten oder länger und Unfähigkeit, lauter als im Flüsterton zu sprechen

0	1	2	3	4	5	6	7

überhaupt nicht — so sehr, dass ich es kaum aushalten konnte

23. Ein Anfall oder Krampfanfall, der Sie bewusstlos werden ließ oder ein unkontrollierbares Zucken Ihres Körper verursachte

0	1	2	3	4	5	6	7

überhaupt nicht — so sehr, dass ich es kaum aushalten konnte

24. Ohnmachtsanfälle, bei denen Sie sich schwach oder benommen fühlten und dann bewusstlos wurden

0	1	2	3	4	5	6	7

überhaupt nicht — so sehr, dass ich es kaum aushalten konnte

25. Bewusstlosigkeit aus irgendeinem anderen Grund

0	1	2	3	4	5	6	7

überhaupt nicht — so sehr, dass ich es kaum aushalten konnte

26. Amnesie über eine Zeitspanne

0	1	2	3	4	5	6	7

überhaupt nicht — so sehr, dass ich es kaum aushalten konnte

27. Doppeltsehen

____

0 1 2 3 4 5 6 7

überhaupt nicht — so sehr, dass ich es kaum aushalten konnte

28. Kurzatmigkeit, wenn Sie nicht gerade Sport ausübten oder sich anstrengten

____

0 1 2 3 4 5 6 7

überhaupt nicht — so sehr, dass ich es kaum aushalten konnte

29. So starkes Herzklopfen, dass Sie fühlen konnten, wie es in Ihrer Brust schlägt

____

0 1 2 3 4 5 6 7

überhaupt nicht — so sehr, dass ich es kaum aushalten konnte

30. Schwindel

____

0 1 2 3 4 5 6 7

überhaupt nicht — so sehr, dass ich es kaum aushalten konnte

31. Zeiten mit einer Kraftschwäche, in denen Sie Dinge nicht anheben oder bewegen konnten, die Sie normalerweise anheben oder bewegen können

____

0 1 2 3 4 5 6 7

überhaupt nicht — so sehr, dass ich es kaum aushalten konnte

32. Ausgedehnt fleckige oder verfärbte Haut

0 1 2 3 4 5 6 7

überhaupt nicht — so sehr, dass ich es kaum aushalten konnte

33. Viele Probleme mit schlechtem Geschmack im Mund oder eine stark belegte Zunge

0 1 2 3 4 5 6 7

überhaupt nicht — so sehr, dass ich es kaum aushalten konnte

34. So oft urinieren müssen, dass es Ihnen Umstände machte

0 1 2 3 4 5 6 7

überhaupt nicht — so sehr, dass ich es kaum aushalten konnte

35. Unangenehmes Taubheitsgefühl oder Kribbelgefühle

0 1 2 3 4 5 6 7

überhaupt nicht — so sehr, dass ich es kaum aushalten konnte

36. Das Gefühl von einem Kloß im Hals, der das Schlucken erschwerte

0 1 2 3 4 5 6 7

überhaupt nicht — so sehr, dass ich es kaum aushalten konnte

37. Unregelmäßige Menstruation

0 1 2 3 4 5 6 7

überhaupt nicht — so sehr, dass ich es kaum aushalten konnte

38. Übermäßige Blutungen während der Menstruation

____

0 1 2 3 4 5 6 7

überhaupt nicht

so sehr, dass ich es kaum aushalten konnte

39. Unfähigkeit zu urinieren, wenn Sie das Gefühl hatten, urinieren zu müssen

____

0 1 2 3 4 5 6 7

überhaupt nicht

so sehr, dass ich es kaum aushalten konnte

40. Erbrechen während der Schwangerschaft

____

0 1 2 3 4 5 6 7

überhaupt nicht

so sehr, dass ich es kaum aushalten konnte

Gesamtwert (Summe der Items 1-40) __________

ANHANG D

Fragebogen Somatischer Symptome

Wir möchten Sie bitten, uns Fragen zu einigen körperlichen Symptomen zu beantworten, die Menschen häufig erleben. Indem Sie „Ja“ oder „Nein“ in den Leerzeilen der unten genannten Aussagen ankreuzen, geben Sie an, ob Sie das beschriebene Symptom erlebt haben. Wenn Sie das Symptom, das in Abschnitt A der Frage beschrieben ist, nie erlebt haben, überspringen Sie die Abschnitte B bis D dieser Frage und gehen zur nächsten. Wenn Sie das Symptom, das in Abschnitt A der Frage beschrieben ist, erlebt haben, beantworten Sie bitte die Abschnitte B bis D. Wenn das Symptom allein durch eine körperliche Krankheit oder einen Unfall verursacht wurde, machen Sie dies bitte an der vorgesehenen Stelle nach der Aussage kenntlich. Geben Sie bitte ebenfalls an, ob Sie wegen dieses Symptoms einen Arzt konsultiert haben. Wenn Sie eine Diagnose als Ergebnis dieser Konsultation erhalten haben, schreiben Sie diese Diagnose bitte in die vorgegebene Leerzeile.

1.

a) Hatten Sie jemals starke Beschwerden durch Unterleibs- oder Bauchschmerzen (ohne Berücksichtigung von Zeiten der Menstruation)? Ja___ Nein___
b) Wenn ja, bestand dieses Symptom aufgrund einer körperlichen Krankheit oder eines Unfalls? Ja___ Nein___
c) Haben Sie wegen dieses Symptoms einen Arzt besucht? Ja___ Nein___
d) Wenn ja, was war die Diagnose des Arztes?

____

2.

a) Hatten Sie jemals starke Beschwerden durch Rückenschmerzen? Ja__ Nein__
b) Wenn ja, bestand dieses Symptom aufgrund einer körperlichen Krankheit oder eines Unfalls? Ja___ Nein___
c) Haben Sie wegen dieses Symptoms einen Arzt besucht? Ja___ Nein___
d) Wenn ja, was war die Diagnose des Arztes?

____

3.

a) Hatten Sie jemals Gelenkschmerzen (Knie, Ellbogen etc.)? Ja___ Nein___

b) Wenn ja, bestand dieses Symptom aufgrund einer körperlichen Krankheit oder eines Unfalls? Ja___ Nein___

c) Haben Sie wegen dieses Symptoms einen Arzt besucht? Ja___ Nein___

d) Wenn ja, was war die Diagnose des Arztes?

____

4.

a) Hatten Sie jemals andere Schmerzen in Armen oder Beinen als Gelenkschmerzen? Ja___ Nein___

b) Wenn ja, bestand dieses Symptom aufgrund einer körperlichen Krankheit oder eines Unfalls? Ja___ Nein___

c) Haben Sie wegen dieses Symptoms einen Arzt besucht? Ja___ Nein___

d) Wenn ja, was war die Diagnose des Arztes?

____

5.

a) Hatten Sie jemals Brustschmerzen? Ja___ Nein___

b) Wenn ja, bestand dieses Symptom aufgrund einer körperlichen Krankheit oder eines Unfalls? Ja___ Nein___

c) Haben Sie wegen dieses Symptoms einen Arzt besucht? Ja___ Nein___

d) Wenn ja, was war die Diagnose des Arztes?

____

6.

a) Hatten Sie jemals starke Beschwerden durch Kopfschmerzen? Ja___ Nein___

b) Wenn ja, bestand dieses Symptom aufgrund einer körperlichen Krankheit oder eines Unfalls? Ja___ Nein___

c) Haben Sie wegen dieses Symptoms einen Arzt besucht? Ja___ Nein___

d) Wenn ja, was war die Diagnose des Arztes?

____

7.

a) Hatten Sie jemals starke Probleme mit extrem schmerzhaften Menstruationsbeschwerden? Ja___ Nein___
b) Wenn ja, bestand dieses Symptom aufgrund einer körperlichen Krankheit oder eines Unfalls? Ja___ Nein___
c) Haben Sie wegen dieses Symptoms einen Arzt besucht? Ja___ Nein___
d) Wenn ja, was war die Diagnose des Arztes?

____

8.

a) Hatten Sie jemals Schmerzen beim Urinieren, d.h. beim Wasserlassen? Ja___ Nein___
b) Wenn ja, bestand dieses Symptom aufgrund einer körperlichen Krankheit oder eines Unfalls? Ja___ Nein___
c) Haben Sie wegen dieses Symptoms einen Arzt besucht? Ja___ Nein___
d) Wenn ja, was war die Diagnose des Arztes?

____

9.

a) Waren Sie jemals für 24 Stunden oder länger nicht in der Lage zu urinieren bzw. hatten große Schwierigkeiten zu urinieren (außer nach einer Geburt oder Operation)? Ja___ Nein___
b) Wenn ja, bestand dieses Symptom aufgrund einer körperlichen Krankheit oder eines Unfalls? Ja___ Nein___
c) Haben Sie wegen dieses Symptoms einen Arzt besucht? Ja___ Nein___
d) Wenn ja, was war die Diagnose des Arztes?

____

10.

a) Hatten Sie jemals brennende Schmerzen in den Geschlechtsteilen? Ja___ Nein___
b) Wenn ja, bestand dieses Symptom aufgrund einer körperlichen Krankheit oder eines Unfalls? Ja___ Nein___
c) Haben Sie wegen dieses Symptoms einen Arzt besucht? Ja___ Nein___
d) Wenn ja, was war die Diagnose des Arztes?

____

11.

a) Hatten Sie jemals irgendwelche anderen Schmerzen, die nicht in Frage 1-10 beschrieben wurden? Ja___ Nein___
Wenn ja, in welchem Körperteil waren die Schmerzen? ________________________

b) Wenn ja, bestand dieses Symptom aufgrund einer körperlichen Krankheit oder eines Unfalls? Ja___ Nein___

c) Haben Sie wegen dieses Symptoms einen Arzt besucht? Ja___ Nein___

d) Wenn ja, was war die Diagnose des Arztes?
____

12.

a) Hatten Sie jemals starke Beschwerden durch andauerndes Erbrechen, zu anderen Zeiten als in der Schwangerschaft? Ja___ Nein___

b) Wenn ja, bestand dieses Symptom aufgrund einer körperlichen Krankheit oder eines Unfalls? Ja___ Nein___

c) Haben Sie wegen dieses Symptoms einen Arzt besucht? Ja___ Nein___

d) Wenn ja, was war die Diagnose des Arztes?
____

13.

a) Haben Sie während einer Schwangerschaft über die ganze Zeit der Schwangerschaft erbrochen? Ja___ Nein___

b) Wenn ja, bestand dieses Symptom aufgrund einer körperlichen Krankheit oder eines Unfalls? Ja___ Nein___

c) Haben Sie wegen dieses Symptoms einen Arzt besucht? Ja___ Nein___

d) Wenn ja, was war die Diagnose des Arztes?
____

14.

a) Hatten Sie jemals starke Beschwerden durch Übelkeit (durch einen Brechreiz im Magen, ohne sich tatsächlich zu erbrechen)? Ja___ Nein___

b) Wenn ja, bestand dieses Symptom aufgrund einer körperlichen Krankheit oder eines Unfalls? Ja___ Nein___

c) Haben Sie wegen dieses Symptoms einen Arzt besucht? Ja___ Nein___

d) Wenn ja, was war die Diagnose des Arztes?
____

15.

a) Hatten Sie jemals starke Beschwerden durch flüssigen Stuhlgang oder Durchfall?
Ja___ Nein___

b) Wenn ja, bestand dieses Symptom aufgrund einer körperlichen Krankheit oder eines Unfalls? Ja___ Nein___

c) Haben Sie wegen dieses Symptoms einen Arzt besucht? Ja___ Nein___

d) Wenn ja, was war die Diagnose des Arztes?

____

16.

a) Hatten Sie jemals starke Beschwerden durch ausgeprägte Blähungen, geblähten Magen oder Blähbauch? Ja___ Nein___

b) Wenn ja, bestand dieses Symptom aufgrund einer körperlichen Krankheit oder eines Unfalls? Ja___ Nein___

c) Haben Sie wegen dieses Symptoms einen Arzt besucht? Ja___ Nein___

d) Wenn ja, was war die Diagnose des Arztes?

____

17.

a) Haben Sie beobachtet, dass es einige Arten von Lebensmitteln gab, die Sie nicht essen konnten, weil diese Sie krank machten? Ja___ Nein___

b) Wenn ja, bestand dieses Symptom aufgrund einer körperlichen Krankheit oder eines Unfalls? Ja___ Nein___

c) Haben Sie wegen dieses Symptoms einen Arzt besucht? Ja___ Nein___

d) Wenn ja, was war die Diagnose des Arztes?

____

18.

a) Haben Sie jemals Ihre Sehfähigkeit auf einem oder beiden Augen verloren, in dem Ausmaß, dass Sie für einige Sekunden oder länger überhaupt nichts sehen konnten?
Ja___ Nein___

b) Wenn ja, bestand dieses Symptom aufgrund einer körperlichen Krankheit oder eines Unfalls? Ja___ Nein___

c) Haben Sie wegen dieses Symptoms einen Arzt besucht? Ja___ Nein___

d) Wenn ja, was war die Diagnose des Arztes?

____

19.

a) Haben Sie jemals für einige Zeit verschwommen gesehen (nicht weil Sie eine Brille brauchten oder eine Veränderung der Brillenstärke)? Ja___ Nein___
b) Wenn ja, bestand dieses Symptom aufgrund einer körperlichen Krankheit oder eines Unfalls? Ja___ Nein___
c) Haben Sie wegen dieses Symptoms einen Arzt besucht? Ja___ Nein___
d) Wenn ja, was war die Diagnose des Arztes?

____

20.

a) Haben Sie jemals ihr Hörvermögens für einige Zeit komplett verloren?
Ja___ Nein___
b) Wenn ja, bestand dieses Symptom aufgrund einer körperlichen Krankheit oder eines Unfalls? Ja___ Nein___
c) Haben Sie wegen dieses Symptoms einen Arzt besucht? Ja___ Nein___
d) Wenn ja, was war die Diagnose des Arztes?

____

21.

a) Hatten Sie jemals Schwierigkeiten zu gehen? Ja___ Nein___
b) Wenn ja, bestand dieses Symptom aufgrund einer körperlichen Krankheit oder eines Unfalls? Ja___ Nein___
c) Haben Sie wegen dieses Symptoms einen Arzt besucht? Ja___ Nein___
d) Wenn ja, was war die Diagnose des Arztes?

____

22.

a) Haben Sie jemals das Gefühl in einem Arm oder Bein verloren (zu einem anderen Zeitpunkt als gerade beim Einschlafen oder Taubwerden einer Gliedmaße, weil sie zu lange in einer Position war)? Ja___ Nein___
b) Wenn ja, bestand dieses Symptom aufgrund einer körperlichen Krankheit oder eines Unfalls? Ja___ Nein___
c) Haben Sie wegen dieses Symptoms einen Arzt besucht? Ja___ Nein___
d) Wenn ja, was war die Diagnose des Arztes?

____

23.

a) Waren Sie jemals vollkommen unfähig, einen Teil Ihres Körpers zu bewegen, für wenigstens einige Minuten lang? Ja___ Nein___

b) Wenn ja, bestand dieses Symptom aufgrund einer körperlichen Krankheit oder eines Unfalls? Ja___ Nein___

c) Haben Sie wegen dieses Symptoms einen Arzt besucht? Ja___ Nein___

d) Wenn ja, was war die Diagnose des Arztes?

____

24.

a) Haben Sie jemals Ihre Stimme für 30 Minuten oder länger verloren, so dass Sie nicht lauter als im Flüsterton sprechen konnten? Ja___ Nein___

b) Wenn ja, bestand dieses Symptom aufgrund einer körperlichen Krankheit oder eines Unfalls? Ja___ Nein___

c) Haben Sie wegen dieses Symptoms einen Arzt besucht? Ja___ Nein___

d) Wenn ja, was war die Diagnose des Arztes?

____

25.

a) Haben Sie in der Zeit nach Ihrem 12. Geburtstag jemals einen Anfall oder Krampfanfall erlitten, der Sie bewusstlos werden ließ oder dazu führte, dass Ihr Körper unkontrolliert zuckte? Ja___ Nein___

b) Wenn ja, bestand dieses Symptom aufgrund einer körperlichen Krankheit oder eines Unfalls? Ja___ Nein___

c) Haben Sie wegen dieses Symptoms einen Arzt besucht? Ja___ Nein___

d) Wenn ja, was war die Diagnose des Arztes?

____

26.

a) Hatten Sie jemals Ohnmachtsanfälle, bei denen Sie sich schwach oder benommen fühlten und dann bewusstlos wurden? Ja___ Nein___

b) Wenn ja, bestand dieses Symptom aufgrund einer körperlichen Krankheit oder eines Unfalls? Ja___ Nein___

c) Haben Sie wegen dieses Symptoms einen Arzt besucht? Ja___ Nein___

d) Wenn ja, was war die Diagnose des Arztes?

____

27.

a) Waren Sie jemals aus irgendeinem anderen Grund bewusstlos?
Ja___ Nein___
b) Wenn ja, bestand dieses Symptom aufgrund einer körperlichen Krankheit oder eines Unfalls? Ja___ Nein___
c) Haben Sie wegen dieses Symptoms einen Arzt besucht? Ja___ Nein___
d) Wenn ja, was war die Diagnose des Arztes?
____

28.

a) Haben Sie jemals eine Amnesie erlitten – das heißt einen Zeitraum von mehreren Stunden oder Tagen, wo Sie sich hinterher nicht erinnern konnten, was währenddessen passiert war? Ja___ Nein___
b) Wenn ja, bestand dieses Symptom aufgrund einer körperlichen Krankheit oder eines Unfalls? Ja___ Nein___
c) Haben Sie wegen dieses Symptoms einen Arzt besucht? Ja___ Nein___
d) Wenn ja, was war die Diagnose des Arztes?
____

29.

a) Hatten Sie jemals Probleme mit Doppelsehen? Ja___ Nein___
b) Wenn ja, bestand dieses Symptom aufgrund einer körperlichen Krankheit oder eines Unfalls? Ja___ Nein___
c) Haben Sie wegen dieses Symptoms einen Arzt besucht? Ja___ Nein___
d) Wenn ja, was war die Diagnose des Arztes?
____

30.

a) Haben Sie jemals eine Kurzatmigkeit erlebt, wenn Sie nicht gerade Sport ausübten oder sich anstrengten? Ja___ Nein___
b) Wenn ja, bestand dieses Symptom aufgrund einer körperlichen Krankheit oder eines Unfalls? Ja___ Nein___
c) Haben Sie wegen dieses Symptoms einen Arzt besucht? Ja___ Nein___
d) Wenn ja, was war die Diagnose des Arztes?
____

31.

a) Hatten Sie jemals ein so starkes Herzklopfen, dass Sie fühlen konnten, wie es in Ihrer Brust schlägt? Ja___ Nein___
b) Wenn ja, bestand dieses Symptom aufgrund einer körperlichen Krankheit oder eines Unfalls? Ja___ Nein___
c) Haben Sie wegen dieses Symptoms einen Arzt besucht? Ja___ Nein___
d) Wenn ja, was war die Diagnose des Arztes?

____

32.

a) Fühlten Sie sich jemals durch Schwindel beeinträchtigt? Ja___ Nein___
b) Wenn ja, bestand dieses Symptom aufgrund einer körperlichen Krankheit oder eines Unfalls? Ja___ Nein___
c) Haben Sie wegen dieses Symptoms einen Arzt besucht? Ja___ Nein___
d) Wenn ja, was war die Diagnose des Arztes?

____

33.

a) Waren Sie jemals von einer zeitweisen Kraftschwäche beeinträchtigt – das heißt, während der Sie Dinge nicht anheben oder bewegen konnten, die Sie normalerweise anheben oder bewegen können? Ja___ Nein___
b) Wenn ja, bestand dieses Symptom aufgrund einer körperlichen Krankheit oder eines Unfalls? Ja___ Nein___
c) Haben Sie wegen dieses Symptoms einen Arzt besucht? Ja___ Nein___
d) Wenn ja, was war die Diagnose des Arztes?

____

34.

a) Waren Sie jemals von ausgeprägt fleckiger oder verfärbter Haut betroffen? Ja___ Nein___
b) Wenn ja, bestand dieses Symptom aufgrund einer körperlichen Krankheit oder eines Unfalls? Ja___ Nein___
c) Haben Sie wegen dieses Symptoms einen Arzt besucht? Ja___ Nein___
d) Wenn ja, was war die Diagnose des Arztes?

____

35.

a) Hatten Sie jemals starke Probleme mit schlechtem Geschmack im Mund oder einer stark belegten Zunge? Ja___ Nein___

b) Wenn ja, bestand dieses Symptom aufgrund einer körperlichen Krankheit oder eines Unfalls? Ja___ Nein___

c) Haben Sie wegen dieses Symptoms einen Arzt besucht? Ja___ Nein___

d) Wenn ja, was war die Diagnose des Arztes?

____

36.

a) Mussten Sie jemals so oft urinieren, dass es Ihnen große Probleme machte? Ja___ Nein___

b) Wenn ja, bestand dieses Symptom aufgrund einer körperlichen Krankheit oder eines Unfalls? Ja___ Nein___

c) Haben Sie wegen dieses Symptoms einen Arzt besucht? Ja___ Nein___

d) Wenn ja, was war die Diagnose des Arztes?

____

37.

a) Wurden Sie jemals von einem unangenehmen Taubheitsgefühl oder Kribbelgefühlen beeinträchtigt? Ja___ Nein___

b) Wenn ja, bestand dieses Symptom aufgrund einer körperlichen Krankheit oder eines Unfalls? Ja___ Nein___

c) Haben Sie wegen dieses Symptoms einen Arzt besucht? Ja___ Nein___

d) Wenn ja, was war die Diagnose des Arztes?

____

38.

a Hatten Sie jemals das Gefühl von einem Kloß im Hals, der das Schlucken erschwerte? Ja___ Nein___

b) Wenn ja, bestand dieses Symptom aufgrund einer körperlichen Krankheit oder eines Unfalls? Ja___ Nein___

c) Haben Sie wegen dieses Symptoms einen Arzt besucht? Ja___ Nein___

d) Wenn ja, was war die Diagnose des Arztes?

____

39.

a) Waren mit Ausnahme des ersten Jahres Ihrer Menstruation Ihre Menstruationsperioden jemals unregelmäßig? Ja___ Nein___

b) Wenn ja, bestand dieses Symptom aufgrund einer körperlichen Krankheit oder eines Unfalls? Ja___ Nein___

c) Haben Sie wegen dieses Symptoms einen Arzt besucht? Ja___ Nein___

d) Wenn ja, was war die Diagnose des Arztes?

____

40.

a) Hatten Sie jemals übermäßige Blutungen während der Menstruation?
Ja___ Nein___

b) Wenn ja, bestand dieses Symptom aufgrund einer körperlichen Krankheit oder eines Unfalls? Ja___ Nein___

c) Haben Sie wegen dieses Symptoms einen Arzt besucht? Ja___ Nein___

d) Wenn ja, was war die Diagnose des Arztes?

____

Wie alt waren Sie, als Sie das erste Mal durch Symptome beeinträchtigt wurden, die in den Fragen 1–40 beschrieben werden? Alter ______

Wie alt waren Sie, als Sie das letzte Mal durch Symptome wie diesen beeinträchtigt wurden, die in den Fragen 1–40 beschrieben werden? Alter ______

Auswertungsschlüsssel für den Fragebogen Somatischer Symptome

Jedes Item (1–40) wird mit 0 oder 1 bewertet.

Ein Item bekommt die Bewertung 1, wenn alle der folgenden Bedingungen zutreffen:

1. Aussage A und Aussage C wurden mit „Ja" beantwortet.
2. Aussage B wurde mit „Nein" beantwortet.
3. Die Antwort auf Aussage D legt nahe, dass das Symptom medizinisch unerklärt war (z. B. keine oder unbekannte Diagnose, Anspannung, Stress, „die Nerven" etc.).

Ein Item bekommt die Bewertung 0, wenn irgendeine der oben genannten Bedingungen nicht erfüllt ist.

Der Gesamtwert (total score) ist die Summe der Items 1–40.

Werte ≥ 6 legen eine zumindest moderate Somatisierung nahe.

ANHANG E

Anleitung zur Kurzform der Progressiven Muskelentspannung

Die Übung beinhaltet die Anspannung und Entspannung einer Anzahl von verschiedenen Muskelgruppen. Bevor wir anfangen, möchte ich Ihnen genau zeigen, was wir tun werden, und Ihnen einige Hinweise geben. Wenn Sie die einzelnen Muskelgruppen anspannen, seien Sie vorsichtig, dass Sie keinen Muskel so stark anspannen, dass es schmerzt. Das Ziel der Anspannung ist es, Ihnen zu helfen, Ihre Aufmerksamkeit auf jede spezifische Muskelgruppe lenken zu können. Dabei kann es sein, dass Sie die Muskeln nur leicht anspannen müssen. Spannen Sie die Muskeln gerade genug an, um die Anspannung zu fühlen. Normalerwewise reicht es aus, eine Muskelgruppe für ca. 5–8 Sekunden anzuspannen, um das Gefühl der Anspannung in dieser Muskelgruppe zu spüren. Das Lösen der Anspannung von jeder Muskelgruppe wird länger dauern, ca. 60 Sekunden für jede. Okay? Die spezifischen Muskelgruppen, die angespannt und entspannt werden sind:

1. *Die Unterarme* (Therapeut demonstriert Anspannung der Unterarme und bittet den Patienten, es nachzumachen)
2. *Die Oberarme oder Bizeps* (Therapeut und Patient spannen die Bizepsmuskeln an)
3. *Die Unterschenkel* (Therapeut und Patient spannen die Unterschenkel an)
4. *Die Oberschenkel und das Gesäß* (Therapeut und Patient spannen die Quadrizepsmuskeln und das Gesäß an)
5. *Der Bauch* (Therapeut und Patient spannen den Bauch an)
6. *Die Brust und der obere Rücken* (Therapeut und Patient spannen die Brust und den oberen Rücken an)
7. *Die Schultern* (Therapeut und Patient ziehen die Schultern hoch)
8. *Der Nacken* (Therapeut und Patient spannen den Nacken an)
9. *Der Mund und der Kiefer* (Therapeut und Patient spannen Mund und Kiefer an)
10. *Die Augen* (Therapeut und Patient schließen fest die Augen)
11. *Die untere Stirn* (Therapeut und Patient spannen den unteren Teil der Stirn an)
12. *Die obere Stirn* (Therapeut und Patient spannen den oberen Teil der Stirn an)

Als Nächstes erklärt der Therapeut dem Patienten, dass die Übung ca. 20–30 Minuten dauern wird. Der Therapeut liest das folgende Skript **wortgetreu** vor, während er seine Muskelgruppen zusammen mit dem Patienten anspannt und entspannt. Es sollten nicht mehr als 8 Sekunden dafür verwandt werden, irgendeine einzelne Muskelgruppe anzuspannen.

Finden Sie eine angenehme Position in Ihrem Entspannungssessel. Wir wollen, dass alle Körperteile vollständig durch den Sessel gestützt werden, so dass Sie Ihre Muskeln komplett entspannt lassen und Ihrem Körper erlauben können, in den Sessel zu sinken.

(1) Erzeugen Sie etwas Anspannung in Ihren Unterarmen, indem Sie Ihre Hände zu Fäusten ballen und einwärts zur Innenseite Ihrer Unterarme beugen. Bemerken Sie die Anspannung in Ihren Unterarmen und Ihren Händen.
Nun lassen Sie Ihre Hände und Unterarme dadurch locker, dass Sie die Anspannung in ihnen lösen. Beachten Sie in Ihren Unterarmen und Händen das Gefühl, wenn die Anspannung nachlässt und die Muskeln entspannen. Fühlen Sie den Unterschied zwischen der Anspannung gerade eben und der Entspannung in Ihren Unterarmen und Händen jetzt.

(2) Erzeugen Sie nun etwas Anspannung in Ihren Oberarmen, indem Sie Ihre Unterarme hochziehen und Ihre Ellbogen beugen, als wenn Sie ein Bizepstraining (biceps curls) machen. Bemerken Sie die Anspannung in Ihren Oberarmen. Versuchen Sie zu vermeiden, Muskeln in anderen Teilen Ihres Körpers anzuspannen, während Sie dies tun. Nun entspannen Sie Ihre Arme und lassen Sie sie neben sich herunterfallen. Beachten Sie das Lösen der Anspannung in Ihren Oberarmen und fühlen Sie den Unterschied im Vergleich zu der Anspannung in den Oberarmen gerade eben. Ihre Arme können sich schwer, warm und entspannt anfühlen.

(3) Erzeugen Sie jetzt etwas Anspannung in Ihren Unterschenkeln, indem Sie Ihre Füße heben und Ihre Zehen in Richtung des Schienbeins ziehen. Beachten Sie die Anspannung in Ihren Füßen, Schienbeinen und Wadenmuskeln. Nun lösen Sie die Anspannung. Lassen Sie Ihre Füße und Beine entspannen. Fühlen Sie den Unterschied in den Muskeln dadurch, dass diese sich von der Anspannung gerade eben erholen.

(4) Erzeugen Sie jetzt etwas Anspannung in Ihren Oberschenkeln und Ihrem Gesäß, indem Sie Ihre Füße gegen den Boden drücken, so als würden Sie versuchen, auf-

zustehen und dabei ihr Gesäß anspannen. Beachten Sie die Anspannung in Ihren Oberschenkeln und Ihrem Gesäß. Nun werden Sie frei von Anspannung und lassen Ihre Beine in ihrer Schwere auf dem Sessel ruhen. Lösen Sie die Anspannung. Beachten Sie das Gefühl der Entspannung in Ihren Beinen und Ihrem Gesäß.

(5) Erzeugen Sie jetzt etwas Anspannung in Ihrem Bauch, indem Sie Ihren Bauch einziehen, während Sie gleichzeitig versuchen, ihn herauszustrecken. Nun lassen Sie den Bauch locker. Lösen Sie die Anspannung und wenden Sie die Bauchatmung an. Spüren Sie das Gefühl der Wärme in Ihrem Bauch.

(6) Erzeugen Sie jetzt etwas Anspannung in Ihrer Brust und Ihrem oberen Rücken, indem Sie Ihre Schulterblätter zurückziehen, so als ob Sie versuchen würden, dass sie sich berühren. Fühlen Sie die Anspannung in Ihrer Brust und Ihrem Rücken. Nun lösen Sie die Anspannung. Beachten Sie den Unterschied, wenn die Muskeln in Ihrer Brust und Ihrem Rücken entspannen.

(7) Ziehen Sie nun Ihre Schultern in Richtung der Ohren hoch. Nehmen Sie die Anspannung in Ihrem Nacken und Ihren Schultern wahr. Nun lassen Sie die Schultern entspannen und herunterfallen. Beachten Sie den Unterschied, wenn die Anspannung nachlässt.

(8) Erzeugen Sie jetzt etwas Anspannung in Ihrem Nacken, indem Sie Ihr Kinn auf die Brust herunterziehen, während Sie gleichzeitig Ihren Nacken in die Kopfstütze des Sessels drücken. Beachten Sie die Anspannung in Ihrem Nacken und Kopf. Nun lösen Sie diese Anspannung, lassen Sie Ihren Kopf am Sessel angelehnt. Beachten Sie die Empfindung in Ihrem Nacken. Nehmen Sie den Unterschied zwischen Anspannung und dem Fehlen von Anspannung wahr.

(9) Erzeugen Sie jetzt etwas Anspannung an Ihrem Mund, an Kiefer und Hals, indem Sie Ihre Zähne zusammenbeißen und Ihre Mundwinkel zurückziehen, so als ob Sie ein Lächeln erzwingen wollten. Beachten Sie die Anspannung. Nun lösen Sie die Anspannung am Mund, an Hals und Kiefer. Nehmen Sie den Unterschied in der Empfindung wahr, während Sie die Anspannung lösen.

(10) Erzeugen Sie jetzt etwas Anspannung im Bereich Ihrer Augen, indem Sie Ihre Augen zukneifen. Nun lösen Sie die Anspannung an den Augen. Beachten Sie den Unterschied in der Empfindung während der Anspannung und nach dem Lösen der Anspannung im Bereich Ihrer Augen.

(11) Erzeugen Sie jetzt etwas Anspannung auf Ihrer unteren Stirn, indem Sie die Stirn runzeln und Ihre Augenbrauen zusammenziehen. Spüren Sie die Empfindung von Anspannung. Nun lösen Sie die Anspannung. Lassen Sie Ihre Augenbrauen entspannen und beachten Sie die Empfindung, die Sie in Ihrer unteren Stirn wahrnehmen, während die Anspannung nachlässt.

(12) Erzeugen Sie jetzt etwas Anspannung auf Ihrer oberen Stirn, indem Sie die Augenbrauen hochziehen und die Stirn in Falten legen. Nun entspannen Sie diesen Bereich. Lassen Sie die Falten verschwinden. Lösen Sie die Anspannung auf Ihrer Stirn.

Nun lassen Sie Ihre Atmung langsam und gleichmäßig werden. Erlauben Sie sich, die Empfindungen wahrzunehmen, die entstehen, wenn Ihre Muskeln relativ frei von Anspannung sind (30 Sekunden Pause). Nehmen Sie sich nun einen Augenblick Zeit und gehen jeden Bereich Ihres Körpers durch. Wenn Sie irgendeine Muskelanspannung in einem Bereich bemerken, spannen Sie diesen Bereich ganz leicht an und lösen Sie dann die Anspannung wieder. Lassen Sie die Muskeln entspannen, locker und schlaff werden. Lassen Sie Ihren Körper einfach in den Sessel sinken und entspannen.

ANHANG F

Überprüfen von Gedanken

1. Welchen Belege gibt es, die diesen Gedanken bestätigen?
   (Was lässt mich annehmen, dass der Gedanke zutreffend ist?)
2. Welche Belege sprechen gegen die Richtigkeit des Gedankens?
3. Wenn man Nummer 1 und 2 berücksichtigt, gibt es einen anderen Weg, meinen ursprünglichen Gedanken auszulegen?
4. Was würde mir ein fürsorglicher und einfühlsamer Freund zu diesem Gedanken sagen?
5. Welchen Effekt hat meine Überzeugung von der Richtigkeit und Wichtigkeit dieses Gedankens?
6. Welchen Effekt könnte eine Veränderung meines Denkens haben?
7. Welches ist die *schlimmste* mögliche Folge verbunden mit diesem Gedanken?
   Was wären die Konsequenzen für mich?
8. Welches ist die bestmögliche Folge verbunden mit diesem Gedanken?
9. Welches ist die realistischste Folge?

Literaturverzeichnis

Aaron, L. A., Bradley, L. A., Alarcon, G. S., Triana-Alexander, M., Alexander R. W., Martin, M. Y. et al. (1997). Perceived physical and emotional trauma as precipitating events in fibromyalgia: Associations with health care seeking and disability status but not pain severity. Arthritis and Rheumatism, 40, 453-460.

Affleck, G., Urrows, S., Tennen, H. & Higgins, P. (1996). Sequential daily relations of sleep, pain intensity, and attention to pain among women with fibromyalgia. Pain, 68, 363-368.

Alexander, F. (1950). Psychosomatic medicine. New York: Norton.

Alfven, G., de la Torre, B. & Uvnas-Moberg, K. (1994). Depressed concentrations of oxytocin and cortisol in children with recurrent abdominal pain of non-organic pain. Acta Paediatrica, 83, 1076-1080.

Allen, L. A., Escobar, J. I., Lehrer, P. M., Gara, M. A. & Woolfolk, R. L. (2002). Psychosocial treatments for multiple unexplained physical symptoms: A review of the literature. Psychosomatic Medicine, 64, 939-950.

Allen, L. A., Gara, M. A., Escobar, J. I., Waitzkin, H. & Cohen-Silver, R. (2001). Somatization: A debilitating syndrome in primary care. Psychosomatics, 42, 63-67.

Allen, L. A., Woolfolk, R. L., Escobar, J. I., Gara, M. A. & Hamer, R. M. (2006). Cognitive-behavioral therapy for somatization disorder: A randomized controlled trial. Archives of Internal Medicine, 166, 1512-1518.

Allen, L. A., Woolfolk, R. L. & Gara, M. A. (2001). Cognitive behavior therapy for somatization disorder. Psychosomatic Medicine, 63, 93-94.

Allen, L. A., Woolfolk, R. L., Lehrer, P. M., Gara, M. A. & Escobar, J. I. (2001). Cognitive behavior therapy for somatization: A pilot study. Journal of Behavior Therapy and Experimental Psychiatry, 32, 53-62.

American Psychiatric Association. (1980). Diagnostic and statistical manual of mental disorders (3rd ed.). Washington, DC: Author.

American Psychiatric Association. (1987). Diagnostic and statistical manual of mental disorders (3rd ed., rev.). Washington, DC: Author.

American Psychiatric Association. (1994). Diagnostic and statistical manual of mental disorders (4th ed.). Washington, DC: Author.

American Psychiatric Association. (2013). Diagnostic and statistical manual of mental disorders (5th ed.). Washington, DC: Am. Psychiatr. Publ.

Anderson, K. O., Dalton, C. B., Bradley, L. A. & Richter, J. E. (1989). Stress induces alteration of esophageal pressures in healthy volunteers and non-cardiac chest pain patients. Digestive Diseases and Sciences, 34, 83-91.

Apley, J. & Naish, N. (1958). Recurrent abdominal pains: A field study of 1,000 schoolchildren. Archives of Disease in Childhood, 33, 165-170.

Arnold, L. M., Keck, P. E. & Welge, J. A. (2000). Antidepressant treatment of fibromyalgia: A meta-analysis and review. Psychosomatics, 41, 104-113.

Arnold, L. M., Lu, Y, Crofford, L. J., Wohlreich, M., Detke, M. J., lyengar, S. et al. (2004). A double-blind, multicenter trial comparing duloxetine with placebo in the treatment of fibromyalgia patients with or without major depressive disorder. Arthritis and Rheumatism, 50, 2974-2984.

Arnold, L. M., Rosen, A., Pritchett, Y. L. D'Souza, D. N., Goldstein, D. J., Iyengar, S. et al. (2005). A randomized, double-blind, placebo-controlled trial of duloxetine in the treatment of women with fibromyalgia with or without major depressive disorder. Pain, 119, 5-15.

Arnold, M. B. (1960). Emotion and personality. New York: Columbia University Press.

Arroyo, J. F. & Cohen, M. L. (1993). Abnormal responses to electrocutaneous stimulation in fibromyalgia. Journal of Rheumatology, 20, 1925-1931.

Avila, L. A. & Winston, M. (2003). Georg Groddeck: Originality and exclusion. History of Psychiatry, 14, 83-101.

Bagby, R. M., Parker, J. D. & Taylor, G. J. (1994). The twenty-item Toronto Alexithymia Scale – I. Item selection and cross-validation of the factor structure. Journal of Psychosomatic Research, 38, 23-32.

Bagby, R. M., Taylor, G. J. & Parker, J. D. (1994). The twenty-item Toronto Alexithymia Scale – II. Convergent, discriminant, and concurrent validity. Journal of Psychosomatic Research, 38, 33-40.

Bandura, A. (1986). Social foundations of thought and action: A social cognitive theory. Englewood Cliffs, NJ: Prentice-Hall.

Bargh, J. A. & Chartrand T. L. (1999). The unbearable automaticity of being. American Psychologist, 54, 462-479.

Barlow, D. H. & Craske, M. G. (1994). Mastery of your anxiety and panic, II. San Antonio, TX: Graywind/Psychological Corp.

Barsky, A. J. (1992). Amplification, somatization, and the somatoform disorders. Psychosomatics, 33, 28-34.

Barsky, A. J. & Ahem, D. K. (2004). Cognitive behavior therapy for hypochondriasis: A randomized controlled trial. Journal of the American Medical Association, 291, 1464-1470.

Barsky, A. J. & Borus, J. F. (1995). Somatization and medicalization in the era of managed care. Journal of the American Medical Association, 274, 1931-1934.

Barsky, A. J. & Borus, J. F. (1999). Functional somatic syndromes. Annals of Internal Medicine, 130, 910-921.

Barsky, A. J., Coeytaux, R. R., Sarnie, M. K. & Cleary, P. D. (1993). Hypochondriacal patients' beliefs about good health. American Journal of Psychiatry, 150, 1085-1089.

Barsky, A. J. & Klerman, G. L. (1983). Overview: Hypochondriasis, bodily complaints, and somatic styles. American Journal of Psychiatry, 140, 273-283.

Barsky, A. J., Orav, E. J. & Bates, D. W. (2005). Somatization increases medical utilization and costs independent of psychiatric and medical comorbidity. Archives of General Psychiatry, 62, 903-910.

Barsky, A. J., Wyshak, G. & Klerman, G. L. (1990). The somatosensory amplification scale and its relationship to hypochondriasis. Journal of Psychiatric Research, 24, 323-334.

Barsky, A. J., Wyshak, G. & Klerman, G. L. (1992). Psychiatric comorbidity in DSM-III-R hypochondriasis. Archives of General Psychiatry, 49, 101-108.

Bass, C. & Murphy M. (1991). Somatization disorder in a British teaching hospital. British Journal of Clinical Practice, 45, 237-244

Baum, A. & Posluszny, D. M. (1999). Health psychology: Mapping bio-behavioral contributions to health and illness. Annual Review of Psychology, 50, 137-163.

Beach, S. R. H., Fincham, F. D. & Katz, J. (1998). Marital therapy in the treatment of depression: Toward a third generation of therapy and research. Clinical Psychology Review, 18, 635-661.

Beck, A. T. (1976). Cognitive therapy and the emotional disorders. New York: International Universities Press.

Beck, A. T., Epstein, N., Brown, G. & Steer, R. A. (1988). An inventory for measuring clinical anxiety: Psychometric properties. Journal of Consulting and Clinical Psychology, 56, 893-897.

Beck, A. T., Rush, A. J., Shaw, B. F. & Emery, G. (1979). Cognitive therapy of depression. New York: Guilford Press.

Beck, A. T., Ward, C. H., Mendelson, M., Mock, J. & Erbaugh, J. (1961). An inventory for measuring depression. Archives of General Psychiatry, 4, 561-571.

Bennett, P. & Wilkinson, S. (1985). A comparison of psychological and medical treatment of the irritable bowel syndrome. British Journal of Clinical Psychology, 24, 215-216.

Berenbaum, H., Raghavan, C., Le, H.-N., Vernon, L. L. & Gomez, J. J. (2003). A taxonomy of emotional disturbances. Clinical Psychology: Science and Practice, 10, 206-226.

Bergner, M., Bobbitt, R. A., Carter, W. B. & Gilson, B. S. (1981). The Sickness Impact Profile: Development and final revision of a health status measure. Medical Care, 19, 787-805.

Bernstein, D. A. & Carlson, C. R. (1993). Progressive relaxation: Abbreviated methods. In P. M. Lehrer & R. L. Woolfolk (Eds.), Principles and practice of stress management (2nd ed., pp. 53-87). New York: Guilford Press.

Biddle, B. J. (1986). Recent developments in role theory. Annual Review of Sociology, 12, 67-92.

Black, D. R., Gleser, L. J. & Kooyers, K. J. (1990). A meta-analytic evaluation of couples weight-loss programs. Health Psychology, 9, 330-347.

Blakely, A. A., Howard, R. C, Sosich, R. M., Murdoch, J. C., Menkes, D. B. & Spears, G. F. S. (1991). Psychiatric symptoms, personality, and ways of coping in chronic fatigue syndrome. Psychological Medicine, 21, 347-362.

Blanchard, E. B., Greene, B., Scharff, L. & Schwarz-McMorris, S. P. (1993). Relaxation training as a treatment for irritable bowel syndrome. Biofeedback and Self-Regulation, 18, 125-132.

Blanchard, E. B., Schwarz, S. P., Suls, J. M., Gerardi, M. A., Scharff L., Greene, B. et al. (1992). Two controlled evaluations of multi-component psychological treatment of irritable bowel syndrome. Behaviour Research and Therapy, 30, 175-189.

Bloch, S. & Reddaway, P. (1977). Psychiatric terror. New York: Basic Books.

Bombardier, C. H. & Buchwald, D. (1996). Chronic fatigue, chronic fatigue syndrome, and fibromyalgia: Disability and health-care use. Medical Care, 34, 924-930.

Bootzin, R. R & Rider, S. P. (1997). Behavioral techniques and biofeedback for insomnia. In M. R. Pressman & W. C. Orr (Eds.), Understanding sleep: The evaluation and treatment of sleep disorders (pp. 315-338). Washington, DC: American Psychological Association.

Borkovec, T. D. & Costello, E. (1993). Efficacy of applied relaxation and cognitive-behavioral therapy in the treatment of generalized anxiety disorder. Journal of Consulting and Clinical Psychology, 61, 611-619.

Boss, J. M. N. (1979). The seventeenth-century transformation of the hysteric affection, and Sydenham's Baconian medicine. Psychological Medicine, 9, 221-234.

Boyce, P. M., Talley, N. J., Balaam, B., Koloski, N. A. & Truman, G. (2003). A randomized controlled trial of cognitive behavioral therapy, relaxation training, and routine clinical care for the irritable bowel syndrome. American Journal of Gastroenterology, 98, 2209-2218.

Breuer, J. & Freud, S. (1974). Studies on hysteria (J. Strachey & A. Strachey, Trans.). Harmondsworth, UK: Penguin. (Original work published 1895).

Briquet, P. (1859). Traité clinique et thérapeutique de l'hystérie. Paris: Bailliére & Fils.

Brown, F. W., Golding, J. M. & Smith, R., Jr. (1990). Psychiatric comorbidity in primary care somatization disorder. Psychosomatic Medicine, 52, 445-451.

Brown, R. J., Schrag, A. & Trimble, M. R. (2005). Dissociation, childhood interpersonal trauma, and family functioning in patients with somatization disorder. American Journal of Psychiatry, 162, 899-905.

Bucholz, K. K., Dinwiddie, S. H., Reich, T., Shayka, J. J. & Cloninger, C. R. (1993). Comparison of screening proposals for somatization disorder empirical analyses. Comprehensive Psychiatry, 34, 59-64.

Buchwald, D. & Garrity, D. (1994). Comparison of patients with chronic fatigue syndrome, fibromyalgia, and multiple chemical sensitivities. Archives of Internal Medicine, 154, 2049-2053.

Burckhardt, C. S. & Bjelle, A. (1996). Perceived control: A comparison of women with fibromyalgia, rheumatoid arthritis, and systemic lupus erythematosus using a Swedish version of the Rheumatology Attitudes Index. Scandanavian Journal of Rheumatology, 25, 300-306.

Bushbaum, M. (1975). Averaged evoked response augmenting/reducing in schizophrenia and affective disorders. Association for Research in Nervous Mental Disease, 54, 29-42.

Camilleri, M. & Choi, M. G. (1997). Irritable bowel syndrome. Alimentary Pharmacological Therapy, 11, 3-15.

Campo, J. V. & Fritsch, S. L. (1994). Somatization in children and adolescents. Journal of the American Academy of Child and Adolescent Psychiatry, 33, 1223-1235.

Campo, J. V., Jansen-McWilliams, L., Comer, D. M. & Kelleher, K. J. (1999). Somatization in pediatric primary care: Association with psychopathology, functional impairment, and use of services. Journal of the American Academy of Child and Adolescent Psychiatry, 38, 1093-1101.

Carette, J., Bell, M. J., Reynolds, W. J., Haraoui, B., McCain, G. A., Bykerk, V. P. et al. (1994). Comparison of amitriptyline, cyclobenzaprine, and placebo in the treatment of fibromyalgia: A randomized, double-blind clinical trial. Arthritis and Rheumatism, 37, 32-40.

Cartwright, S. A. (1981). Report on the diseases and physical peculiarities of the Negro race. In A. L. Caplan, H. T. Engelhardt, Jr. & J. J. McCartney (Eds.), Concepts of health and disease: Interdisciplinary perspectives (pp. 305-326). Reading, MA: Addison-Wesley. (Original work published 1851).

Chaturvedi, S. K., Maguire P. & Somashekar, B. S. (2006). Somatization in cancer. International Review of Psychiatry, 18, 49-54.

Chinese Medical Association & Nanjing Medical University. (1995). Chinese classification of mental disorders (2nd ed., rev.). Nanjing: Dong Nan University Press (in Chinese).

Clark, D. M., Salkovskis, P. M., Hackmann, A., Wells, A., Fennell, M., Ludgate, J. et al. (1998). Two psychological treatments for hypochondriasis. A randomised controlled trial. British Journal of Psychiatry, 173, 218-225.

Clark, M. R., Katon, W., Russo, J., Kith, P., Sintay, M. & Buchwald, D. (1995). Risk factors for symptom persistence in a 2 1/2 year follow-up study. American Journal of Medicine, 98, 187-195.

Clark, S., Tindall, E. & Bennett, R. M. (1985). A double blind crossover trial of prednisone versus placebo in the treatment of fibrosis. Journal of Rheumatology, 12, 980-983.

Clauw, D. J. (1995). The pathogenesis of chronic pain and fatigue syndromes, with special reference to fibromyalgia. Medical Hypotheses, 44, 369-378.

Cleare, A. J., Heap, E., Malhi, G. S., Wessely, S., O'Keane, V. & Miell, J. (1999). Low-dose hydrocortisone in chronic fatigue syndrome: A randomized crossover trial. Lancet, 353, 455-458.

Cohen, S. & Herbert, T. B. (1996). Health psychology: Psychological factors and physical disease from the perspective of human psychoneuroimmunology. Annual Review of Psychology, 47, 113-142.

Corney, R. H., Stanton, R., Newell, R., Clare, A. & Fairclough, P. (1991). Behavioural psychotherapy in the treatment of irritable bowel syndrome. Journal of Psychosomatic Research, 35, 461-469.

Corruble, E. & Guelfi, J. D. (2000). Pain complaints in depressed inpatients. Psychopathology, 33, 307-309.

Coryell, W. & Norten, S. G. (1981). Briquet's syndrome (somatization disorder) and primary depression: Comparison of background and outcome. Comprehensive Psychiatry, 22, 249-256.

Craig, T. K. J., Cox, A. D. & Klein, K. (2002). Intergenerational transmission of somatization behaviour: A study of chronic somatizers and their children. Psychological Medicine, 32, 805-816.

Creed, F. & Barsky, A. (2004). A systematic review of the epidemiology of somatisation disorder and hypochondriasis. Journal of Psychosomatic Research, 56, 391-408.

Creed, F., Fernandes, L., Guthrie, E., Palmer, S., Ratcliffe, J., Read, N. et al. (2003). The cost-effectiveness of psychotherapy and paroxetine for severe irritable bowel syndrome. Gastroenterology, 124, 303-317.

Crofford, L. J., Rowbotham, M. C., Mease, RJ., Russell, I. J., Dworkin, R. H., Corbin, A. E. et al. (2005). Pregabalin for the treatment of fibromyalgia syndrome: Results of a randomized, double-blind, placebo-controlled trial. Arthritis and Rheumatism, 52, 1264-1273.

Crowne, D. P. & Marlowe, D. (1960). A new scale of social desirability independent of psychopathology. Journal of Consulting Psychology, 24, 349-354.

Cyr, J. J., McKenna-Foley, J. M. & Peacock, E. (1985). Factor structure of the SCL-90-R: Is there one? Journal of Personality Assessment, 49, 571-578.

Danner, D. D., Snowdon, D. A. & Friesen, W. V. (2001). Positive emotions in early life and longevity: Findings from the nun study. Journal of Personality and Social Psychology, 80, 804-813.

Deale, A., Chalder, T., Marks, I. & Wessely, S. (1997). Cognitive behavior therapy for chronic fatigue syndrome: A randomized controlled trial. American Journal of Psychiatry, 154, 408-414.

Deale, A., Kaneez, A., Chalder, T. & Wessely S. (2001). Long-term outcome of cognitive behavior therapy versus relaxation therapy for chronic fatigue syndrome: A 5-year follow-up study. American Journal of Psychiatry, 158, 2038-2041.

Deary, I. J., Scott, S. & Wilson, J. A. (1997). Neuroticism, alexithymia and medically unexplained symptoms. Personality and Individual Differences, 22, 551-564.

de Bruin, A. F., Buys, M., de Witte, L. P. & Diederiks, J. P. (1994). The Sickness Impact Profile: SIP68, a short generic version. First evaluation of the reliability and reproducibility. Journal of Clinical Epidemiology, 47, 863-871.

de Bruin, A. F., Diederiks, J. P., de Witte, L. P., Stevens, F. C. & Philipsen, H. (1997). Assessing the responsiveness of a functional status measure: The Sickness Impact Profile versus the SIP68. Journal of Clinical Epidemiology, 50, 529-540.

De Gucht, V. & Heiser, W. (2003). Alexithymia and somatisation: Quantitative review of the literature. Journal of Psychosomatic Research, 54, 425-434.

DeLongis, A., Folkman, S. & Lazarus, R. S. (1988). The impact of daily stress on health and mood: Psychological and social resources as mediators. Journal of Personality and Social Psychology 54, 486-495.

Demitrack, M. A., Dale, J. K., Straus, S. E., Laue, L., Listwak, S. J., Kruesi, M. J. et al. (1991). Evidence for impaired activation of the hypothalamic-pituitary-adrenal axis in patients with chronic fatigue syndrome. Journal of Clinical Endocrinology Metabolism, 73, 1224-1234.

Derakshan, N. & Eysenck, M. W. (1999). Are repressors self-deceivers or other deceivers? Cognition and Emotion, 13, 1-17.

Derogatis, L. R. (1983). SCL-90-R. Administration, scoring and procedures. Manual-II. Towson, MD: Clinical Psychometric Research.

Deshields, T. L., Tait, R. C., Gfeller, J. D. & Chibnall, J. T. (1995). Relationship between social desirability and self-report in chronic pain patients. Clinical Journal of Pain, 11, 189-193.

Dickinson, W. P., Dickinson, L. M., deGruy, F. V., Main, D. S., Candib, L. M. & Rost, K. (2003). A randomized clinical trial of a care recommendation letter intervention for somatization in primary care. Annals of Family Medicine, 1, 228-235.

Dongier, M. (1983). Briquet and Briquet's syndrome viewed from France. Canadian Journal of Psychiatry, 6, 422-427.

Drewes, A. M., Andreasen, A., Jennum, P. & Nielson, K. D. (1991). Zopiclone in the treatment of sleep abnormalities in fibromyalgia. Scandinavian Journal of Rheumatology, 20, 288-293.

Drossman, D. A., Leserman, J., Nachman, G., Li, Z. M., Gluck, H., Toomey, T. C. et al. (1990). Sexual and physical abuse in women with functional or organic gastrointestinal disorders. Annals of Internal Medicine, 113, 828-833.

Drossman, D. A., Li, Z., Andruzzi, E., Temple, R. D., Talley, N. J., Thompson, W. G. et al. (1993). U.S. householder survey of functional gastrointestinal disorders: Prevalence, sociodemography and health impact. Digestive Disease Science, 38, 1569-1580.

Drossman, D. A., Toner, B. B., Whitehead, W. E., Diamant, N. E., Dalton, C. B., Duncan, S. et al. (2003). Cognitive-behavioral therapy versus education and desipramine versus placebo for moderate to severe functional bowel disorders. Gastroenterology, 125, 19-31.

Drossman, D. A., Whitehead, W. E. & Camilleri, M. (1997). Medical position statement: Irritable bowel syndrome. Gastroenterology, 112, 2118-2119.

Ehde, D. M. & Holm, J. E. (1992). Stress and headache: Comparisons of migraine, tension, and headache-free subjects. Headache Quarterly, 3, 54-60.

Ekman, P. (1992). An argument for basic emotions. Cognition and Emotion, 6, 169-200.

Ellis, A. (1962). Reason and emotion in psychotherapy. Secaucus, NJ: Citadel Press.

Elwan, O., Abdella, M., el Bayad, A. B. & Hamdy, S. (1991). Hormonal changes in headache patients. Journal of Neurological Science, 106, 75-81.

Engel, G. L. (1959). Psychogenic pain and the pain-prone patient. American Journal of Medicine, 26, 899-918.

Engel, G. L. (1977). The need for a new medical model: A challenge for biomedicine. Science, 196, 129-136.

Epstein, S. A., Kay, G., Clauw, D., Heaton, R., Klein, D., Krupp, L. et al. (1999). Psychiatric disorders in patients with fibromyalgia: A multicenter investigation. Psychosomatics, 40, 57-63.

Escobar, J. I., Burnam, M. A., Karno, M., Forsythe, A. & Golding, J. M. (1987). Somatization in the community. Archives of General Psychiatry, 44, 713-718.

Escobar, J. I., Gara, M. A., Diaz-Martinez, A. M., Interian, A., Warman M., Allen, L. A. et al. (2006). Effectiveness of a brief intervention for unexplained physical symptoms in primary care. Manuscript submitted for publication.

Escobar, J. I., Gara, M., Waitzkin, H., Silver, R. C., Holman, A. & Compton, W. (1998). DSM-IV hypochondriasis in primary care. General Hospital Psychiatry, 20, 155-159.

Escobar, J. I., Golding, J. M., Hough, R. L., Karno, M., Burnam, M. A. & Wells, K. B. (1987). Somatization in the community: Relationship to disability and use of services. American Journal of Public Health, 77, 837-843.

Escobar, J. I., Rubio-Stipec, M., Canino, G. & Karno, M. (1989). Somatic Symptom Index (SSI): A new and abridged Somatization construct. Journal of Nervous and Mental Disease, 177, 140-146.

Escobar, J. I., Waitzkin, H., Silver, R. C., Gara, M. & Holman, A. (1998). Abridged Somatization: A study in primary care. Psychosomatic Medicine, 60, 466-472.

Evans, P. R., Bennett, E. J., Bak, Y. T., Tennent, C. C. & Kellow, J. E. (1996). Jejunal sensorimotor dysfunction in irritable bowel syndrome: Clinical and psychosocial features. Gastroenterology, 110, 393-404.

Evans, R. (1992). Some observations on whiplash injuries. Neurologic Clinics, 10, 975-997.

Fabrega, H. (1991). Somatization in cultural and historical perspective. In L. J. Kirmayer & J. M. Robbins (Eds.), Current concepts of Somatization (pp. 181-199). Washington, DC: American Psychiatric Press.

Fabrega, H., Mezzich, J., Jacob, R. & Ulrich, R. (1988). Somatoform disorder in psychiatric setting: Systematic comparisons with depression and anxiety disorders. Journal of Nervous and Mental Disease, 176, 431-439.

Falconer, W. (1788). A dissertation on the influence of the passions upon the disorders of the body. London.

Fallon, B. A. (2004). Pharmacotherapy of somatoform disorders. Journal of Psychosomatic Research, 56, 455-460.

Feighner, J. P., Robins, E., Guze, S. B., Woodruff, R. A., Winokur, R. & Munoz, R. (1972). Diagnostic criteria for use in psychiatric research. Archives of General Psychiatry, 26, 57-63.

Ferraccioli, G., Ghirelli, L., Scita, F., Nolli, M., Mozzani, M., Fontana, S. et al. (1987). EMG-biofeedback training in fibromyalgia syndrome. Journal of Rheumatology, 14, 820-825.

Fink, P. (1992). Surgery and medical treatment in persistent somatizing patients. Journal of Psychosomatic Research, 36, 439-447.

Fink, P. (1995). Psychiatric illness in patients with persistent somatisation. British Journal of Psychiatry, 166, 93-99.

Fink, P., Sorensen, L., Engberg, M., Holm, M. & Munk-Jorgensen, P. (1999). Somatization in primary care: Prevalence, health care utilization, and general practitioner recognition. Psychosomatics, 40, 330-338.

First, M. B., Spitzer, R. L., Gibbon, M. & Williams, J. B. W. (1997). Structured clinical interview for DSM-IV axis I disorders (SCID-I). Washington, DC: American Psychiatric Press.

Fishbain, D. A. (1994). Secondary gain concept. Definition problems and its abuse in medical practice. American Pain Society Journal, 3, 264-273.

Fishbain, D. A. (1998). Somatization, secondary gain, and chronic pain: Is there a relationship? Current Pain and Headache Reports, 2, 101-108.

Ford, M. J., Miller, P. M., Eastwood, J. & Eastwood, M. A. (1987). Life events, psychiatric illness and the irritable bowel syndrome. Gut, 28, 160-165.

Fordyce, W. E. (1976). Behavioral methods for chronic pain and illness. St. Louis, MO: Mosby

Fors, E. A., Sexton, H. & Gotestam, K. G. (2002). The effect of guided imagery amitriptyline on daily fibromyalgia pain: A prospective, randomized, controlled trial. Journal of Psychiatric Research, 36, 179-187.

Foucault, M. (1965). Madness and civilization: A history of insanity in the age of reason (R. Howard, Trans.). New York: Pantheon. (Original work published 1961).

Fredrickson, B. L. & Levenson, R. W. (1998). Positive emotions speed recovery from the cardiovascular sequelae of negative emotions. Cognition and Emotion, 12, 191-220.

Freedman, R. R. & Woodward, S. (1992). Behavioral treatment of menopausal hot flushes: Evaluation by ambulatory monitoring. American Journal of Obstetrics and Gynecology, 167, 436-439.

Frese, M. (1999). Social support as a moderator of the relationship between work Stressors and psychological dysfunctioning: A longitudinal study with objective measures. Journal of Occupational Health Psychology, 4, 179-192.

Fried, R. (1993). The role of respiration in stress and stress control: Toward a theory of stress as a hypoxic phenomenon. In P. M. Lehrer & R. L. Woolfolk (Eds.), Principles and practice of stress management (2nd ed., pp. 301-331). New York: Guilford Press.

Fritz, G. K., Fritsch, S. & Hagino, O. (1997). Somatoform disorders in children and adolescents: A review of the past 10 years. Child and Adolescent Psychiatry, 36, 1329-1338.

Fukuda, K., Straus, S. E., Hickie, I., Sharpe, M. C, Dobbins, J. G. & Komaroff, A. (1994). The chronic fatigue syndrome: A comprehensive approach to its definition and study. Annals of Internal Medicine, 121, 953-959.

Fulcher, K. Y. & White, P. D. (1997). Randomised controlled trial of graded exercise in patients with the chronic fatigue syndrome. British Medical Journal, 341, 1647-1652.

Galovski, T. E. & Blanchard, E. B. (1998). The treatment of irritable bowel syndrome with hypnotherapy. Applied Psychophysiology and Biofeedback, 23, 219-232.

Gara, M. A., Rosenberg, S. & Woolfolk, R. L. (1993). Patient identity in major depression. Depression, 1, 257-262.

Garber, J., Walker, L. S. & Zeman, J. (1991). Somatization symptoms in a community sample of children and adolescents: Further validation of the Children's Somatization Inventory. Psychological Assessment, 3, 588-595.

Garber, J., Zeman, J. & Walker, L. S. (1990). Recurrent abdominal pain in children: Psychiatric diagnoses and parental psychopathology. Journal of the American Academy of Child and Adolescent Psychiatry, 29, 648-656.

Garcia-Campayo, J. J., Sanz-Carrillo, C., Perez-Echeverria, M. J., Campos, R. & Lobo, A. (1996). Screening of somatization disorder: Validation of the Spanish version of the Othmer and DeSouza test. Acta Psychiatrica Scandinavica, 94, 411-415.

Gardner, W. N. & Bass, C. (1989). Hyperventilation in clinical practice. British Journal of Hospital Medicine, 41, 73-81.

Gatchel, R. J. (2004). Psychosocial factors that can influence the self-assessment of function. Journal of Occupational Rehabilitation, 14, 197-206.

Gendlin, E. T. (1981). Focusing (2nd ed.). New York: Bantam Books.

Gendreau, R. M., Thorn, M. D., Gendreau, J. F., Kranzler, J. D., Ribeiro, S., Gracely, R. H. et al. (2005). Efficacy of milnacipran in patients with fibromyalgia. Journal of Rheumatology, 32, 1975-1985.

Gijswijt-Hofstra, M. & Porter, R. (Eds.). (2001). Cultures of neurasthenia: From Beard to the First World War. Amsterdam: Rodopi.

Goldenberg, D. L., Simms, R. W., Geiger, A. & Komaroff, A. K. (1990). High frequency of fibromyalgia in patients with chronic fatigue seen in a primary care practice. Arthritis and Rheumatism, 33, 381-387.

Golding, J. M., Smith, G. R. & Kashner, M. (1991). Does somatization disorder occur in men? Clinical characteristics of women and men with multiple unexplained physical symptoms. Archives of General Psychiatry, 48, 231-235.

Greenberg, L. S. (2002). Emotion-focused therapy: Coaching clients to work through their feelings. Washington, DC: American Psychological Association.

Greenberg, L. S. & Watson, J. C. (2005). Emotion-focused therapy for depression. Washington, DC: American Psychological Association.

Greene, B. & Blanchard, E. D. (1994). Cognitive therapy for irritable bowel syndrome. Journal of Consulting and Clinical Psychology, 62, 576-582.

Greenwood, K. A., Thurston, R., Rumble, M., Waters, S. J. & Keefe, F. J. (2003). Anger and persistent pain: Current status and future directions. Pain, 103, 1-5.

Grob, G. N. (1991). From asylum to community. Mental health policy in modern America. Princeton, NJ: Princeton University Press.

Groddeck, G. (1977). The meaning of illness. London: Hogarth Press.

Gureje, O. & Simon, G. E. (1999). The natural history of somatization in primary care. Psychological Medicine, 29, 669-676.

Gureje, O., Simon, G. E., Ustun, T. B. & Goldberg, D. P. (1997). Somatization in cross-cultural perspective: A World Health Organization study in primary care. American Journal of Psychiatry, 154, 989-995.

Gureje, O., Ustun, T. B. & Simon, G. E. (1997). The syndrome of hypochondriasis: A cross-national study of primary care. Psychological Medicine, 27, 1001-1010.

Guthrie, E., Creed, F., Dawson, D. & Tomenson, B. (1991). A controlled trial of psychological treatment for the irritable bowel syndrome. Gastroenterology, 100, 450-457.

Guy, W. (1976). ECDEU assessment manual for psychopharmacology. Washington, DC: U.S. Department of Health, Education, and Welfare.

Guze, S. B. (1967). The diagnosis of hysteria: What are we trying to do? American Journal of Psychiatry, 124, 491-498.

Guze, S. B. & Perley, M. J. (1963). Observations on the natural history of hysteria. American Journal of Psychiatry, 119, 960-965.

Guze, S. B., Woodruff, R. A. & Clayton, P. J. (1972). Sex, age, and the diagnosis of hysteria (Briquet's syndrome). American Journal of Psychiatry, 129, 745-748.

Haanen, H. C., Hoenderdos, H. T., van Romunde, L. K., Hop, W. C., Mallee, C., Terwiel, J. P. et al. (1991). Controlled trial of hypnotherapy in the treatment of refractory fibromyalgia. Journal of Rheumatology, 18, 72-75.

Hacking, I. (1995). Rewriting the soul: Multiple personality and the sciences of memory. Princeton, NJ: Princeton University Press.

Hacking, I. (1999). The social construction of what? Cambridge, MA: Harvard University Press.

Hamaguchi, T., Kano, M., Rikimaru, H., Kanazawa, M., Itoh, M., Yanai, K. et al. (2004). Brain activity during distention of the descending colon in humans. Neurogastroenterology and Motility, 16, 299-309.

Hamilton, M. A. (1959). The assessment of anxiety states by rating. British Journal of Medical Psychology, 32, 50-55.

Hamilton, M. A. (1960). A rating scale for depression. Journal of Neurology, Neurosurgery and Psychiatry, 23, 56-62.

Hamilton, M. A. (1967). Development of a rating scale for primary depressive illness. British Journal of Social and Clinical Psychology, 6, 278-296.

Harber, V. J. & Sutton, J. R. (1984). Endorphins and exercise. Sports Medicine, 1, 154-171.

Hardt, J., Gerbershagen, H. U. & Franke, P. (2000). The symptom check-list, SCL-90-R: Its use and characteristics in chronic pain patients. European Journal of Pain, 4, 137-148.

Harrop-Griffiths, J., Katon, W., Walker, E., Holm, L., Russo, J. & Hickok, L. (1988). The association between chronic pelvic pain, psychiatric diagnoses, and childhood sexual abuse. Obstetrics and Gynecology, 71, 589-594.

Harvey, R. F., Salih, S. Y. & Read, A. E. (1983). Organic and functional disorders in 2000 gastroenterology outpatients. Lancet, 1, 632-634.

Hayes, S. C., Strosahl, K. D. & Wilson K. G. (1999). Acceptance and commitment therapy: An experiential approach to behavior change. New York: Guilford Press.

Heckman, T. G., Heckman, B. D., Kochman, A., Sikkema, K. J., Surh, J. & Goodkin, K. (2002). Psychological symptoms among persons 50 years of age and older living with HIV disease. Aging and Mental Health, 6, 121-128.

Heymann-Monnikes, I., Arnold, R., Florin, I., Herda, C., Melfsen, S. & Monnikes, H. (2000). The combination of medical treatment plus multi-component behavioral therapy is superior to medical treatment alone in the therapy of irritable bowel syndrome. American Journal of Gastroenterology, 95, 981-994.

Hiller, W., Fichter, M. M. & Rief, W. (2003). A controlled treatment study of somatoform disorders including analysis of healthcare utilization and cost-effectiveness. Journal of Psychosomatic Research, 54, 369-380.

Hiller, W., Rief, W. & Fichter, M. M. (2002). Dimensional and categorical approaches to hypochondriasis. Psychological Medicine, 32, 707-718.

Hobbis, I. C., Turpin, G. & Read, N. W. (2002). A re-examination of the relationship between abuse experience and functional bowel disorders. Gastroenterology, 37, 423-430.

Holroyd, K. A. (2002). Assessment and psychological management of recurrent headache disorders. Journal of Consulting and Clinical Psychology, 70, 656-677.

Hotopf, M., Carr, S., Mayou, R., Wadsworth, M. & Wessely, S. (1998). Why do children have chronic abdominal pain, and what happens to them when they grow up?: Population based cohort study. British Medical Journal, 316, 1196-1200.

Hudson, J. I., Arnold, L. M., Keck, P. E., Achenbach, M. B. & Pope, H. G. (2004). Family study of affective spectrum disorder and fibromyalgia. Biological Psychiatry, 56, 884-891.

Izard, C. E. (1993). Four systems for emotion activation: Cognitive and non-cognitive processes. Psychological Review, 100, 68-90.

Jackson, J. L., O'Malley, P. G., Tomkins, G., Balden, E., Santoro, J. & Kroenke, K. (2000). Treatment of functional gastrointestinal disorders with antidepressant medications: A meta-analysis. American Journal of Medicine, 108, 65-72.

Jacobson, E. (1938). Progressive relaxation. Chicago: University of Chicago Press.

Jailwala, J., Imperiale, T. F. & Kroenke, K. (2000). Pharmacologic treatment of the irritable bowel syndrome: A systematic review of randomized, controlled trials. Annals of Internal Medicine, 133, 136-147.

James, L., Gordon, E., Kraiuhin, C., Howson, A. & Meares, R. (1990). Augmentation of auditory evoked potentials in somatization disorder. Journal of Psychosomatic Research, 24, 155-163.

Jamner, L. D., Schwartz, G. E. & Leigh, H. (1988). The relationship between repressive and defensive coping styles and monocyte, eosinophile, and serum glucose levels: Support for the opiod peptide hypothesis of repression. Psychosomatic Medicine, 50, 567-575.

Jason, L. A., Richman, J. A., Rademaker, A. W., Jordan, K. M., Plioplys, A. V., Taylor, R. R. et al. (1999). A community-based study of chronic fatigue syndrome. Archives of Internal Medicine, 159, 2129-2137.

Johansson, F. (1982). Differences in serum cortisol concentrations in organic and psychogenic chronic pain syndromes. Journal of Psychosomatic Research, 26, 351-358.

Kashner, T. M., Rost, K., Cohen, B., Anderson, M. & Smith, G. R. (1995). Enhancing the health of somatization disorder patients: Effectiveness of short-term group therapy. Psychosomatics, 36, 462-470.

Katon, W., Lin, E., Von Korff, M., Russo, J., Lipscomb, P. & Bush, T. (1991). Somatization: A spectrum of severity. American Journal of Psychiatry, 148, 34-40.

Katon, W., Sullivan, M. & Walker E. (2001). Medical symptoms without identified pathology: Relationship to psychiatric disorders, childhood and adult trauma, and personality traits. Annals of Internal Medicine, 134, 917-925.

Katon, W. J., Von Korff, M. & Lin, E. (1992). Panic disorder: Relationship to high medical utilization. American Journal of Medicine, 92, 7S-11S.

Keefe, F. J., Caldwell, D. S., Baucom, D., Salley, A., Robinson, E., Timmons, K. et al. (1996). Spouse-assisted coping skills training in the management of osteoarthritic knee pain. Arthritis Care and Research, 9, 279-291.

Keel, P. J., Bodoky, C., Gerhard, U. & Muller, W. (1998). Comparison of integrated group therapy and group relaxation training for fibromyalgia. Clinical Journal of Pain, 14, 232-238.

Kelly, G. A. (1955). The psychology of personal constructs. New York: Norton.

Kennedy-Moore, E. & Watson, J. C. (1999). Expressing emotion: Myths, realities, and therapeutic strategies. New York: Guilford Press.

Kern, M. K. & Shaker, R. (2002). Cerebral cortical registration of subliminal visceral stimulation. Gastroenterology, 122, 290-298.

Kihlstrom, J. F. & Canter Kihlstrom, L. (1999). Self, sickness, somatization, and systems of care. In R. J. Contrada & R. D. Ashmore (Eds.), Self, identity, and physical health: Interdisciplinary exploration (pp. 23-42). New York: Oxford University Press.

King, A. C., Taylor, C. B., Albright, C. A. & Haskell, W. L. (1990). The relationship between repressive and defensive coping styles and blood pressure responses in healthy, middle-aged men and women. Journal of Psychosomatic Research, 34, 461-471.

King, D., Devine, D. P., Vierck, C. J., Rodgers, J. & Yezierski, R. P. (2003). Differential effects of stress on escape and reflex responses to nociceptive thermal stimuli in the rat. Brain Research, 987, 214-222.

King, S. J., Wessel, J., Bhambhani, Y., Sholter, D. & Maksymowych, W. (2002). The effects of exercise and education, individually or combined, in women with fibromyalgia. Journal of Rheumatology, 29, 2620-2627.

Kirmayer, L. J. (1984). Culture, affect and somatization, I. Transcultural Psychiatric Research Review: 21, 159-188.

Kirmayer, L. J. (2001). Cultural variations in the clinical presentation of depression and anxiety: Implications for diagnosis and treatment. Journal of Clinical Psychiatry, 62 (Suppl. 13), 22-28.

Kirmayer, L. J. & Robbins, J. M. (1991). Three forms of somatization in primary care: Prevalence, co-occurrence, and sociodemographic characteristics. Journal of Nervous and Mental Disease, 179, 647-655.

Kirmayer, L. J. & Robbins, J. M. (1996). Patients who somatize in primary care: A longitudinal study of cognitive and social characteristics. Psychological Medicine, 26, 937-951.

Kirmayer, L. J., Robbins, J. M. & Paris, J. (1994). Somatoform disorders: Personality and the social matrix of somatic distress. Journal of Abnormal Psychology, 103, 125-136.

Kirmayer, L. J., Young, A. & Robbins, J. M. (1994). Symptom attribution in cultural perspective. Canadian Journal of Psychiatry, 39, 584-595.

Klein, K. B. (1988). Controlled treatment trials in the irritable bowel syndrome: A critique. Gastroenterology, 95, 232-241.

Kleinman, A. (1982). Neurasthenia and depression: A study of somatization and culture in China. Culture, Medicine, and Psychiatry, 6, 117-190.

Kroenke, K., Arrington, M. E. & Mangelsdorff, A. D. (1990). The prevalence of symptoms in medical outpatients and the adequacy of therapy. Archives of Internal Medicine, 150, 1685-1689.

Kroenke, K., Messina, N., Benattia, I., Graepel, J. & Musgnung, J. (2006). Venlafaxine extended release in the short-term treatment of depressed and anxious primary care patients with multisomatoform disorder. Journal of Clinical Psychiatry, 67, 72-80.

Kroenke, K., Spitzer, R. L., deGruy, F. V., Hahn, S. R., Linzer, M., Williams, J. B. et al. (1997). Multisomatoform disorder: An alternative to undifferentiated somatoform disorder for the somatizing patient in primary care. Archives of General Psychiatry, 54, 352-358.

Kroenke, K., Spitzer, R. L., deGruy, F. V. & Swindle, R. (1998). A symptom checklist to screen for somatoform disorders in primary care. Psychosomatics, 39, 263-272.

Kroenke, K., Spitzer, R. L. & Williams, J. B. (2002). The PHQ-15: Validity of a new measure for evaluating the severity of somatic symptoms. Psychosomatic Medicine, 64, 258-266.

Kutchins, H. & Kirk, S. A. (1997). Making us crazy: DSM: The psychiatric bible and the creation of mental disorders. New York: Free Press.

Lackner, J. M., Gudleski, G. D. & Blanchard, E. B. (2004). Beyond abuse: The association among parenting style, abdominal pain, and somatization in IBS patients. Behaviour Research and Therapy, 42, 41-56.

Lane, R. D., Sechrest, L., Reidel, R., Shapiro, D. E. & Kaszniak, A. W. (2000). Pervasive emotion recognition deficit common to alexithymia and the repressive coping style. Psychosomatic Medicine, 62, 492-501.

Lautenbacher, S., Rollman, G. B. & McCain, G. A. (1994). Multi-method assessment of experimental and clinical pain in patients with fibromyalgia. Pain, 59, 418-421.

Lazarus, R. S. (1966). Psychological stress and the coping process. New York: McGraw-Hill.

Lazarus, R. S. (1994). Emotion and adaptation. New York: Oxford University Press.

LeDoux, J. E. (1995). Emotion: Clues from the brain. Annual Review of Psychology, 46, 209-235.

LeDoux, J. E. (1996). The emotional brain: The mysterious underpinnings of emotional life. New York: Simon & Schuster.

Lehrer, P. M. (1982). How to relax and how not to relax: A re-evaluation of the work of Edmund Jacobson. Behaviour Research and Therapy, 20, 417-428.

Lehrer, P. M., Sime, W. E. & Woolfolk, R. L. (Eds.). (in press). Principles and practice of stress management (3rd ed.). New York: Guilford Press.

Lehrer, P. M. & Woolfolk, R. L. (1993). Research on clinical issues in stress management. In P. M. Lehrer & R. L. Woolfolk (Eds.), Principles and practice of stress management (2nd ed., pp. 521-538). New York: Guilford Press.

Leong, S. A., Barghout, V., Birnbaum, H. G., Thibeault, C. E., Ben-Hamadi, R., Frech, F. et al. (2003). The economic consequences of irritable bowel syndrome: A U.S. employer perspective. Archives of Internal Medicine, 163, 929-935.

Lidbeck, J. (1997). Group therapy for somatization disorders in general practice: Effectiveness of a short cognitive-behavioural treatment model. Acta Psychiatrica Scandinavica, 96, 14-24.

Lidbeck, J. (2003). Group therapy for somatization disorders in primary care: Maintenance of treatment goals of short cognitive-behavioural treatment one-and-a-half-year follow-up. Acta Psychiatrica Scandinavica, 107, 449-456.

Lieb, R., Zimmermann, P., Friis, R. H., Mofler, M., Tholen, S. & Wittchen, H. U. (2002). The natural course of DSM-IV somatoform disorders and syndromes among adolescents and young adults: A prospective-longitudinal community study. European Psychiatry, 17, 321-331.

Liebman, W. M. (1978). Recurrent abdominal pain in children: A retrospective survey of 119 patients. Clinical Pediatrics, 17, 149-153.

Lin, E. H., Katon, W., Von Korff, M., Bush, T., Lipscomb, P., Russo, J. et al. (1991). Frustrating patients: Physician and patient perspectives among distressed high users of medical services. Journal of General Internal Medicine, 6, 241-246.

Lindeman, M., Saari, S., Verkasalo, M. & Prytz, H. (1996). Traumatic stress and its risk factors among peripheral victims of the M/S Estonia Disaster. European Psychologist, 4, 255-270.

Linehan, M. M. (1993). Cognitive-behavioral treatment of borderline personality disorder. New York: Guilford Press.

Linton, S. J. (1994). Chronic back pain: Integrating psychological and physical therapy – an overview. Behavioral Medicine, 20, 101-104.

Linton, S. J. (2000). A review of psychological risk factors in back and neck pain. Spine, 25, 1148-1156.

Lipowski, Z. J. (1988). Somatization: The concept and its clinical application. American Journal of Psychiatry, 145, 1358-1368.

Liu, G., dark, M. R. & Eaton, W. W. (1997). Structural factor analyses for medically unexplained somatic symptoms of somatization disorder in the Epidemiologic Catchment Area study. Psychological Medicine, 27, 617-626.

Lloyd, A. R., Hickie, I., Brockman, A., Hickie, C., Wilson, A., Dwyer, J. et al. (1993). Immunologic and psychologic therapy for patients with chronic fatigue syndrome: A double-blind, placebo-controlled trial. American Journal of Medicine, 94, 197-203.

Lloyd, A. R. & Pender, H. (1992). The economic impact of chronic fatigue syndrome. Medical Journal of Australia, 157, 599.

Locke, G. R., III, Weaver, A. L., Melton, L. J., III & Talley, N. J. (2004). Psychosocial factors are linked to functional gastrointestinal disorders: A population based nested case-control study. American Journal of Gastroenterology, 99, 350-357.

Looper, K. J. & Kirmayer, L. J. (2001). Hypochondriacal concerns in a community population. Psychological Medicine, 31, 577-584.

Lundh, L. G. & Simonsson-Sarnecki, M. (2001). Alexithymia, emotion and somatic complaints. Journal of Personality, 69, 483-510.

Lynch, P. M. & Zamble, E. (1989). A controlled behavioral treatment study of irritable bowel syndrome. Behavior Therapy, 20, 509-523.

Mai, F. M. & Merskey, H. (1980). Briquet's treatise on hysteria. A synopsis and commentary. Archives of General Psychiatry, 37, 1401-1405.

Martin, L., Nutting, A., Macintosh, B. R., Edworthy, S. M., Butterwick, D. & Cook, J. (1996). An exercise program in the treatment of fibromyalgia. Journal of Rheumatology, 23, 1050-1053.

Martin, R. (1991). Somatoform disorders in the general hospital setting. In F. K. Judd, G. D. Burrows & D. R. Lipsitt (Eds.), Handbook of studies on general hospital psychiatry (pp. 251-265). New York: Elsevier.

Mayer, E. A., Naliboff, B. & Chang, L. (2001). Basic pathophysiologic mechanisms in irritable bowel syndrome. Digestive Diseases, 19, 212-218.

Mayer, E. A., Naliboff, B. & Munakata, J. (2000). The evolving neurobiology of gut feelings. Progress in Brain Research, 122, 195-206.

McCain, G. A., Bell, D. A., Mai, F. M. & Halliday, P. D. (1988). A controlled study of the effects of a supervised cardiovascular fitness training program on the manifestations of primary fibromyalgia. Arthritis and Rheumatism, 31, 1135-1141.

McCauley, J., Kern, D. E., Kolodner, K., Dill, L., Schroeder, A. F., DeChant, H. K., Ryden, J. et al. (1997). Clinical characteristics of women with a history of childhood abuse: Unhealed wounds. Journal of the American Medical Association, 277, 1362-1368.

McCrady, B. S., Stout, R., Noel, N., Abrams, D. & Nelson, H. (1991). Comparative effectiveness of three types of spouse involved alcohol treatment: Outcomes 18 months after treatment. British Journal of Addictions, 86, 1415-1424.

McEwen, B. S. (2005). Stressed or stressed out: What is the difference? Journal of Psychiatry and Neuroscience, 30, 315-318.

McHorney, C. A., Ware, J. E., Lu, J. F. L. & Sherbourne, C. D. (1994). The MOS 36-Item Short-Form Health Survey: III. Tests of data quality, scaling assumptions, and reliability across diverse patient groups. Medical Care, 32, 40-66.

McLeod, C. C., Budd, M. A. & McClelland, D. C. (1997). Treatment of somatization in primary care. General Hospital Psychiatry, 19, 251-258.

Mechanic, D. (1962). The concept of illness behavior. Journal of Chronic Diseases, 15, 189-194.

Mengshoel, A. M., Komnaes, H. B. & Forre, O. (1992). The effects of 20 weeks of physical fitness training in female patients with fibromyalgia. Clinical and Experimental Rheumatology, 10, 345-349.

Mennin, D. S., Heimberg, R. G., Turk, C. L. & Fresco, D. M. (2002). Applying an emotion regulation framework to integrative approaches to generalized anxiety disorder. Clinical Psychology: Science and Practice, 9, 85-90.

Meuret, A. E., Wilhelm, F. H., Ritz, T. & Roth, W. T. (2003). Breathing training for treating panic disorder: Useful intervention or impediment? Behavior Modification, 27, 731-754.

Minor, M. A. (1991). Physical activity and management of arthritis. Annals of Behavioral Medicine, 13, 117-124.

Moldofsky, H. & England, R. S. (1975). Facilitation of somatosensory average-evoked potentials in hysterical anaesthesia and pain. Archives of General Psychiatry, 32, 193-197.

Moldofsky, H., Lue, F. A., Mously, C., Roth-Schechter, B. & Reynolds, W. J. (1996). The effect of zolpidem in patients with fibromyalgia: A dose ranging, double blind, placebo controlled, modified crossover study. Journal of Rheumatology, 23, 529-533.

Moreno, J. L. (1975). Notes on the concept of role playing. Group Psychotherapy and Psychodrama, 28, 105-107.

Morin, C. M. (1993). Insomnia: Psychological assessment and management. New York: Guilford Press.

Morris, J. S., Ohman, A. & Dolan, R. J. (1999). A subcortical pathway to the right amygdala mediating „unseen“ fear. Proceedings of the National Academy of Sciences, 96, 1680-1685.

Morriss, R. K., Wearden, A. J. & Battersby, L. (1997). The relation of sleep difficulties to fatigue, mood and disability in chronic fatigue syndrome. Journal of Psychosomatic Research, 42, 597-605.

Muller, T., Mannel, M., Murck, H. & Rahlfs, V. W. (2004). Treatment of somatoform disorders with St. John's wort: A randomized, double-blind and placebo-controlled trial. Psychosomatic Medicine, 66, 538-547.

Murphy, G. E. (1982). The clinical management of hysteria. Journal of the American Medical Association, 247, 2559-2564.

Mushin, J. & Levy, R. (1974). Averaged evoked responses in patients with psychogenic pain. Psychological Medicine, 4, 19-27.

Neff, D. F. & Blanchard, E. B. (1987). A multi-component treatment for irritable bowel syndrome. Behavior Therapy, 18, 70-83.

Nemiah, J. C., Freyberger, H. & Sifneos, P. E. (1976). Alexithymia: A view of the psychosomatic process. In O. W. Hill (Ed.), Modern trends in psychosomatic medicine (pp. 430-439). London: Butterworths.

Neria, Y. & Koenen, K. C. (2003) Do combat stress reaction and posttraumatic stress disorder relate to physical health and adverse health practices? An 18-year follow-up of Israeli war veterans. Anxiety, Stress and Coping, 16, 227-239.

Newman, M. G., Castonguay, L. G., Borkovec, T. D. & Molnar, C. (2004). Integrative psychotherapy. In R. G. Heimberg, C. L. Turk, & D. S. Mennin (Eds.), Generalized anxiety disorder: Advances in research and practice (pp. 320-350). New York: Guilford Press.

Newton, T. L. & Contrada, R. J. (1992). Repressive coping and verbal-autonomic response dissociation: The influence of social context. Journal of Personality and Social Psychology, 62, 159-167.

Nicassio, P. M., Radojevic, V., Weisman, M. H., Schuman, C., Kim, J., Schoenfeld-Smith, K. et al. (1997). A comparison of behavioral and educational interventions for fibromyalgia. Journal of Rheumatology, 24, 2000-2007.

Nicassio, P. M., Schuman, C., Radojevic, V. & Weisman, M. H. (1999). Helplessness as a mediator of health status in fibromyalgia. Cognitive Therapy and Research, 23, 181-196.

Norcross, J. C. (2002). Empirically supported therapy relationships. In J. C. Norcross (Ed.), Psychotherapy relationships that work: Therapist contributions and responsiveness to patients (pp. 3-16). London: Oxford University Press.

Noyes, R., Langbehn, D. R., Happel, R. L., Stout, L. R., Muller, B. A. & Longley, S. L. (2001). Personality dysfunction among somatizing patients. Psychosomatics, 42, 320-329.

Offord, D. R., Boyle, M. H., Szatmari, P., Rae-Grant, N. I., Links, F. S., Cadman, D. T. et al. (1987). Ontario Child Health Study, II: Six-month prevalence of disorder and rates of service utilization. Archives of General Psychiatry, 44, 832-836.

O'Leary, A. (1990). Stress, emotion, and human immune function. Psychological Bulletin, 108, 363-382.

O'Malley, P. G., Balden, E., Tomkins, G., Santoro, J., Kroenke, K. & Jackson, J. L. (2000). Treatment of fibromyalgia with antidepressants: A meta-analysis. Journal of General Internal Medicine, 15, 659-666.

Othmer, E. & DeSouza, C. A. (1985). A screening test for somatization disorder (hysteria). American Journal of Psychiatry, 142, 1146-1149.

Palsson, O. S., Turner, M. J., Johnson, D. A., Burnett, C. K. & Whitehead, W. E. (2002). Hypnosis treatment for severe irritable bowel syndrome: Investigation of mechanism and effects on symptoms. Digestive Diseases and Sciences, 47, 2605-2614.

Pappagallo, M. (2003). Newer antiepileptic drugs: Possible uses in the treatment of neuropathic pain and migraine. Clinical Therapeutics, 25, 2506-2538.

Parker, G., Cheah, Y. C. & Roy, K. (2001). Do the Chinese somatize depression?: A cross-cultural study. Social Psychiatry and Psychiatric Epidemiology, 36, 287-293.

Parker, G., Gladstone, G. L. & Chee, K. T. (2001). Depression in the planet's largest ethnic group: The Chinese. American Journal of Psychiatry, 158, 857-864.

Parsons, T. (1951). Illness and the role of the physician: A sociological perspective. American Journal of Orthopsychiatry, 21, 452-460.

Parsons, T. (1975). The sick role and the role of the physician reconsidered. Milbank Memorial Fund Quarterly, 53, 257-278.

Payne, A. & Blanchard, E. B. (1994). A controlled comparison of cognitive therapy and self-help support groups in the treatment of irritable bowel syndrome. Journal of Consulting and Clinical Psychology, 63, 779-786.

Perley, M. J. & Guze, S. B. (1962). Hysteria – the stability and usefulness of clinical criteria. New England Journal of Medicine, 266, 421-426.

Perls, F. (1973). The Gestalt approach and eyewitness to therapy. Palo Alto, CA: Science and Behavior Books.

Perquin, C. W., Hazebroek-Kampschreur, A. A., Hunfeld, J. A., Bohnen, A. M., van Suijlekom-Smit, L. W., Passchier, J. et al. (2000). Pain in children and adolescents: A common experience. Pain, 87, 51-58.

Persons, J. B. (1989). Cognitive therapy in practice: A case formulation approach. New York: Norton.

Peveler, R., Kilkenny, L. & Kinmonth A. L. (1997). Medically unexplained physical symptoms in primary care: A comparison of self-report screening questionnaires and clinical opinion. Journal of Psychosomatic Research, 42, 245-252.

Pilowsky, I. (1967). Dimensions of hypochondriasis. British Journal of Psychiatry, 113, 89-93.

Pilowsky, I. (1969). Abnormal illness behaviour. British Journal of Medical Psychology, 42, 347-351.

Powell, P., Bentall, R. P., Nye, P. J. & Edwards, R. H. T. (2001). Randomised controlled trial of patient education to encourage graded exercise in chronic fatigue syndrome. British Medical Journal, 322, 387-390.

Prins, J. B., Bleijenberg, G., Bazelmans, E., Elving, L. D., de Boo, T. M., Severens, J. L. et al. (2001). Cognitive behaviour therapy for chronic fatigue syndrome: A multicentre randomized controlled trial. Lancet, 357, 841-847.

Purtell, J. J., Robins, E. & Cohen, M. E. (1951). Observations on clinical aspects of hysteria: A quantitative study of 50 hysteria patients and 156 control subjects. Journal of the American Medical Association, 146, 902-909.

Quijada-Carrera, J., Valenzuela-Castano, A., Povedano-Gomez, J., Fernandez-Rodriguez, A., Hernanz-Mediano, W., Gutierrez-Rubio, A. et al. (1996). Comparison of tenoxicam and bromazepan in the treatment of fibromyalgia: A randomized, double-blind, placebo-controlled trial. Pain, 65, 221-225.

Radloff, L. S. (1977). The CES-D Scale: A self-report depression scale for research in the general population. Applied Psychological Measurement, 1, 1-24.

Rainville, J., Sobel, J., Hartigan, C. & Wright, A. (1997). The effect of compensation involvement of the reporting of pain and disability by patients referred for rehabilitation of chronic low back pain. Spine, 22, 2016-2024.

Raphael, K. G., Widom, C. S. & Lange, G. (2001). Childhood victimization and pain in adulthood: A prospective investigation. Pain, 92, 283-293.

Reik, T. (1948). Listening with the third ear: The inner experience of a psychoanalyst. New York: Grove Press.

Restak, R., Leong, S. A., Barghout, V., Birnbaum, H. G., Thibeault, C. E., Ben-Hamadi, R. et al. (2003). The economic consequences of irritable bowel syndrome: A U.S. employer perspective. Archives of Internal Medicine, 163, 929-935.

Reyes, M., Nisenbaum, R., Hoaglin, D. C., Unger, E. R., Emmons, C., Randall, B. et al. (2003). Prevalence and incidence of chronic fatigue syndrome in Wichita, Kansas. Archives of Internal Medicine, 163, 1530-1536.

Richards, S. C. & Scott, D. L. (2002). Prescribed exercise in people with fibromyalgia: Parallel group randomised controlled trial. British Medical Journal, 325, 185-189.

Rief, W., Heuser, J., Mayrhuber, E., Stelzer, I., Hiller, W. & Fichter, M. M. (1996). The classification of multiple somatic symptoms. Journal of Nervous and Mental Disease, 184, 680-687.

Rief, W. & Hiller, W. (2003). A new approach to the assessment of the treatment effects of somatoform disorders. Psychosomatics, 44, 492-498.

Rief, W., Hiller, W., Geissner, E. & Fichter, M. M. (1995). A two-year follow-up study of patients with somatoform disorders. Psychosomatics, 36, 376-386.

Rief, W., Hiller, W. & Heuser, J. (1997). SOMS – Screening fur Somatoforme Storungen. Manual Zum Fragebogen [SOMS – Screening for Somatoform Symptoms – Manual]. Berne, Switzerland: Huber.

Rief, W., Hiller, W. & Margraf, J. (1998). Cognitive aspects of hypochondriasis and the somatization syndrome. Journal of Abnormal Psychology, 107, 587-595.

Rief, W. & Martin A. (2014). How to Use the New DSM-V Somatic Symptom Disorder Diagnosis in Research und Practice: A Critical Evaluation und a Proposal for Modifications. Annu. Rev. Clin. Psychol. 2014. 10:9.1-9.29

Rief, W., Shaw, R. & Fichter, M. M. (1998). Elevated levels of psychophysiological arousal and cortisol in patients with somatization syndrome. Psychosomatic Medicine, 60, 198-203.

Robins, L. N., Helzer, J. E., Croughan, J. & Ratcliff, K. S. (1981). National Institute of Mental Health Diagnostic Interview Schedule: Its history, characteristics, and validity. Archives of General Psychiatry, 38, 381-389.

Robins, L. N. & Reiger, D. (1991). Psychiatric disorders in America: The Epidemiologic Catchment Area study. New York: Free Press.

Robins, P. M., Smith, S. M., Glutting, J. J. & Bishop, C. T. (2005). A randomized controlled trial of a cognitive-behavioral family intervention for pediatric recurrent abdominal pain. Journal of Pediatric Psychology, 30, 397-408.

Robinson, D. N. (1996). Wild beasts and idle humours: The insanity defense from antiquity to the present. Cambridge, MA: Harvard University Press.

Roemer, L. & Orsillo, S. M. (2002). Expanding our conceptualization of and treatment for generalized anxiety disorder: Integrating mindfulness/ acceptance-based approaches with existing cognitive-behavioral models. Clinical Psychology: Science and Practice, 9, 54-68.

Rogers, C. R. (1961). On becoming a person. Boston: Houghton Mifflin.

Roizenblatt, S., Moldofsky, H., Benedito-Silva, A. A. & Tufik, S. (2001). Alpha sleep characteristics in fibromyalgia. Arthritis and Rheumatism, 44, 222-230.

Rosanoff, A. J. (1938). Manual of psychiatry and mental hygiene. New York: Wiley.

Rose, S. D. (1977). Group therapy: A behavioral approach. Englewood Cliffs, NJ: Prentice Hall.

Rost, K., Kashner, T. M. & Smith, G. R. (1994). Effectiveness of psychiatric intervention with somatization disorder patients: Improved outcomes at reduced costs. General Hospital Psychiatry, 16, 381-387.

Rotunda, R. J. & O'Farrell, T. J. (1997). Marital and family therapy of alcohol use disorders: Bridging the gap between research and practice. Professional Psychology: Research and Practice, 28, 246-252.

Russo, J., Katon, W., Sullivan, M., Clark, M. & Buchwald, D. (1994). Severity of somatization and its relationship to psychiatric disorders and personality. Psychosomatics, 35, 546-556.

Salkovskis, P. M. & Warwick H. M. C. (2001). Meaning, misinterpretations, and medicine: A cognitive-behavioral approach to understanding health anxiety and hypochondriasis. In V. Starcevic & D. R. Lipsitt (Eds.), Hypochondriasis: Modern perspectives on an ancient malady (pp. 202-222). New York: Oxford University Press.

Samoilov, A. & Goldfried, M. R. (2000). Role of emotion in cognitive-behavior therapy. Clinical Psychology: Science and Practice, 7, 373-385.

Sanders, M. R., Rebgetz, M., Morrison, M., Bor, W., Gordon, A., Dadds, M. et al. (1989). Cognitive-behavioral treatment of recurrent nonspecific abdominal pain in children: An analysis of generalization, maintenance, and side effects. Journal of Consulting and Clinical Psychology, 57, 294-300.

Sanders, M. R., Shepherd, R. W., Cleghorn, G. & Woolford, H. (1994). The treatment of recurrent abdominal pain in children: A controlled comparison of cognitive-behavioral family intervention and standard pédiatrie care. Journal of Consulting and Clinical Psychology, 62, 306-314.

Sayar, K. & Ak, Y. (2001). The predictors of somatization: A review. Bulletin of Clinical Psychopharmacology, 11, 266-271.

Schofferman, J. & Wasserman, S. (1994). Successful treatment of low back pain and neck pain after a motor vehicle accident despite litigation. Spine, 19, 1007-1010.

Semler, G., Wittchen, H. U., Joschke, K., Zaudig, M., von Geiso, T., Kaiser, S. et al. (1987). Test-retest reliability of a standardized psychiatric interview (DIS/CIDI). European Archives of Psychiatry and Clinical Neuroscience, 236, 214-222.

Sharpe, M., Hawton, K., Simkin, S., Surawy, C., Hackmann, A., Klimes, I. et al. (1996). Cognitive behaviour therapy for the chronic fatigue syndrome: A randomised controlled trial. British Medical Journal, 312, 22-26.

Shaw, G., Srivastava, E. D., Sadlier, M., Swann, P., James, J. Y. & Rhodes, J. (1991). Stress management for irritable bowel syndrome: A controlled trial. Digestion, 50, 36-42.

Shorter, E. (1997). A history of psychiatry: Prom the era of the asylum to the age of prozac. New York: Wiley.

Siegel, D., Janeway, D. & Baum, J. (1998). Fibromyalgia syndrome in children and adolescents: Clinical features at presentation and status at follow-up. Pediatrics, 101(3), 377-382.

Sifneos, P. E. (1973). The prevalence of „alexithymic" characteristics in psychosomatic patients. Psychotherapy and Psychosomatics, 22, 255-262.

Simon, G. E. & Gureje, O. (1999). Stability of somatization disorder and somatization symptoms among primary care patients. Archives of General Psychiatry, 56, 90-95.

Simon, G. E. & Von Korff, M. (1991). Somatization and psychiatric disorder in the NIMH Epidemiologic Catchment Area Study. American Journal of Psychiatry, 148, 1494-1500.

Simon, G. E. & Von Korff, M. (1995). Recall of psychiatric history in cross-sectional surveys: Implications for epidemiologic research. Epidemiological Review, 17, 221-227.

Simon, G. E., Von Korff, M., Piccinelli, M., Fullerton, C., & Ormel, J. (1999). An international study of the relation between somatic symptoms and depression. New England Journal of Medicine, 341, 1329-1335.

Smith, G. R. & Brown, F. W. (1990). Screening indexes in DSM-III-R somatization disorder. General Hospital Psychiatry, 12, 148-152.

Smith, G. R., Monson, R. A. & Ray, D. C. (1986a). Patients with multiple unexplained symptoms: Their characteristics, functional health, and health care utilization. Archives of Internal Medicine, 146, 69-72.

Smith, G. R., Monson, R. A. & Ray, D. C. (1986b). Psychiatric consultation letter in somatization disorder. New England Journal of Medicine, 314, 1407-1413.

Smith, G. R., Rost, K. & Kashner, M. (1995). A trial of the effect of a standardized psychiatric consultation on health outcomes and costs in somatizing patients. Archives of General Psychiatry, 52, 238-243.

Smith, R. C., Gardiner, J. C., Lyles, J. S., Sirbu, C., Dwamena, F. C., Hodges, A. et al. (2005). Exploration of DSM-IV criteria in primary care patients with medically unexplained symptoms. Psychosomatic Medicine, 67, 123-129.

Soetekouw, P. M., de Vries, M., van Bergen, L., Galama, J. M., Keyser, A., Bleijenberg, G. et al. (2000). Somatic hypotheses of war syndromes. European Journal of Clinical Investigation, 30, 630-641.

Sonino, N., Navarrini, C., Ruini, C., Ottolini, F., Paoletta, A., Fallo, F. et al. (2004). Persistent psychological distress in patients treated for endocrine disease. Psychotherapy and Psychosomatics, 73, 78-83.

Speckens, A. E., Spinhoven, P., Sloekers, P. P., Bolk, J. H. & van Hemert, A. M. (1996). A validation study of the Whitely Index, the Illness Attitude Scales, and the Somatosensory Amplification Scale in general medical and general practice patients. Journal of Psychosomatic Research, 40, 95-104.

Speckens, A. E., van Hemert, A. M., Spinhoven, P., Hawton, K. E., Bolk, J. H. & Rooijmans, H. G. (1995). Cognitive behavioural therapy for medically unexplained physical symptoms: A randomized controlled trial. British Medical Journal, 311, 1328-1332.

Spielberger, C., Gorusch, R. & Lushene, R. (1970). STAI manual. Palo Alto, CA: Consulting Psychologists Press.

Spitzer, R. L. (1983). Psychiatric diagnoses: Are clinicians still necessary? Comprehensive Psychiatry, 24, 399-411.

Spitzer, R. L., Kroenke, K. & Williams, J. B. (1999). Validation and utility of a self-report version of PRIME-ID: The PHQ Primary Care Study. Journal of the American Medical Association, 282, 1737-1744.

Stekel, W. (1924). Peculiarities of behaviour (Vols. 1-2). London: Williams and Norgate.

Stevens, J. O. (1971). Awareness: Exploring, experimenting, experiencing. Lafayette, CA: Real People Press.

Stulemeijer, M., de Jong, L. W., Fiselier, T. J., Hoogveld, S. W. & Bleijenberg, G. (2005). Cognitive behaviour therapy for adolescents with chronic fatigue syndrome: Randomised controlled trial. British Medical Journal, 330 (7481), 14.

Sumathipala, A., Hewege, R., Hanwella, R. & Mann, A. H. (2000). Randomized controlled trial of cognitive behaviour therapy for repeated consultations for medically unexplained complaints: A feasibility study in Sri Lanka. Psychological Medicine, 30, 747-757.

Surawy, C., Hackmann, A., Hawton, K. & Sharpe, M. (1995). Chronic fatigue syndrome: A cognitive approach. Behaviour Research and Therapy, 33, 535-544.

Svedlund, J., Sjodin, I., Ottosson, J. O. & Dotevall, G. (1983). Controlled study of psychotherapy in irritable bowel syndrome. Lancet, 1, 589-592.

Swartz, M., Blazer, D., George, L. & Landerman, R. (1986). Somatization disorder in a community population. American Journal of Psychiatry, 143, 1403-1408.

Swartz, M., Hughes, D., George, L., Blazer, D., Landermann, R. & Bucholz, K. (1986). Developing a screening index for community studies of somatization disorder. Journal of Psychiatric Research, 20, 335-343.

Swartz, M., Landermann, R., George, L., Blazer, D. & Escobar, J. (1991). Somatization. In L. N. Robins & D. Reiger (Eds.), Psychiatric disorders in America (pp. 220-257). New York: Free Press.

Szasz, T. S. (1987). Insanity. New York: Wiley.

Takata, Y. (2001). Research on psychosomatic complaints by senior high school students in Tokyo and their related factors. Psychiatry and Clinical Neurosciences, 55, 3-11.

Talley, N. J. (2003). Evaluation of drug treatment in irritable bowel syndrome. British Journal of Clinical Pharmacology, 56, 362-369.

Talley, N. J. (2004). Antidepressants in IBS: Are we deluding ourselves? American Journal of Gastroenterology, 99, 921-923.

Talley, N. J., Boyce, P. M. & Jones, M. (1998). Is the association between irritable bowel syndrome and abuse explained by neuroticism?: A population-based study. Gut, 42, 47-53.

Taylor, G. J., Bagby, R. M. & Parker, J. D. A. (1997). Disorders of affect regulation: Alexithymia in medical and psychiatric illness. Cambridge, MA: Cambridge University Press.

Taylor, G. J., Bagby, R. M., Ryan, D. P. & Parker, J. D. (1990). Validation of the alexithymia construct: A measurement-based approach. Canadian Journal of Psychiatry – Revue Canadienne de Psychiatrie, 35, 290-297.

Taylor, R. R. & Leonard. J. A. (2001). Sexual abuse, physical abuse, chronic fatigue, and chronic fatigue syndrome: A community-based study. Journal of Nervous and Mental Disease, 189, 709-715.

Taylor, S. E., Klein, L. C., Lewis, B. P., Gruenewald, T. L., Gurung, R. A. & Updegraff, J. A. (2000). Biobehavioral responses to stress in females: Tend-and-befriend, not fight-or-flight. Psychological Review, 107, 411-429.

Teasdale, J. D. (1983). Negative thinking in depression: Cause, effect or reciprocal relationship? Advances in Behavioural Research and Therapy, 5, 3-25.

Thieme, K., Gromnica-Ihle, E. & Flor, H. (2003). Operant behavioral treatment of fibromyalgia: A controlled study. Arthritis Care and Research, 49, 314-320.

Thompson, W. G., Dotevall, G., Drossman, D. A., Heaton, K. W. & Kruis, W. (1989). Irritable bowel syndrome: Guidelines for the diagnosis. Gastroenterology International, 2, 92-95.

Thompson, W. G. & Heaton, K. W. (1980). Functional bowel disorders in apparently healthy people. Gastroenterology, 79, 283-288.

Thumboo, J., Fong, K. Y, Ng, T. P., Leong, K. H., Feng, P. H., Thio, S. T. et al. (1999). Validation of the MOS SF-36 for quality of life assessment of patients with systemic lupus erythematosus in Singapore. Journal of Rheumatology, 26, 97-102.

Todaro, J. F., Shen, B.J., Niaura, R., Spiro, A., Ward, K. & Weiss, S. (2003). A prospective study of negative emotions and CHD incidence: The normative aging study. American Journal of Cardiology, 92, 901-906.

Tofferi, J. K., Jackson, J. L. & O'Malley, P. G. (2004). Treatment of fibromyalgia with cyclobenzaprine: A meta-analysis. Arthritis and Rheumatism, 51, 9-13.

Tomasson, K., Kent, D. & Coryell, W. (1991). Somatization and conversion disorders: Comorbidity and demographics at presentation. Acta Psychiatrica Scandinavica, 84, 288-293.

Toner, B. B., Koyama, E., Garfinkel, P. E. & Jeejeebhoy, K. N. (1992). Social desirability and irritable bowel syndrome. International Journal of Psychiatry in Medicine, 22, 99-103.

Tsoi, W. F. (1985). Mental health in Singapore and its relation to Chinese culture. In W. Tseng & D. Wu (Eds.), Chinese culture and mental health (pp. 229-250). Orlando, FL: Academic Press Inc.

Ung, E. K. & Lee, D. S.-W. (1999). Thin desires and fat realities. Singapore Medical Journal, 40, 495-497.

Valdes, M., Garcia, L., Treserra, J., de Pablo, J. & de Flores, T. (1989). Psychogenic pain and depressive disorders: An empirical study. Journal of Affective Disorders, 16, 21-25.

Van Dulmen, A. M., Fennis, J. F. & Bleijenberg, G. (1996). Cognitive-behavioral group therapy for irritable bowel syndrome: Effects and long-term follow-up. Psychosomatic Medicine, 58, 508-514.

Veale, D., Kavanagh, G., Fielding, J. F. & Fitzgerald, 0. (1991). Primary fibromyalgia and the irritable bowel syndrome: Different expressions of a common pathogenetic process. British Journal of Rheumatology, 30, 220-222.

Visser, S. & Bouman, T. K. (2001). The treatment of hypochondriasis: Exposure plus response prevention vs cognitive therapy. Behaviour Research and Therapy, 39, 423-442.

Vlaeyen, J. W., Teeken-Gruben, N. J., Goossens, M. E., Rutten-van Molken, M. P., Pelt, R. A., van Eek, H. et al. (1996). Cognitive-educational treatment of fibromyalgia: A randomized clinical trial. I. Clinical effects. Journal of Rheumatology, 23, 1237-1245.

Vollmer, A. & Blanchard, E. B. (1998). Controlled comparison of individual versus group cognitive therapy for irritable bowel syndrome. Behavior Therapy, 29, 19-33.

Volz, H. P., Moller, H. J., Reimann, I. & Stoll, K. D. (2000). Opipramol for the treatment of somatoform disorders results from a placebo-controlled trial. European Neuropsychopharmacology, 10, 211-217.

Volz, H. P., Murck, H., Kasper, S. & Moller, H. J. (2002). St John's wort extract (LI 160) in somatoform disorders: Results of a placebo-controlled trial. Psychopharmacology, 164, 294-300.

von Knorring, L. & Almay, B. G. (1989). Neuroendocrine responses to fenfluramine in patients with idiopathic pain syndromes. Nordisk Psykiatrisk Tidsskrift, 43, 61-65.

von Knorring, L., Almay, B. G., Johansson, F. & Terenius, L. (1979). Endorphins in CSF of chronic pain patients, in relation to augmenting-reducing response in visual averaged evoked response. Neuropsychobiology, 5, 322-326.

Walker, E. A., Gelfand, A. N., Gelfand, M. D. & Katon, W. J. (1995). Psychiatric diagnoses, sexual and physical victimization, and disability in patients with irritable bowel syndrome or inflammatory bowel disease. Psychological Medicine, 25, 1259-1267.

Walker, E. A., Keegan, D., Gardner, G., Sullivan, M., Bernstein, D. & Katon, W. J. (1997). Psychosocial factors in fibromyalgia compared with rheumatoid arthritis: II. Sexual, physical, and emotional abuse and neglect. Psychosomatic Medicine, 59, 572-577.

Walker, L. S., Garber, J. & Greene, J. W. (1991). Somatization symptoms in pediatric abdominal pain patients: Relation to chronicity of abdominal pain and parent somatization. Journal of Abnormal Child Psychology, 19, 379-394.

Walker, L. S., Lipani, T. A., Greene, J. W., Caines, K., Stutts, J., Polk, D. B. et al. (2004). Recurrent abdominal pain: Symptom subtypes based on the Rome II criteria for pediatric functional gastrointestinal disorders. Journal of Pediatric Gastroenterology and Nutrition, 38, 187-191.

Waller, E. & Scheidt, C. E. (2006). Somatoform disorders as disorders of affect regulation: A development perspective. International Review of Psychiatry, 18, 13-24.

Ware, J. E. & Kosinski, M. (1996). The SF-36 Health Survey (Version 2.0) Technical Note. Boston: Health Assessment Lab.

Ware, J. E. & Sherbourne, C. D. (1992). The MOS 36-item short-form health survey (SF-36). Medical Care, 30, 473-483.

Ware, N. C. (1993). Society, mind and body in chronic fatigue syndrome: An anthropological view. In G. R. Bock & G. Whelan (Eds.), Chronic fatigue syndrome (pp. 62-82). Chichester, UK: Wiley.

Warwick, H. M., Clark, D. M., Cobb, A. M. & Salkovskis, P. M. (1996). A controlled trial of cognitive-behavioural treatment of hypochondriasis. British Journal of Psychiatry, 169, 189-195.

Wearden, A. J., Morris, R. K., Mullis, R., Strickland, P. L., Pearson, D. J., Appleby, L. et al. (1998). Randomized, double-blind, placebo-controlled treatment trial of fluoxetine and graded exercise for chronic fatigue syndrome. British Journal of Psychiatry, 172, 485-490.

Weissman, M. M., Myers, J. K. & Harding, P. S. (1978). Psychiatric disorders in a U.S. urban community: 1975-1976. American Journal of Psychiatry, 135, 459-462.

Welgan, P., Meshkinpour, H., & Beeler, M. (1988). Effect of anger on colon motor and myoelectric activity in irritable bowel syndrome. Gastroenterology, 94, 1150-1156.

Welgan, P., Meshkinpour, H. & Hoehler, F. (1985). The effect of stress on colon motor and electrical activity in irritable bowel syndrome. Psychosomatic Medicine, 47, 139-149.

Wessely, S, Chadler, T., Hirsch, S., Wallace, P. & Wright, D. (1997). The epidemiology of chronic fatigue and chronic fatigue syndrome: A prospective primary care study. American Journal of Public Health, 87, 1449-1455.

Wessely S., Nimnuan, C. & Sharpe, M. (1999). Functional somatic syndromes: One or many? Lancet, 354, 936-939.

West, L. J. (1982). Introduction: Arthur Mirsky and the Evolution of Behavioral Medicine. In L. J. West & M. Stein (Eds.), Critical issues in behavioral medicine (pp. 59-69). Philadelphia: Lippincott.

Westen, D. (2000). Commentary: Implicit and emotional processes in cognitive-behavior therapy. Clinical Psychology: Science and Practice, 7, 386-390.

Weyerer, S. & Kupfer, B. (1994). Physical exercise and psychological health. Sports Medicine, 17, 108-116.

Whalen, P. J., Kagan, J., Cook, R. G., Davis, F. C., Kim, H., Polis, S. et al. (2004). Human amygdala responsivity to masked fearful eye whites. Science, 306, 2061.

Whalen, P. J., Rauch, S. L., Etcoff, N. L., Mclnerney, S. C., Lee, M. B. & Jenike, M. A. (1998). Masked presentations of emotional facial expressions modulate amygdala activity without explicit knowledge. Journal of Neuroscience, 181, 411-418.

White, G. M. (1982). The role of cultural explanations in „somatization“ and „psychologization“. Social Science and Medicine, 16, 1519-1530.

Whitehead, W. E., Crowell, M. D., Robinson, J. C., Heller, B. R. & Schuster, M. M. (1992). Effects of stressful life events on bowel symptoms: Subjects with irritable bowel syndrome compared with subjects without bowel dysfunction. Gut, 33, 825-830.

Whiting, P., Bagnall, A. M., Sowden, A. J., Cornell, J. E., Mulrow, C. D. & Ramirez, G. (2001). Interventions for the treatment and management of chronic fatigue syndrome: A systematic review. Journal of the American Medical Association, 286, 1360-1368.

Whorwell, P. J., Prior, A. & Faragher, E. B. (1984). Controlled trial of hypnotherapy in the treatment of severe refractory irritable bowel syndrome. Lancet, 2, 1232-1234.

Williams, D. A., Cary, M. A., Groner, K. H., Chaplin, W., Glazer, L. J., Rodriguez, A. M. et al. (2002). Improving physical functional status in patients with fibromyalgia: A brief cognitive behavioral intervention. Journal of Rheumatology, 29, 1280-1286.

Winkielman, P. & Berridge, K. C. (2004). Unconscious emotion. Current Directions in Psychological Science, 13, 120-123.

Wittchen, H. U. (1994). Reliability and validity studies of the WHO-Composite International Diagnostic Interview (CIDI): A critical review. Journal of Psychiatric Research, 28, 57-84.

Wolfe, F., Anderson, J., Harkness, D., Bennett, R. M., Caro, X. J., Goldenberg, D. L. et al. (1997). Work and disability status of persons with fibromyalgia. Journal of Rheumatology, 24, 1171-1178.

Wolfe, F., Ross, K., Anderson, J., Russell, I. J. & Hebert, L. (1995). The prevalence and characteristics of fibromyalgia in the general population. Arthritis and Rheumatism, 38, 19-28.

Wolfe, F., Smythe, H. A., Yunus, M. B., Bennett, R. M., Bombardier, C., Goldenberg, D. L. et al. (1990). The American College of Rheumatology 1990 criteria for the classification of fibromyalgia: Report of the Multi-center Criteria Committee. Arthritis and Rheumatism, 33, 160-172.

Wolpe, J. (1958). Psychotherapy by reciprocal inhibition. Stanford, CA: Stanford University Press.

Woodruff, R. A., Jr., Clayton, P. J. & Guze, S. B. (1971). Hysteria: Studies of diagnosis, outcome, and prevalence. Journal of the American Medical Association, 215, 425-428.

Wool, C. A. & Barsky, A. J. (1994). Do women somatize more than men?: Gender differences in somatization. Psychosomatics, 35, 445-452.

Woolfolk, R. L. (1998). The cure of souls: Science, values, and psychotherapy. San Francisco: Jossey-Bass.

Woolfolk, R. L., Allen, L. A., Gara, M. A. & Escobar, J. I. (1998). The Somatic Symptom Questionnaire. Unpublished manuscript.

Woolfolk, R. L. & Lehrer, P. M. (Eds.). (1984). Principles and practice of stress management. New York: Guilford Press.

World Health Organization. (1979). The ICD-9 classification of mental and behavioural disorders: Diagnostic criteria for research. Geneva, Switzerland: Author.

World Health Organization. (1993). The ICD-10 classification of mental and behavioural disorders: Diagnostic criteria for research. Geneva, Switzerland: Author.

World Health Organization. (1994a). Composite international diagnostic interview (CIDI). Washington, DC: American Psychiatric Press.

World Health Organization. (1994b). Schedules for clinical assessment in neuropsychiatry (SCAN). Washington, DC: American Psychiatric Press.

World Health Organization. (1994c). Somatoform disorders schedule. Geneva, Switzerland: Author.

Yehuda, R. (1997). Sensitization of the hypothalamic-pituitary-adrenal axis in posttraumatic stress disorder. Annals of the New York Academy of Sciences, 821, 57-75.

Yehuda, R., Golier, J. A., Halligan, S. L., Meaney, M. & Bierer, L. M. (2004). The ACTH response to dexamethasone in PTSD. American Journal of Psychiatry, 161, 1397-1403.

Yunus, M. B., Masi, A. T. & Aldag, J. C. (1989a). A controlled study of primary fibromyalgia syndrome: Clinical features and association with other functional syndromes. Journal of Rheumatology, 16 (Suppl. 19), 62-71.

Yunus, M. B., Masi, A. T. & Aldag, J. C. (1989b). Short-term effects of ibuprofen in primary fibromyalgia syndrome: A double-blind placebo controlled trial. Journal of Rheumatology, 16, 527-532.

Yutzy, S. H., Cloninger, R., Guze, S. B., Pribor, E. F., Martin, R. L., Kathol, R. G. et al. (1995). DSM-IV field trial: Testing a new proposal for somatization disorder. American Journal of Psychiatry, 152, 97-101.

Zajonc, R. B. (1980). Feeling and thinking: Preferences need no inferences. American Psychologist, 35, 151-175.

Zhang, W. X., Shen, Y. C. & Li, S. R. (1998). Epidemiological investigation on mental disorders in seven areas of China. Chinese Journal of Psychiatry, 31, 69-71.

Zoccolillo, M. & Cloninger, C. R. (1986). Somatization disorder: Psychologic symptoms, social disability, and diagnosis. Comprehensive Psychiatry, 27, 65-73.

Zung, W. W. (1965). A self-rating depression scale. Archives of General Psychiatry, 12, 63-70.

Zwaigenbaum, L., Szatmari, P., Boyle, M. H. & Offord, D. R. (1999). Highly somatizing young adolescents and the risk of depression. Pediatrics, 103, 1203-1209.

Stichwortverzeichnis

A

B

C

D

E

H

I

L

O

P

Q

R

S

SBT – Eine Affektiv-Kognitiv-Behaviorale Therapie

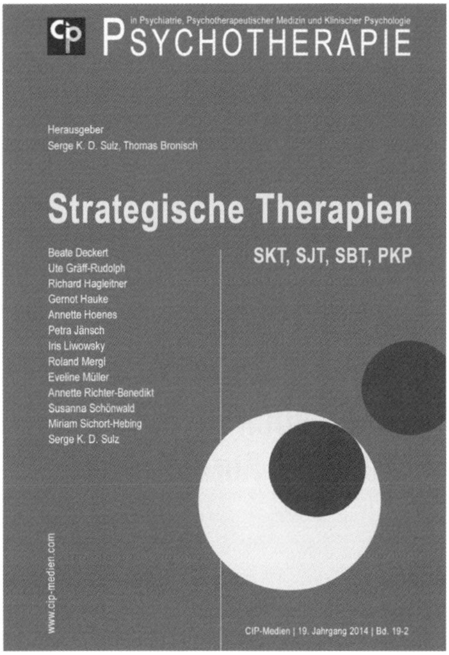

Serge K. D. Sulz, Thomas Bronisch (Hrsg.)

Strategische Therapien

(SKT, SJT, SBT, PKP)

ISBN 978-3-86294-xxx-x | € 25,00

S. Sulz: Die Entwicklungs- und Therapietheorie

U. Gräff-Rudolph, S. Sulz: Strategische Kurzzeit-Therapie SKT – die erste deutsche Psychotherapie der 3. Welle

A. Richter-Benedikt: Strategische Jugendtherapie SJT

G. Hauke: Die Arbeit mit Emotionen in der SBT: Emotionale Aktivierung durch Embodimenttechniken

B. Deckert: Psychiatr. Kurz-Psychotherapie PKP der Depression – effektive Interventionen auf Sprechstundenkarten

S. Sulz: Emotive Therapie in der SBT – Affekte wahrnehmen, ausdrücken und steuern lernen

A. Hoenes, S. Sulz: Entwicklung als Therapie – viel mehr als Konditionieren und kognitiv Umstrukturieren

S. Sulz: Selbstmodus und DRIBS – zwei Seelen in meiner Brust UND andere verführen, mich schlecht zu behandeln

I. Liwowsky, R. Mergl: SBT-Depressionstherapie in und mit der Gruppe im stationär-psychiatrischen Setting

M. Sichort-Hebing, P. Jänsch: Angsttherapie

P. Jänsch: Therapie von Zwängen – nirgends sind Wut und Aggression besser aufgehoben als im Zwangssymptom

R. Hagleitner, S. Sulz: Psychiatrische Kurz-Psychotherapie PKP bei Alkoholabhängigkeit

E. Müller: Ess-Störungen – den Hunger nach positiven Beziehungserfahrungen stillen lernen

S. Schönwald: Persönlichkeitsstörungen

S. Sulz: Empirische Studien zur Wirksamkeit der Strategisch-Behavioralen Therapie SBT

Bestellung ➲ Herold Verlagsauslieferung | p.zerzawetzky@herold-va.de

Raiffeisenallee 10 | 82041 Oberhaching | Tel. 0 89-61 38 71 24 | Fax 0 89-61 38 71 55 24

SBT – Eine Affektiv-Kognitiv-Behaviorale Therapie

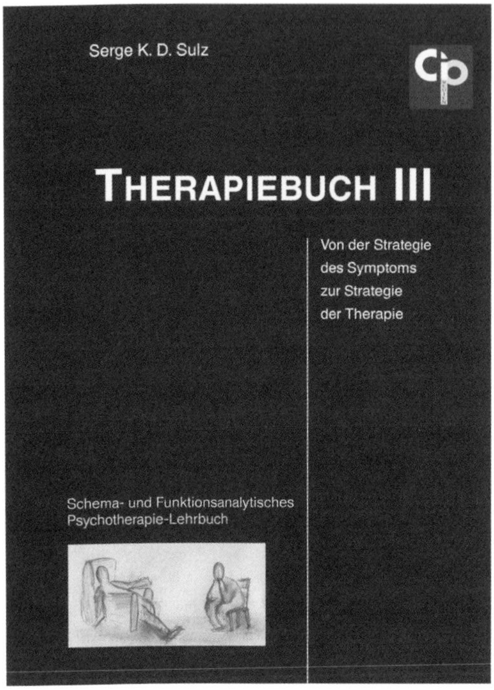

Serge K. D. Sulz

THERAPIEBUCH III – Von der Strategie des Symptoms zur Strategie der Therapie

Schema- und Funktionsanalytisches Psychotherapie-Lehrbuch

Alles, was in der Psychotherapiepraxis wichtig ist, wird verständlich dargelegt. Ausgehend von einer modernen Verhaltenstheorie, die Schema- und Funktionsanalyse in der Makroebenen-Betrachtung eines Falles verknüpft, ist die Perspektive von Metakognitionen und die Untersuchung und Optimierung der Beziehungs- und Emotionsregulation ein wesentlicher Bestandteil. Das Vorgehen im Therapieprozess wird unmittelbar umsetzbar. Sowohl anwendbar auf Achse-I-Störungen wie Angst, Depression, Zwang etc. als auch auf Persönlichkeitsstörungen, deren Behandlung in dem Buch viel Raum einnimmt.

ISBN 978-3-932096-98-3 | 540 S. | € 48,–

Bestellung ↻ Herold Verlagsauslieferung | p.zerzawetzky@herold-va.de
Raiffeisenallee 10 | 82041 Oberhaching | Tel. 0 89-61 38 71 24 | Fax 0 89-61 38 71 55 24